晕　厥

顾　问　Michele Brignole，David G Benditt
主　编　刘文玲　李剑明
副主编　张海澄　杨进刚　杜军保

人民卫生出版社
·北京·

图书在版编目（CIP）数据

晕厥 / 刘文玲，李剑明主编. -- 北京：人民卫生出版社，2025. 3. -- ISBN 978-7-117-36515-4

Ⅰ. R544. 2

中国国家版本馆 CIP 数据核字第 2024FL4028 号

人卫智网	www.ipmph.com	医学教育、学术、考试、健康，购书智慧智能综合服务平台
人卫官网	www.pmph.com	人卫官方资讯发布平台

晕　厥
Yunjue

主　　编：刘文玲　李剑明
出版发行：人民卫生出版社（中继线 010-59780011）
地　　址：北京市朝阳区潘家园南里 19 号
邮　　编：100021
E - mail：pmph @ pmph.com
购书热线：010-59787592　010-59787584　010-65264830
印　　刷：北京华联印刷有限公司
经　　销：新华书店
开　　本：787 × 1092　1/16　　印张：13
字　　数：324 千字
版　　次：2025 年 3 月第 1 版
印　　次：2025 年 5 月第 1 次印刷
标准书号：ISBN 978-7-117-36515-4
定　　价：139.00 元

打击盗版举报电话：**010-59787491**　　**E-mail：WQ @ pmph.com**
质量问题联系电话：**010-59787234**　　**E-mail：zhiliang @ pmph.com**
数字融合服务电话：**4001118166**　　**E-mail：zengzhi @ pmph.com**

编者名单

（按姓氏汉语拼音排序）

陈　宇　中国人民解放军总医院第六医学中心

陈步星　北京中医药大学东直门医院

崔　俐　吉林大学白求恩第一医院

杜军保　北京大学第一医院

洪　葵　南昌大学第二附属医院

贾国栋　中国人民解放军总医院第一医学中心

李剑明　美国明尼苏达大学退役军人医疗中心

梁　鹏　北京市垂杨柳医院

刘　彤　天津医科大学第二医院

刘杰昕　首都医科大学附属北京天坛医院

刘文玲　北京大学人民医院

骆雷鸣　中国人民解放军总医院第一医学中心

曲　姗　北京大学人民医院

石亚君　中国人民解放军总医院第二医学中心

覃秀川　首都医科大学附属北京安贞医院

吴　林　北京大学第一医院

吴永全　首都医科大学附属北京安贞医院

杨进刚　中国医学科学院阜外医院

张海澄　北京大学人民医院

朱天刚　北京大学人民医院

序言

　　我国晕厥患者众多,且缺乏规范化管理,患者常就诊于急诊科、神经内科、心内科、儿科或内分泌科等科室。由于各科医师对晕厥的认识和管理能力参差不齐,造成晕厥低诊断率、高误诊率、高复发率,以及较高的、不必要的住院率和医疗负担。目前来看,无论是有关晕厥的流行病学、发病机制还是治疗手段方面,我国都缺乏大样本、多中心、随机对照的研究。因此,出版具有临床指导意义的相关专著,出台适合中国国情的晕厥诊断与治疗的专家共识,开展前瞻性、多中心临床研究以获得国人晕厥相关的数据势在必行。

　　晕厥包括神经介导的反射性晕厥、直立性低血压性晕厥和心源性晕厥,涉及多种疾病和多个学科,如心内科、神经内科、精神心理科等,需要相关科室联合处理。晕厥中心是一种较好的模式,成立专病门诊,专人负责,集中管理,统一诊断标准、规范诊断与治疗流程。

　　晕厥的预后取决于病因和晕厥的处理是否及时和正确。最常见的晕厥类型为血管迷走性晕厥,预后良好,不需要过多干预。心源性晕厥和血流动力学不稳定性晕厥预后差,需要积极处理,防止恶性心血管病事件发生。因此,提高临床相关科室医师对晕厥的认识非常重要,希望《晕厥》一书对提高我国晕厥的诊治水平和促进相关研究起到积极推动作用。

胡大一

2024 年 10 月

前言

　　晕厥是临床上常见的一种症状,涉及多种疾病和多个学科,目前国内少有相关专著。近年来,有关晕厥领域的研究有了长足进展,欧美等国家和地区也出台了相关指南或共识,国际上先后发表了 2015 年美国心律学会《关于体位性心动过速综合征及不适当窦性心动过速和血管迷走性晕厥专家共识》、2016 年《急诊科晕厥临床管理:第一届急诊科晕厥危险分层国际研讨会共识》、《2017 ACC/AHA/HRS 晕厥诊断与处理指南》和《2018 ESC 指南:晕厥的诊断与管理》。国内医师对晕厥的认识有了较大提高,致力于该领域研究和工作的医务人员呈现增加趋势。近几年来,针对中国人群晕厥的相关研究约 200 余篇,包括流行病学、临床特征、诊断方法及预后分析,但数据仍然有限。无论流行病学、发病机制还是治疗手段方面,都缺乏大样本、多中心、随机对照的临床研究以及相关的基础研究。

　　鉴于上述情况,为了进一步提高我国临床医师对晕厥的认识、提高我国相关科室临床医师对晕厥诊断与治疗的水平,特别是基层医院医务人员的水平。我们参照各晕厥指南与共识及研究进展撰写了《晕厥》一书,包括晕厥的定义及分类、病理生理、流行病学及预后、诊断与鉴别诊断、辅助检查、急诊处理、各类晕厥的诊断与处理,以及老年和儿童等特殊人群的特点等,旨在帮助我国急诊科、全科、内科、老年科、心内科、神经内科和儿科等科室临床医师明确晕厥的诊断与处理策略。

　　鉴于目前对晕厥的认识还远远不够,《晕厥》一书可能存在一些争议或错误,希望读者提出不同意见和批评指正。

刘文玲

2024 年 10 月

目录

第一章 总论

第一节 晕厥的定义及分类

【关键点】

1. 定义 晕厥是一种临床症状，表现为突发、短暂、完全并可以迅速自行恢复的意识丧失（loss of consciousness，LOC）。患者通常因肌张力降低而不能维持正常体位，出现跌倒。其发生机制可能是由于暂时性大脑低灌注所致。

2. 分类 反射性晕厥（又称神经介导性晕厥）、直立性低血压（orthostatic hypotension，OH）性晕厥和心源性晕厥。

3. 预后 晕厥的预后取决于病因和处理。有时病因诊断很困难。反射性晕厥可能反复发作，但预后良好，心源性晕厥如不及时妥当处理有猝死风险。

一、定义

1. **晕厥** 起源于希腊文"syn"和"koptein"（其中，"syn"的意思是伴随，"koptein"的意思是"切断"或"阻断"），是一种症状，为短暂的、自限性的意识丧失，常常导致晕倒。《2009年欧洲心脏病学会（ESC）晕厥诊断与治疗指南》首次明确了晕厥的定义：晕厥是由于短暂的全部脑组织灌注降低导致的短暂性意识丧失（transient loss of consciousness，T-LOC），特点为发生迅速、短暂、自限性，并且能够完全恢复的意识丧失。晕厥的发生机制是短暂脑缺血，其发生较快，随即自动完全恢复。有些晕厥有先兆症状，更多的是无先兆症状，意识丧失突然发生。通常随着晕厥的恢复，行为和定向力也立即恢复。有时可出现逆行性遗忘，多见于老年患者。有时晕厥恢复后可有明显的乏力。典型的晕厥发作是短暂的。血管迷走性晕厥（vasovagal syncope，VVS）的意识完全丧失的时间常常不超过20s。

晕厥的原因很多，但最终导致短暂动脉压降低不足以维持脑组织正常功能的最低血流量（如低于脑血管自主调节的最低范围）最常见。其他原因如低氧血症相对少见。不管是良性晕厥还是威胁生命的晕厥均可导致摔伤。摔伤可能导致其他风险和经济负担，因此，处理的目标是发现晕厥病因和制订预防晕厥复发的策略。

2. **T-LOC** 意识丧失一种认知状态，患者缺乏对自我及所处环境的意识，不能对刺激作出反应。T-LOC具备4个特征：一过性、突然发生、短暂、自限性意识丧失。T-LOC可分为创伤和非创伤，脑震荡通常引起T-LOC，因为常明确存在创伤，因此误诊的风险很小。非创伤性的T-LOC分为晕厥、癫痫、心理原因导致的假性晕厥，另外尚包括低血糖、代谢性疾病、药物或酒精中毒和其他少见的各种原因。晕厥的机制是大脑灌注不足，而非晕厥涉及多种不同的机制。

1

3. 易被误诊为晕厥的疾病　有时患者确实存在意识丧失，但其机制不是脑灌注减低，如癫痫抽搐、一些代谢性疾病（包括低氧血症和低血糖）、中毒和短暂性脑缺血发作（transient ischemic attack，TIA）。其他一些疾病有类似意识丧失，见于昏倒、跌倒发作、猝倒症、心因性假性晕厥（psychogenic pseudosyncope，PPS）和颈动脉系统短暂性脑缺血发作。这些情况与晕厥鉴别诊断很容易，但有时因为缺少病史、表现不典型和对晕厥定义的不明确而使鉴别诊断很困难。鉴别诊断对于处理突发意识丧失（真的或类似的）患者的临床医师很重要，意识丧失的原因可能同脑血流灌注减低无关，如抽搐和/或心理反应。见表1-1-1。

表1-1-1　易被误诊为晕厥的疾病

临床情况	区别于晕厥的临床表现
癫痫全面性发作	见晕厥与癫痫发作的鉴别表3-2-1
癫痫局灶性意识障碍性发作，失神癫痫	无跌倒发作，但无反应，随后记忆丧失
PPS或假性昏迷	意识丧失持续时间数分钟至数小时，频率高，一天发作数次
不伴T-LOC的跌倒发作	无反应丧失或记忆丧失
猝倒症	跌倒发作伴迟缓性麻痹，无反应，但无记忆丧失
颅内或蛛网膜下腔出血	意识逐渐丧失，不是立即丧失，伴严重头痛、其他神经症状
后循环TIA	局灶性神经系统体征和症状，无意识丧失；如伴有意识丧失，时间通常长于T-LOC
前循环TIA	颈内动脉系统TIA实际上无意识丧失，但有明显的局灶性神经症状和体征
锁骨下动脉盗血综合征	伴有局灶性神经系统体征
代谢性疾病，包括低血糖、缺氧、伴有低碳酸血症的过度通气	比T-LOC持续时间长，意识可能受损而不丧失
中毒	比T-LOC持续时间长，意识可能受损而不丧失
心搏骤停	意识丧失不能自行恢复
昏迷	比T-LOC持续时间长

引自《晕厥诊断与治疗中国专家共识（2018）》。PPS：心因性假性晕厥；TIA：短暂性脑缺血发作；T-LOC：短暂性意识丧失。

4. 晕厥的相关概念　先兆晕厥，有些晕厥可以有先兆症状（如轻微的头痛、恶心、出汗、无力和视力障碍），提醒患者晕厥将要发生。晕厥前的症状，包括严重头晕，视觉异常，比如"管状视野""黑矇"，不同程度的意识改变，但无完全意识丧失。先兆晕厥可以发展为晕厥或者中途终止。见表1-1-2。

表1-1-2　晕厥的相关概念及定义

名词	定义/注释和参考
晕厥	晕厥是一种临床症状，表现为突发、短暂、完全并可以迅速自行恢复的意识丧失。患者通常因肌张力降低而不能维持正常体位，出现跌倒。其发生机制可能是由于暂时性大脑低灌注所致。不包括其他非晕厥引起意识丧失的临床表现，比如癫痫、头部外伤或貌似意识丧失（如假性晕厥）
意识丧失	一种认知状态，患者缺乏对自我及所处环境的意识，不能对刺激作出反应

续表

名词	定义/注释和参考
短暂性意识丧失	自限性意识丧失,可分为晕厥及非晕厥两种情况。非晕厥包括癫痫、低血糖、代谢性疾病、药物或酒精中毒及头部外伤导致的脑震荡。晕厥的机制是大脑灌注不足,而非晕厥涉及多种不同的机制
先兆晕厥(近乎晕厥)	晕厥前的症状,包括严重头晕、视觉异常,比如"管状视野""黑矇",不同程度的意识改变,无完全意识丧失。先兆晕厥可以发展为晕厥或者中途终止
不明原因的晕厥(未确定病因的晕厥)	指经有经验的医务人员初始评估后,仍然原因不明的晕厥。初始评估包括病史、体格检查、心电图检查
直立不耐受综合征	由一组症状组成的综合征,包括频发、复发或持续性头晕、心悸、颤抖、全身无力、视力模糊、运动不耐受和站立疲劳。这些症状可伴或不伴体位性心动过速、直立性低血压、晕厥。直立不耐受患者有≥1种上述症状,与其不能维持直立姿势有关
体位性心动过速	从卧位到安静站立位(非劳累性),成人 10min 内心率持续增加≥30 次/min(或 12~19 岁者≥40 次/min)
OH	变为直立位时,收缩压下降≥20mmHg 或舒张压下降≥10mmHg
(初始)即刻 OH	站立 15s 内血压短暂性下降,伴先兆晕厥或晕厥
经典 OH	站立 3min 内,收缩压持续下降≥20mmHg 或舒张压下降≥10mmHg
延迟 OH	站立>3min,血压持续下降≥20mmHg(或仰卧位高血压患者血压下降≥30mmHg),或舒张压下降≥10mmHg。血压逐渐降低,直至达到阈值
神经源性 OH	是直立性低血压的一种亚型,由自主神经功能衰竭引起,而不仅仅由环境诱发(如脱水或药物)。神经源性 OH 是由于中枢或外周神经损伤导致
心源性晕厥	由于心指数降低、血流受阻、血管扩张或急性血管夹层导致的心动过缓、心动过速或低血压引起的晕厥
非心源性晕厥	非心脏原因导致的晕厥,包括反射性晕厥、OH、容量不足、脱水、失血
反射性晕厥	反射引起血管舒张、心动过缓或两者兼有导致的晕厥
VVS	血管迷走反射介导的晕厥是最常见的反射性晕厥。VVS:①直立位时可发生(站立位、坐位或情绪刺激、疼痛或医疗操作时均可发生);②典型特征有出汗、皮肤发热、恶心、苍白;③与血管抑制导致的低血压和/或心脏抑制导致的心动过缓有关;④发生后常感疲劳。老年患者可能无典型症状。VVS 发生前常有熟悉的诱因和/或特征性的前驱症状。诊断主要依据全面的病史、体格检查及目击者观察到的表现
颈动脉窦综合征	反射性晕厥与颈动脉窦高敏相关晕厥。颈动脉窦高敏是指刺激颈动脉窦时心搏骤停≥3s 或收缩压下降≥50mmHg。在老年患者中发生更频繁。颈动脉窦高敏可有不同的症状,晕厥时存在颈动脉窦高敏,定义为颈动脉窦综合征
情境性晕厥	与特定动作相关的反射性晕厥,如咳嗽、大笑、吞咽、排尿或排便。这些晕厥事件与特定的身体功能相关
POTS	一种临床综合征,通常有以下全部特征:①站立时反复发作头晕、心悸、颤抖、周身乏力、视物模糊、运动不耐受、疲劳等症状。②体位改变(卧位到站立位)时,成人心率增加≥30 次/min(或 12~19 岁者≥40 次/min)。③无 OH(即收缩压下降≥20mmHg)。与 POTS 相关的症状包括站立时出现的症状(如头晕、心悸等);与特定姿势无关的症状(如腹胀、恶心、腹泻、腹痛等);全身症状(如疲劳、睡眠障碍、偏头痛),站立时心率通常>120 次/min
心因性假性晕厥	一种综合征,非心脏、反射、神经或代谢原因,貌似晕厥但并非真正的意识丧失

OH:直立性低血压;VVS:血管迷走性晕厥;POTS:体位性心动过速综合征。1mmHg≈0.133kPa。

二、分类

1. 概述　目前多采用欧洲心脏病学会（European Society of Cardiology，ESC）基于晕厥病因的分类，包括反射性晕厥（又称神经介导性晕厥）、直立性低血压性晕厥及心源性晕厥。心源性晕厥又分为原发性心律失常性晕厥和器质性心血管病性晕厥。有些分类中将"脑血管疾病和神经源性短暂性意识丧失"纳入晕厥范畴，但是大多认为这种类型的意识丧失不是真正的晕厥，不符合晕厥的全脑短暂灌注降低的定义。然而，其临床表现与晕厥类似（如癫痫发作可能引起反射性心动过缓和低血压），通常不将其归为晕厥，而认为是"类似晕厥"。但是值得注意的是，临床上引起晕厥的原因可能不是单一的，尤其是老年人，可能有多种原因导致晕厥发生。

表 1-1-3 列出了晕厥主要病因的病理生理分类，强调某一组有相同表现伴有不同风险的情况。明显与病理生理相关的特点即体循环血压下降伴有脑血流量减少是晕厥的发病基础。脑血流中断 6～8s 就足以引起完全的意识丧失。直立倾斜试验的经验显示，收缩压降低至 60mmHg 或以下就会引起晕厥。收缩压由心排血量（cardiac output，CO）和总的外周血管阻力决定，任何一方面的降低均会引起晕厥，但两者降低经常同时存在，只是作用大小可能不同。

表 1-1-3　晕厥的分类

反射性晕厥
血管迷走性晕厥
情绪引起：恐惧、疼痛、器械操作、晕血
直立体位引起
情境性晕厥
咳嗽、打喷嚏
胃肠道刺激（吞咽、排便、腹痛）
排尿（排尿后晕厥）
运动后
餐后
其他（如大笑、演奏铜管乐器、举重）
颈动脉窦性晕厥
不典型晕厥，没有明显诱发因素和/或表现不典型
直立性低血压性晕厥
原发性自主神经调节失常
单纯自主神经调节失常、多系统萎缩、伴有自主神经异常的帕金森病、路易体痴呆
继发性自主神经调节失常
糖尿病、淀粉样变性、尿毒症、脊髓损伤
药物引起的直立性低血压性晕厥
酒精、血管扩张药、利尿剂、吩噻嗪类、抗抑郁药

血容量不足

出血、腹泻、呕吐等

心源性晕厥

心律失常引起的晕厥

心动过缓

窦房结功能异常（包括慢快综合征）

房室交界系统疾患

植入设备功能障碍

心动过速

室上性心动过速

室性心动过速（简称室速）（特发性、继发于器质性心脏病或离子通道病）

药物导致的心动过缓和心动过速

遗传性心律失常综合征（如长 QT 间期综合征、Brugada 综合征）

器质性疾病

心脏：心脏瓣膜病、急性心肌梗死 / 缺血、梗阻性心肌病、心脏肿块（心房黏液瘤、肿瘤等）、心包疾病 / 填塞、先天性冠状动脉异常、人工瓣膜异常

其他：肺栓塞、急性主动脉夹层、肺动脉高压

外周血管阻力减低或不足可能是因为血管调节反射异常，能引起血管扩张和心动过缓，表现为血管抑制、心脏抑制或混合型反射性晕厥。其他外周血管阻力减低的原因有自主神经系统（autonomic nervous system，ANS）结构或功能受损，可以是药物引起，也可以是原发或继发性自主神经功能衰竭（autonomic failure，ANF）。此时交感神经血管舒缩通路不能在直立体位时增加外周血管阻力，重力的作用加上血管舒缩功能障碍导致横膈以下静脉血液淤滞，引起静脉回流减少，最终导致 CO 减低。

一过性 CO 减低的原因有 3 个：首先是反射引起的心动过缓，即所谓的心脏抑制型反射性晕厥，其次是心律失常和包括肺栓塞 / 肺动脉高压在内的器质性疾病，最后是因为血容量减少或静脉淤积导致的静脉回流减少。

2. 反射性晕厥　传统的反射性晕厥是指在受到外界刺激时，平常能有效控制循环的心血管反射间断出现异常，导致血管扩张和 / 或心动过缓从而引起动脉血压下降和脑灌注减低这一类临床情况。

反射性晕厥常根据其涉及的传出路径而分为交感性或迷走性。当直立位血管收缩反应减低导致的低血压是主要原因时，即为血管抑制型，当心动过缓或心搏骤停是主要原因时为心脏抑制型，这两种机制都存在时则为混合型。

反射性晕厥也根据其触发因素不同分类（表 1-1-3）。但应注意这只是简单的分类，因为在某种情况下可能存在许多不同的机制，如排尿或排便性晕厥。不同患者发生晕厥的触发因素有很大差别，大多数情况的发生机制与触发因素无明显关系（如排尿性晕厥和血管迷走性晕厥都可表现为心脏抑制型和血管抑制型晕厥）。了解不同的触发因素在临床上很重

要,将有助于晕厥的诊断。

- 血管迷走性晕厥(VVS)即常说的晕倒,是由情绪或体位刺激引起,常有迷走神经兴奋的先兆症状(出汗、面色苍白、恶心)。
- 情境性晕厥(situational syncope)是指与某些特定情节相关的神经介导性晕厥。运动后晕厥可以是年轻运动员出现的反射性晕厥的一种,也可以是中年或老年人群没有出现典型直立性低血压(OH)前的自主神经功能衰竭(ANF)的早期表现。
- 颈动脉窦性晕厥格外引起关注。它很少自发,颈动脉窦按摩可以引发。大多情况下没有机械刺激,颈动脉窦按摩(carotid sinus massage,CSM)可以帮助诊断。
- 不典型晕厥用于描述那些触发因素不确定甚至明显不存在的反射性晕厥。其诊断不能只依靠病史,更多依赖排除其他原因的晕厥(没有器质性心脏病)和直立倾斜试验能引起类似的症状。一些患者同时存在症状不典型和出现明确症状两种情况。

VVS 的典型类型常在年轻人单独出现,与其他类型有明显区别。老年人常表现不典型,出现的 VVS 常有心血管或神经异常,表现为直立位或餐后低血压。后一种情况时,反射性晕厥是病理的表现,主要和自主神经系统(ANS)代偿反射受损有关,因此会和 ANF 表现有所重叠。

3. 直立性低血压性晕厥　与反射性晕厥相比,ANF 时交感通路活性缓慢受损,导致血管收缩功能减低。直立位时,血压下降,出现晕厥或近似晕厥。OH 被定义为直立位收缩压异常减低。

严格地从病理生理角度而言,反射性晕厥和 ANF 没有重叠之处,但两者的临床表现常有相同之处,有时会使鉴别诊断很困难。直立不耐受是指因为血液循环异常导致直立位出现的症状和体征。晕厥是其中一个症状,其他症状包括:①眩晕/轻微头痛,近似晕厥;②虚弱、疲劳和昏睡;③心慌、出汗;④视觉异常(模糊、光感、视野缩小);⑤听力异常(听力受损、噼啪声、耳鸣);⑥颈部疼痛(枕部/颈部周围和肩部区域)、后背痛或心前区疼痛。

直立不耐受综合征包括直立性低血压、体位性心动过速综合征(postural orthostatic tachycardia syndrome,POTS),也包括直立位是主要诱发因素的反射性晕厥。各种直立不耐受综合征列在表 1-1-4 中。

- 典型直立性低血压定义为直立后 3min 内收缩压下降≥20mmHg 和舒张压下降≥10mmHg(图 1-1-1),单纯 ANF、低通气或其他形式 ANF 的患者都可发生。
- 早期直立性低血压表现为直立位血压迅速下降>40mmHg,然后血压迅速自行恢复至正常,因此低血压和症状出现的时间都很短(<30s)。
- 延迟直立性低血压在老年患者并不少见,这是因为年龄相关的代偿反射受损以及老年人僵硬的心室壁对前负荷减低很敏感。延迟直立性低血压表现为直立位时收缩压缓慢进行性下降。没有心动过缓反射(迷走神经)可以鉴别延迟直立性低血压和其他反射性晕厥。但延迟直立性低血压后可能出现反射性心动过缓,老年人血压的下降不如年轻人迅速。
- 体位性心动过速综合征(postural orthostatic tachycardia syndrome,POTS),一些患者尤其是年轻女性有严重的直立不耐受综合征,表现为心率(heart rate,HR)明显增快(>30 次/min 或心率>120 次/min)和血压不稳,而不是晕厥。POTS 常伴有慢性疲劳综合征,其病理生理机制还不清楚。

表 1-1-4　引起晕厥的直立不耐受综合征

分类	用于诊断的检查	从站立到出现症状的时间	病理生理	常见症状	常见临床伴随情况
早发型 OH	卧立位试验时连续监测血压	0～30s	CO 和 SVR 不匹配	站立后几秒钟出现轻微头痛 / 头晕、视力异常（晕厥少见）	年轻、运动员、老年、药物引发（α 受体阻滞剂）
典型 OH（典型自主神经功能衰竭）	卧立位试验（自主站立）或直立倾斜试验	30s～3min	自主神经功能衰竭时，SVR 增加障碍导致倾斜体位时神经反射调节异常，从而引起血液淤积或严重的血容量缺失	头晕、近似晕厥、疲劳、虚弱、心慌、视力或听力异常（晕厥少见）	老年、药物引起（任何一种血管活性药物和利尿剂）
延迟（进行性）OH	卧立位试验（自主站立）或直立倾斜试验	3～30min	静脉回流进行性减少、CO 减低、血管收缩功能减低	先兆症状出现时间较长（头晕、疲劳、虚弱、心慌、视力和听力异常、多汗、后背痛、颈部或心前区疼痛），常随后迅速出现晕厥	老年、自主神经调节失常、药物引起（任何一种血管活性药物和利尿剂）、有合并症
直立引起的血管迷走性晕厥（VVS）	倾斜试验直立倾斜试验	3～45min	早期反射调节正常，然后静脉回流迅速减少并出现血管迷走反射（反射活性增强包括反射性心动过缓和血管扩张）	晕厥先兆症状和诱发因索明显（典型）	健康、年轻女性多见
POTS	卧立位试验（自主站立）或直立倾斜试验	<10min	非正常的心率增加，不伴有血压下降。可能机制：严重的去适应、免疫机制、过多静脉血液淤积和儿茶酚胺增高	直立不耐受（头晕、心悸、颤抖、疲劳、视力模糊、虚弱），一般不发生晕厥，激发迷走反射可引起晕厥	年轻女性多见，近期有感染或创伤史，关节过度伸展综合征

引自《晕厥诊断与治疗中国专家共识（2018）》。OH：直立性低血压；CO：心排血量；SVR：体循环血管阻力；VVS：血管迷走性晕厥；POTS：体位性心动过速综合征；SBP：收缩压。

4. 心源性晕厥

（1）心律失常：心律失常是晕厥最常见的心脏原因。心律失常引起血流动力学障碍，导致 CO 和脑血流明显下降。但影响因素很多，包括心率、心律失常的类型（室上性或室性）、左心室功能、体位和血管的代偿能力。后者包括压力感受器神经反射和对心律失常引起的 OH 的反应。尽管有这些影响因素，当心律失常是晕厥的主要原因时，就应该进行特殊治疗。

病态窦房结综合征（sick sinus syndrome，SSS）时，窦房结因为自主功能异常或窦房传导异常而受损。这种情况下的晕厥是因为窦性停搏或窦房传导阻滞导致长间歇以及没有逸

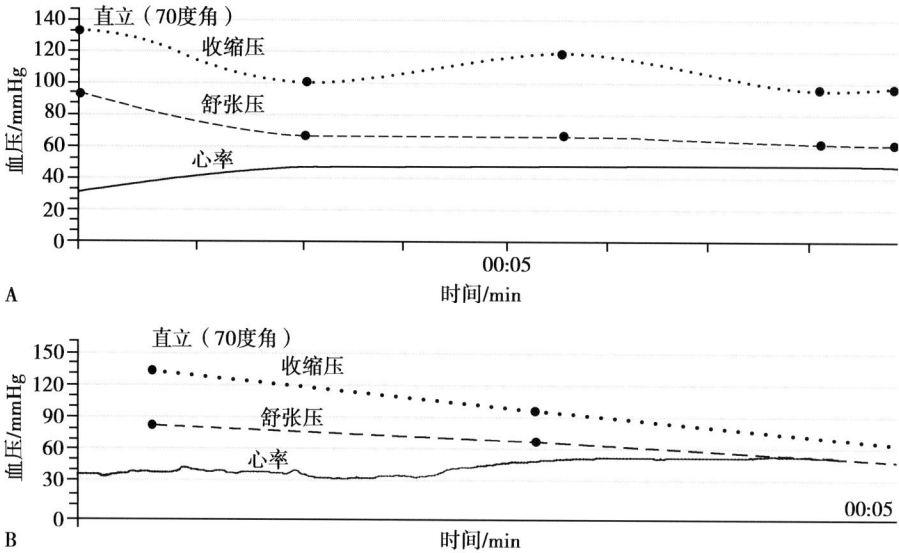

图 1-1-1 早期直立性低血压和典型直立性低血压示例

A. 早期直立性低血压,一个其他方面都健康的 17 岁青少年在长时间站立后出现严重的一过性轻微头痛,可以看到,血压在开始时有明显下降,站立后 7～10s 血压最低,然后开始恢复;

B. 典型直立性低血压,曲线是从一个单纯 ANF 的 47 岁男性获得,站立 1min 后血压开始迅速下降到非常低的水平,尽管有低血压,心率却没有明显增加。

搏所致。房性心动过速突然终止时经常会出现这些长间歇(快慢综合征)。

通常,获得性房室传导阻滞最严重的类型(莫氏Ⅱ型、高度以及完全房室传导阻滞)与晕厥最相关。这些情况下,心脏节律依赖低位起搏点或逸搏起搏。因为这些起搏点开始起搏的时间较长,所以也会发生晕厥。此外,这些低位起搏点的频率相对较慢(25～40 次/min)。心动过缓也会使复极延长,容易引发多形性室性心动过速(polymorphic ventricular tachycardia,PVT),尤其是尖端扭转型室性心动过速(torsade de pointes,TdP)。

晕厥或近似晕厥在血管代偿开始前、阵发性心动过速开始时出现,意识一般在心动过速终止前恢复。如果心动过速引起的血流动力学异常仍然存在,意识丧失就会持续存在,意识就不会自行恢复,也不再是晕厥,而是发生了心源性猝死(sudden cardiac death,SCD)。

一些药物可以引起心动过缓和心动过速。许多抗心律失常药物因为对窦房结功能或房室传导有特殊作用而能引起心动过缓。尖端扭转型室性心动过速引起的晕厥并不少见,尤其在女性,这是因为药物延长 QT 间期所致,长 QT 间期综合征(long QT syndrome,LQTS)的患者尤其多见。导致 QT 间期延长的药物有很多种,如抗心律失常药、血管扩张药、神经精神科药物、抗生素、非镇静性抗组胺药等。长 QT 综合征国际注册研究使得我们对遗传性长 QT 间期综合征的了解很多,但因为缺乏详细的数据,对药物引起的长 QT 间期综合征还知之甚少。因为这些药物的种类很多以及需要不断更新,建议相关内容访问指定网站(www.qtdrugs.org.)。

(2)器质性心血管疾病:当血液循环的需求超过受损心脏能够增加心排血量(CO)的能力时,器质性心血管疾病就会引起晕厥,包括严重主动脉狭窄、急性心肌梗死/缺血、肥厚型心肌病、心脏肿物(心房黏液瘤、巨大血栓等)、心包疾病/填塞、先天性冠状动脉畸形、人工瓣膜功能障碍、肺栓塞、急性主动脉夹层和肺动脉高压。当晕厥和左室流出道结构或血流动力上的梗阻相关时会格外引起关注,其原因是机械性梗阻导致血流减少。但有时晕厥并不只是 CO 减少所致,部分可能是因为反射或 CO 异常。例如主动脉瓣狭窄时,晕厥不仅是 CO 减少所致,可能部分是因为血管扩张反射异常和 / 或原发性心律失常。而且心律失常尤其心房颤动(简称房颤)是晕厥常见的重要原因。因此,晕厥发生机制可能有很多因素参与。因为需要尽可能改善潜在的器质性心脏疾病,所以应识别心脏是否是晕厥的原因。

三、少见疾病引起的晕厥

已有一些个案报道表明晕厥可见于许多不常见疾病。这些疾病的存在可使患者晕厥发作类型多样化。表 1-1-5 列出了一系列与晕厥相关的不常见疾病,这张表格并非所有与晕厥相关的疾病,且不能参照此表进行鉴别诊断。由于晕厥病因复杂且难以明确,没有必要对所有晕厥相关疾病进行全面评估。这些疾病在一般情况下很少导致晕厥。当晕厥病因不明时,可基于一些临床表现和 / 或病史特征,将下列疾病纳入鉴别诊断中。

表 1-1-5　与晕厥相关的不常见疾病

疾病	临床特征	注释
心血管和心肺疾病		
心脏压塞	低血压,心动过速,心源性休克	通常是心动过速和低血压,可能是急性低血压和心动过缓
缩窄性心包炎	严重的心衰症状,包括水肿、劳力性呼吸困难和端坐呼吸	可能与咳嗽性晕厥有关
左心室心肌致密化不全	以左心室小梁异常粗大和深陷小梁间隙为特征的心肌病,由于胚胎发育异常引起	研究显示,成人和儿童患者中有 5%～9% 可发生晕厥。其机制可能是快速性心律失常导致
Takotsubo 心肌病	常表现为压力引起的心尖球囊样扩张和基底部收缩增强。与缺血一致的胸痛和心电图改变十分常见	晕厥不常见,可能受多因素影响
肺栓塞	低氧血症,心动过速;低血压和休克,严重情况下可导致无脉性电活动及心搏骤停	晕厥是由心动过缓和 / 或低血压引起。一项研究显示,入院后首次发作晕厥的老年患者中肺栓塞的患病率更高。这项结果尚需要在老年人群中进一步明确
肺动脉高压	更常发生于运动中的年轻患者	晕厥是由运动时心排血量不能增加或维持以及随后的血管舒张所导致
浸润性病变		
Fabry 病	伴有神经性疼痛、肾衰竭、左心室向心性肥厚和心力衰竭的溶酶体贮积症	晕厥通常是因房室传导阻滞所致
淀粉样变性	淀粉样蛋白沉积引起的系统性疾病。轻链淀粉样变性影响肾脏、心脏、外周和自主神经系统	晕厥发作原因可能是传导系统疾病、心律失常、限制性心肌病引起的心排血量受损或神经性系统受累。尽管伴随心肌受累可发生室性心律失常,房室传导阻滞是晕厥的可能原因

疾病	临床特征	注释
血色素沉着病	系统性铁沉积引起肝脏疾病、皮肤色素沉着、糖尿病、关节病、阳痿和扩张型心肌病	心肌受累比病态窦房结综合征和房室传导疾病更常见
感染性疾病		
心肌炎	胸痛、心律失常或严重的左心室收缩功能障碍,可能发生血流动力学紊乱	晕厥发作的可能病因包括室性心动过速、房室传导阻滞以及短暂血流动力学紊乱
Lyme 病	Lyme 心肌炎患者有 Lyme 病的典型特征,包括红斑、偏头痛和神经系统表现	晕厥可能是由于房室传导阻滞所致,但许多患者表现为 VVS
美洲锥虫病	锥虫病引起的 Chagasic 心肌病	与室性快速性心律失常相关的晕厥和猝死。也会出现房室传导阻滞
神经肌肉疾病		
强直性肌营养不良	常染色体显性遗传,多器官系统受累。肌强直、无力、短暂的消瘦、脱发,白内障、葡萄糖不耐受和日间嗜睡	缓慢性心律失常和快速性心律失常
Friedreich 共济失调	常染色体隐性遗传,可见肢体和步态共济失调、膀胱功能障碍、日间嗜睡、弥漫性间质性纤维化和肥厚型心肌病	晕厥可因心动过缓或心动过速引起。可发生 SCD
线粒体肌病(又称 Kearns-Sayre 综合征)	慢性进行性外眼肌麻痹,色素性视网膜病变	许多患者出现明显的希氏束 - 浦肯野纤维系统疾病
肢带型肌营养不良	表现为肩胛肌和 / 或盆带肌无力和萎缩	房室传导疾病,扩张型心肌病
组织结构性疾病		
Lenegre-Lev 病	进行性心脏传导系统纤维化和硬化,包括心脏纤维支架,主动脉瓣和二尖瓣瓣环	晕厥通常是由于高度房室传导阻滞所致
心脏肿瘤	三联征 : 梗阻、栓塞、全身性症状和体征	晕厥通常由血流受阻引起
人工瓣膜血栓形成	可以无症状,也可表现为重度心衰	可能与心脏肿瘤表现相似,栓塞和血流受阻风险高
异常冠状动脉	运动性晕厥或心源性猝死的常见原因,尤其见于年轻运动员	晕厥可能是由于 Bezold-Jarisch 反射、低血压、室性心动过速或房室传导阻滞
主动脉夹层	主动脉夹层可能表现为神经症状、心肌梗死和心力衰竭。多达 13% 的主动脉夹层患者可表现为晕厥	晕厥患者的院内死亡、心脏压塞和神经功能缺陷的发生风险更高。否则,单纯晕厥似乎不会增加死亡风险

疾病	临床特征	注释
锁骨下动脉盗血综合征	锁骨下动脉显著狭窄引起同侧椎动脉血液倒流。椎基底动脉缺血引起的严重病例可能很少出现晕厥	晕厥通常与上肢活动有关
主动脉狭窄	严重时可导致心衰或主动脉夹层	二叶式主动脉瓣狭窄可能与晕厥相关
类风湿关节炎	慢性自身免疫性炎症性疾病,伴系统性损害	极少与完全性心脏传导阻滞和晕厥有关
脊髓空洞症	小脑扁桃体下疝畸形是脊髓空洞症的最常见形式	脊髓空洞症引起的胸髓交感神经纤维中断是晕厥的罕见机制
颈部/迷走神经肿瘤	复发性晕厥是颈部恶性肿瘤的罕见并发症	机制可能是颈动脉窦或舌咽神经传入纤维受累
内分泌疾病		
类癌综合征 嗜铬细胞瘤 肥大细胞增多症 血管活性肠肽瘤	这些肿瘤可以释放血管活性肽并引起血管舒张、潮红、瘙痒和胃肠道症状	晕厥通常是由于一过性低血压引起
血液疾病		
β-珠蛋白生成障碍性贫血	严重贫血,多器官衰竭和由于铁超负荷引起的扩张型心肌病	晕厥可能是心律失常引起
神经失调		
癫痫诱发的心动过缓/低血压	一般由于颞叶癫痫	癫痫发作后缓慢性心律失常是罕见的,并且可能起源于颞叶或边缘系统
偏头痛	偏头痛与晕厥呈统计学相关	晕厥可能是血管迷走性的或由于直立不耐受

（刘文玲）

参考文献

1. MOYA A, SUTTON R, AMMIRATI F, et al. Guidelines for the diagnosis and management of syncope（version 2009）[J]. Eur Heart J, 2009, 30(21): 2631-2671.

2. BRIGNOLE M, MOYA A, DE LANGE FJ, et al. ESC Scientific Document Group. 2018 ESC Guidelines for the diagnosis and management of syncope[J]. Eur Heart J, 2018, 39(21): 1883-1948.

3. BENDITT DG, BRIGNOLE M. Syncope: is a diagnosis a diagnosis?[J]. J Am Coll Cardiol, 2003, 41: 791-794.

4. KAUFMANN H. Consensus statement on the definition of orthostatic hypotension, pure autonomic failure, and multiple system atrophy[J]. J Auton Nerv Syst, 1996, 58(1/2): 123-124.

5. SHEN WK, SHELDON RS, BENDITT DG, et al. 2017 ACC/AHA/HRS guideline for the evaluation and management of patients with syncope: A report of the American College of Cardiology/American Heart Association Task Force on Clinical Practice Guidelines and the Heart Rhythm Society[J]. Heart Rhythm, 2017, 14(8): e155-e217.

第二节 晕厥的病理生理

【关键点】

1. 晕厥是由于脑组织短暂的氧、葡萄糖以及其他营养物质的供给不足所引发的。

2. 健康人100g脑组织每分钟的脑血流流量一般维持在50～60mL（大概为静息状态下心排血量的12%～15%），以保持清醒状态下脑组织对氧的需求（每100g脑组织每分钟的需氧量约为3.0～3.5mL）。

3. 影响脑灌注的决定性因素：心率、每搏输出量、系统血管阻力、静脉回心血量、脑血管阻力、血液氧合能力。

4. 在多数情况下，脑血管系统可以通过其自身的调节功能使脑血流在全身系统动脉压的一定波动范围内保持相对的稳定。

5. 在老年人或某些疾病状态下，氧气（O_2）运输的安全系数会明显降低。在这些情况下（如高血压、缺血性心脏病、精神障碍等），自主神经系统的功能会受多种药物治疗的影响。诸如肾上腺素受体拮抗药、血管扩张药、抗抑郁药等药物的应用都会削弱脑血管对于体位变化以及其他生理负荷的反应性。

6. 如果脑灌注压力低于大脑自主调节所需压力阈值范围的时间超过10～15s就会造成脑灌注的不足而引发晕厥。这种脑血流动力学障碍既可能由自主神经功能调控异常所介导，如血管迷走性晕厥；也可因原发性心血管系统异常所导致，如心动过速、心动过缓。

一、正常颅内血液循环的维持

晕厥是大脑组织由于短暂的氧、葡萄糖以及其他营养物质的供给不足所导致。众所周知，神经组织的能量贮备能力是非常有限的，因此充分维持氧合血对大脑的灌注是维持大脑正常功能至关重要的条件。

正常健康的成年人，100g脑组织每分钟需要的大脑血流灌注量为50～60mL，占静息状态下心排血量的12%～15%。该脑灌注量可以源源不断地满足人体维持正常意识状态所需要的最低氧（O_2）需求量（每100g脑组织每分钟的需氧量在3.0～3.5mL左右）。然而，在老年人以及一些疾病状态下，如高血压、糖尿病或心功能衰竭，以及某些缺氧状态时（如慢性阻塞性肺疾病），大脑血氧供应的安全系数就可能会遭到严重的破坏。

对于任何人，如果降低大脑血氧及血流的灌注都会引发晕厥。然而，值得注意的是，在相同的条件下，有些人似乎比其他人更容易出现意识的丧失。虽然，目前临床上对于造成这种差异的原因（除因伴发疾病、虚弱或药物影响所造成的易感性增强外）还没有充分、确切的解释，但是现有的研究已经可以证明：在体位变化及其他日常生理负荷改变时，人体对于心排血量、血管张力变化的适应性反应不同是造成上述差异的主要原因。某些病例，家族史提示晕厥的发生具有家族聚集性，因而提示晕厥有遗传倾向性（尽管环境因素不能完全排除）。

本章概述了脑灌注的控制，以及脑营养物质的输送，进而，力图揭示引发晕厥的本质性原因。

（一）自主神经功能的控制原理

如前所述，因为大脑的局部营养储备能力极为有限，所以它比其他大多数脏器更依赖于稳定的血流灌注。因此，维持适宜的脑灌注梯度（在大多数情况下，全身动脉压的调节依据颈动脉压力的变化，同时也受到中心静脉压力的影响）对于确保大脑的正常功能至关重要。

脑灌注的血流量由诸多因素决定，包括：①心率；②每搏输出量（由左心室容积和射血分数决定）；③周围血管阻力；④体循环静脉回心血量；⑤体循环静脉压；⑥脑血管阻力；⑦血液携氧能力。其中，前4项因素决定着动脉压；而动脉压的下降，导致了绝大多数的晕厥发作。动脉压、脑血管阻力和体循环静脉压共同建立了大脑灌注的动-静脉压力梯度；在严重的心力衰竭（heart failure，HF）患者中，极高的体循环静脉压可能会对脑灌注产生极其不利的影响，并可导致晕厥发生率的明显增加。另外，血液携氧能力可因低氧状态（尤其是急性低氧血症）和慢性阻塞性肺疾病，以及贫血或血红蛋白功能异常而降低，但极少单独引发晕厥的出现。

适当的心排血量（心率与每搏输出量的乘积）是维持正常脑灌注的重要决定性因素。因此，过快或过于缓慢的心率，或每搏输出量的骤然下降（如严重失血、急性心肌梗死）都可以严重影响心脏的泵血功能。同样，在体位改变或其他躯体负荷变化时，快速且适当的动、静脉血管的管径舒缩反应（即动脉血管阻力、全身及内脏的静脉容量）对于维持动脉压的稳定也至关重要。对于脑灌注，由于地球的重力作用会降低颈部血管水平的动脉压，特别是当人体从平卧位变换至直立位时，维持正常的动脉血管收缩（包括内脏血管床）功能以及保障充足的周围静脉血液的心脏回流，对于维持适当的脑动脉压力亦非常重（图1-2-1）。

人体除需适应各种体位的变化外，在各

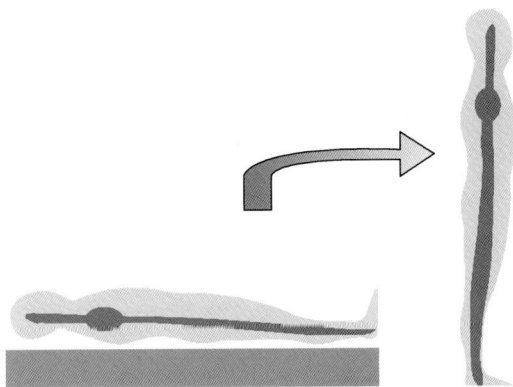

图 1-2-1　当人体直立后，中心循环血量出现足向分布

由平卧位变化至直立状态时，人胸腔内血管的血容量将明显下降，导致回心血量的减低。如此时人体正常的心血管代偿反应能力降低，就会造成大脑水平动脉系统压力的明显降低。

项活动中，包括从进食到运动，大脑水平的动脉压都必须维持充分的稳定。并且，在其他的日常活动中（如心理压力增加），人体也需要适应各个脏器血液循环快速变化的需求，而作出各种不同的心血管系统快速调控反应。

脑灌注不足相关的导致晕厥的机制包括：①静脉回流及周围血管阻力下降，参与了反射性晕厥（尤其是血管迷走性晕厥）、长期暴露在热环境下（即所谓的热应激）、血管扩张药物及自主神经病变导致的晕厥。②氧供应减少，如高海拔的快速减压和血液学异常。③原发性心排血量减少，全身或内脏静脉淤血、脱水及出血导致静脉回流不足；心律失常、左心功能异常、心脏瓣膜病及心包疾病导致心排血量减少。④脑血流阻力增加，如突发的低碳酸血症（如极度的过度通气）。

健康人在遇到生理应激时，自主神经系统会灵活、迅速地作出适应性反应，从而快速地改变着全身血管的内径。人体内，分布于颈动脉窦、心脏以及各主要心肺血管的机械传感器内的传入神经纤维，可以通过迷走神经、舌咽神经将获取的信号发送到大脑。而后，大脑再通过交感神经对心脏和血管进行调整,并且通过副交感神经(迷走神经)对心脏进行控制,以改变人体的血流动力学状态。与此同时,循环系统内的激素(如血管紧张素Ⅱ、肾上腺素和去甲肾上腺素)以及局部活性物质(如内皮素和一氧化氮)也会对循环系统产生一定的效力,但是起效较为缓慢。而血管内液体容量的转移变化,可以通过改变诸如肾素-血管紧张素-醛固酮系统(renin-angiotensin-aldosterone system, RAAS)、心房钠尿肽(atrial natriuretic peptide, ANP)和胃肠激素等多种激素,来调控人体的动脉压,然而,这些物质的起效则需要更长的时间。

在健康人群中,上述循环系统的神经控制网络是非常可靠而高效的;但在一些特定的条件下,其调控也可能出现异常。例如,当人体长期处于失重环境中(如宇航员)或长期卧床之后,就会出现自主神经系统调节反应性的"去适应作用"而出现直立性低血压。同样,某些疾病状态也可以直接(如帕金森病、单纯性自主神经衰竭)或间接地(如糖尿病、慢性酒精滥用)减弱神经系统对循环系统的控制反应。此外,在许多患者中,特别是对于老年患者,某些疾病的治疗药物(如治疗高血压、缺血性心脏病、精神障碍等的药物)也会干扰自主神经系统的正常工作。并且一些药物(如肾上腺素受体拮抗药、血管扩张药、抗抑郁药物等)还会通过它们的药理作用降低人体脑血管应对体位变化及其他压力负荷的反应性。

(二)脑血管的自动调节

在大多数情况下,脑血管系统可以在动脉压较大的波动范围内维持脑血流灌注的相对稳定,即血管自动调节(图1-2-2)。然而,目前人们对于这种自动调节的生理学解释仍然不尽清晰。因此,当前人们的研究兴趣大多集中在如何更好地了解大脑血流量在体位变化引发体循环血压快速改变时的动态变化规律、神经介导的血管张力及心率的改变上。对于人体如何维持脑血流自动调节的机制,现在已有多种假想,包括血管扩张压力增加导致的肌源性反应学说、血管管径改变引发管壁张力变化学说,以及代谢诱导血管直径变化学说等。相对于其他部位的血管床来说,虽然神经系统调控在脑血管调控中并不占据主导地位,但却与脑血管的动态自动调节息息相关。尽管其作用有限,但在大多数生理条件下(即使是在某些特殊条件下,如太空飞行中),脑血管的"自动调节"功能都可以较好地使脑灌注在体循环动脉血压变化的条件下得到适度的调整。但人体脑血流的这种动态的自动调节能力也可能会因为动脉压骤然且大幅下降,某些疾病状态,或者随着年龄的增加而发生变化,导致功能的异常或障碍。

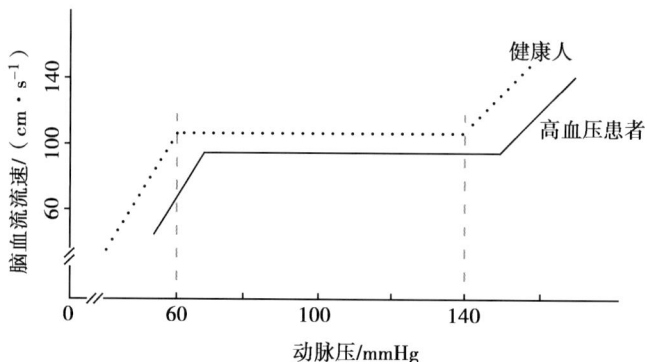

图 1-2-2 脑血管自动调节的图示

在健康人中,脑血流可在系统动脉血压较大的波动范围内保持相对的恒定,而疾病状态可影响该自动调节功能。上图中,高血压可以使调节曲线右移。

当动脉压低于维持大脑血流量稳定所需的最低值时(该值不固定,受到年龄和不同疾病状态的影响),大脑的 O_2 输送就可能会受到影响,而导致晕厥的发生。然而,在临床上确定可以引发"晕厥前兆"或者"短暂脑功能障碍"的低血压阈值却是非常困难的。

综上所述,诸多的因素参与着动脉压力的调节,使颈动脉压力可以维持在一个相对安全的范围内,以维持正常的脑血管自动调节功能。在任何时候,心脏和血管系统、内分泌和旁分泌系统、血容量、自主神经系统以及重力状态(如个体的体位状态)都参与着上述调节过程。本质上,动脉血管的张力主要是受到自主神经系统的控制,从而防止过多的氧合血从大脑分流至其他相对不十分重要的"重力优势"的区域去(比如下肢)。同样,适当的静脉血容量调节也非常重要,可以维持正常的心脏回心血量。尤其是当人体突然变换为直立位时,静脉血的心脏回流(前负荷)至关重要,维持着心脏的充盈,以及正常的心脏泵血功能。

二、脑灌注维持的失衡

当脑灌注压力低于脑血流自动调节所需的压力阈值 $10\sim15s$ 后,晕厥就可能发生。而这种脑灌注压力的异常,既可能是因为自主神经调节失衡所介导,也可能是由于心血管系统原发性疾病所导致。

(一)神经介导的颅内低灌注

神经介导的反射性晕厥是晕厥的最常见类型。在这种晕厥中,动脉和静脉的扩张以及心动过缓共同作用,造成动脉压力的下降,引发脑灌注的不足,从而导致了相应的临床症状。在该类晕厥的发生过程中,动脉血管阻力的下降起到了至关重要的作用,但由于静脉舒张所导致静脉容量的异常增加,造成回心血量的减少则发挥了更大的病理生理学作用。在本质上,神经介导的反射性晕厥(如血管迷走性晕厥、情境性晕厥,以及大多数的直立性低血压性晕厥)所造成的短暂性意识丧失通常是功能性的(颈动脉窦高敏可能例外),并不能说明自主神经系统疾病的存在。

在过去,原发性自主神经功能衰竭所导致的晕厥被认为是相对罕见的,但随着时间的推移,该类晕厥也逐渐越来越多地被人们所认识。在不伴随有其他神经系统功能障碍时,这种晕厥的发生机制很容易被人们忽略。临床上,患者在出现自主神经功能衰竭时,多个其他系统也可能同时受累,这种情况以前便称之为原发性直立性低血压(又称 Shy-Drager 综合征)。与原发性自主神经功能衰竭相比,由某些疾病,如酒精性神经病变或糖尿病神经病变,以及一些炎症、免疫性疾病所造成的自主神经功能异常(如吉兰-巴雷综合征、重症肌无力)和副肿瘤综合征所导致的继发性自主神经功能衰竭在临床上则更为常见。并且许多体位性心动过速综合征(POTS)也常常发生在这些继发性自主神经功能衰竭的患者中。

在日常生活中,由神经系统疾病所引起的血管生理应激功能的损害虽然比"功能性"神经系统障碍(即神经介导的反射性晕厥)较为少见,但往往难以有效治疗,因此在临床中占有非常重要的地位。例如,帕金森病和单纯性自主神经衰竭患者极易出现难治的直立性低血压。

晕厥患者从平卧位或坐位转变至直立位时,体位变化所引发的体循环血压下降(如直立性低血压)是导致其脑血流量急剧下降最重要的诱发因素。从平卧位到直立位,人体内有 $500\sim1\,000mL$ 的血液会由于重力的作用从胸腔移向身体下部的容量静脉系统。此时,如果人体缺乏适当的代偿机制,那么在站立后很短的时间内(通常在 10s 内)就可能出现"视物苍白"或"黑矇"等症状(即所谓即刻的直立性低血压)。之后,随着直立时间的延长(特别是当肌肉泵功能相对失活时），躯体下部升高的毛细血管透壁压会导致大量体液通过血管间隙向周围组织间隙渗透。在健康人，直立 10min 后体液的外渗就会导致体内血浆容积减少 15%～20%（约 700mL），而在老年人或患病个体中，这种血浆的减少则可能会更快、更多。而体位改变引发的躯体内体液转移所产生的净效应就是造成了静脉血回心血量的减少，并从而进一步降低了心脏的每搏输出量。因此，健康人会通过加强全身及内脏血管的收缩、增加心率，来补偿由于体液转移所导致的血容量下降，维持直立状态下体循环血压以及脑血流的稳定。

如前所述，健康人的自主神经系统通过位于主动脉弓和颈动脉窦的动脉机械感受器（压力感受器）调控着人体在直立后的心血管应激反应。在这个调控过程中，位于心脏和肺部的机械感受器（心肺感受器）也起着一定的作用。而身体的相应部位也可以通过动-静脉反射以及阻力血管的肌源性反应等局部调节机制影响着自主神经系统调控功能的变化。当人体保持长时间的直立状态后，神经-内分泌系统（即肾素-血管紧张素-醛固酮系统和抗利尿激素）、骨骼肌肌肉泵、"呼吸泵"（即吸气时的胸内负压有助于静脉血回流到心脏）也会对血流动力学的变化提供额外的代偿。

关于诊断标准，直立性低血压定义为：当人体直立后，因为体位的变化而造成的收缩压下降大于 20mmHg。临床上，该数值的设定对于血压正常的人比较贴合，但对于基础血压较高的患者，体位变化所引发的收缩压下降大于 30mmHg 则可能更为合适。但在任何情况下，直立性低血压性晕厥的临床诊断都应该同时具备低血压状态，以及相应的病史支持（即体位改变所诱发的晕厥前兆或晕厥）。

神经介导的脑血管痉挛所引发的晕厥比较少见。脑血管痉挛虽然也偶可自然出现，但大多于颅内出血时发生。自然出现的脑血管痉挛除了容易造成患者的头痛，也可以引发晕厥。目前，脑血管痉挛已被认为是诱发血管迷走性晕厥的一种病理生理因素。

（二）非神经介导的低血压

与神经介导的反射性晕厥和直立性低血压相比，心血管疾病所引起的脑灌注不足，如原发性心律失常、结构性心血管疾病所致的低血压在临床上较为少见。而心动过速或过缓所导致的心脏每搏输出量下降，并由此引发的动脉压的降低是该类脑灌注不足最常见的病理生理学基础。在具有结构性心脏病的条件下（如主动脉瓣狭窄、肺动脉高压等），原发性心律失常以及异常的神经反射调节功能也可以共同诱导低血压事件的发生。

在日常生活中，一些情况也会造成人体短暂的动脉压维持能力的下降，而出现一过性的大脑灌注不足。特别是当人体的自主神经代偿机制不良时，诸如饱餐、热的环境、强体力活动等情况都容易引起血压的下降。进食时内脏血管的舒张（体循环静脉回流减少、体循环动脉血量下降）、活动期间骨骼肌血流量的增加，都会降低人体的动脉血压，导致大脑灌注不足的发生。因此，对于自主神经功能衰竭的患者，定时进餐也可以改善这些患者所特有的直立性低血压、平卧位（如睡眠时）高血压状态。

短暂心血管代偿机制失常，或者由于其他相关因素的干扰，如血管扩张药、利尿剂的应用，以及脱水或失血等临床状态（任何一种情况都可能使动脉压下降，并低于脑血管的自动调节范围），都可能引发晕厥事件发生。在老年人，以及在那些自主神经功能衰竭的患者中，或者在合并心功能衰竭、使用药物降低周围血管阻力而中心静脉压显著升高的患者中，心血管代偿能力可能更加低下。在上述人群中，维持正常大脑的灌注压力梯度会更加困难。

三、脑灌注维持失衡的临床意义

周围动脉压的瞬时、急剧下降是引发大脑灌注不足、导致晕厥发生的最常见原因。神经反射性血管扩张(如血管迷走性晕厥、情境性晕厥)或直立位的体液足向转移(如直立性低血压性晕厥)均会造成静脉回心血量的下降,引发心排血量的降低,进而导致大脑的灌注不足,是导致晕厥的关键性病理生理学机制。上述晕厥往往发生在患者处于直立状态时,因为此时维持患者大脑水平动脉压力的稳定、适中更加困难。然而,其他较为少见的原因所造成的心排血量下降也是引发晕厥的重要原因。在临床上,显著的心动过缓或突发的心动过速也是引起晕厥的常见原因。在这些情况下,原发性心排血量的下降在晕厥发生过程中起着关键的作用;而发作的持续时间及周围血管的反应性代偿能力(或失代偿)是决定晕厥能否发生的重要因素。上述情况称之为心源性晕厥,患者在平卧位即可出现晕厥的症状。最后,应该注意的是:正常的脑灌注依赖于完善的脑血管自动调节机制以及正常的中心静脉压。而高血压、糖尿病等疾病会破坏人体脑血流的自动调节机制,而心力衰竭所引发的静脉压升高、动脉压力降低则可能降低经颅血循环的压力梯度,并降低脑灌注调节的安全系数。

(刘杰昕)

参考文献

1. MOYA A, SUTTON R, AMMIRATI F, et al. Guidelines for the diagnosis and management of syncope (version 2009)[J]. Eur Heart J, 2009, 30(21): 2631-2671.
2. ROWELL LB. Human circulation. Regulation during physical stress[M]. New York: Oxford University Press, 1986.
3. FOLINO FA. Cerebral autoregulation and syncope[J]. Prog Cardiovasc Dis, 2007, 50: 49-80.
4. IWASAKI K, LEVINE BD, ZHANG R, et al. Human cerebral autoregulation before, during and after spaceflight[J]. J Physiol, 2007, 579: 799-810.
5. OGOH S. Autonomic control of cerebral circulation: exercise[J]. Med Sci Sports Exerc, 2008, 40: 2046-2054.
6. XU WH, WANG H, WANG B, et al. Disparate cardio-cerebral vascular modulation during standing in multiple system atrophy and Parkinson disease[J]. J Neurologic Sci, 2009, 276: 84-87.
7. BRODIE FG, PANERAI RB, FOSTER S, et al. Long-term changes in dynamic cerebral autoregulation: a 10 years follow up study[J]. Clin Physiol Funct Imaging, 2009, 29: 366-371.
8. LOW PA. Autonomic nervous system function[J]. J Clin Neurophys, 1993, 10: 14-27.
9. LOW PA, OPFERGEHRKING TL, MCPHEE BR, et al. Prospective evaluation of clinical characteristics of orthostatic hypotension[J]. Mayo Clin Proc, 1995, 70: 617-622.
10. MATHIAS CJ. Autonomic diseases-clinical features and laboratory evaluation[J]. J Neurol Neurosurg Psychiatr, 2003, 74: 31-41.
11. MATHIAS CJ. Role of autonomic evaluation in the diagnosis and management of syncope[J]. ClinAuton Res, 2004, 14(S1): 45-54.
12. FREEMAN R. Autonomic peripheral neuropathy[J]. Neurol Clinics, 2007, 25: 277-301.
13. EDMONDS ME, STURROCK RD. Autonomic neuropathy in the Guillain-Barre syndrome[J]. Brit Med J, 1979, 2: 668-670.
14. VERNINO S, LOW PA, FEALEY RD, et al. Autoantibodies to ganglionic acetylcholine receptors in autoimmune autonomic neuropathies[J]. New Engl J Med, 2000, 343: 847-855.

15. VERHEYDEN B, LIU JX, VAN DIJK N, et al. Steep fall in cardiac output is main determinant of hypotension during drug-free and nitroglycerine-induced orthostatic vasovagal syncope[J]. Heart Rhythm, 2008, 5: 1695-1701.

16. WIELING W, SCHATZ IJ. The consensus statement on the definition of orthostatic hypotension: are visit after 13 years[J]. J Hyperten, 2009, 27: 935-938.

17. GARCIN B, CLOUSTON J, SAINES N, et al. Reversible cerebral vasoconstriction syndrome[J]. J Clin Neurosci, 2009, 16: 147-150.

18. DUCROS A, BOUKOBZA M, PORCHER R, et al. The clinical and radiological spectrum of reversible cerebral vasoconstriction syndrome. A prospective series of 67 patients[J]. Brain, 2007, 130: 3091-3101.

19. GRUBB BP, SAMOIL D, KOSINSKI D, et al. Cerebral syncope: loss of consciousness associated with cerebral vasoconstriction in the absence of systemic hypotension[J]. Pacing Clin Electrophysiol, 1998, 21: 652-658.

20. JOHNSON AM. Aortic stenosis, sudden death and the left ventricular baroceptors[J]. Br Heart J, 1971, 33: 1-5.

21. LEITCH JW. Syncope associated with supraventricular tachycardia: An expression of tachycardia or vasomotor response[J]. Circulation, 1992, 85: 1064-1071.

22. GIESE AE, LI V, MCKNITE S, et al. Impact of age and blood pressure on the lower arterial pressure limit for maintenance of consciousness during passive upright posture in healthy vasovagal fainters: preliminary observations[J]. Europace, 2004, 6: 457-462.

第三节　晕厥的流行病学及预后

【关键点】

1. 短暂性意识丧失(T-LOC)是常见的临床表现。晕厥只是 T-LOC 的原因之一，并且常常不能确定能否彻底排除其他病因。

2. T-LOC/ 晕厥时间短暂，传统的流行病学指标如患病率和发病率没有评价价值。Sheldon 等推荐的指标如累积发生率、累积事件发生率或累积发病率更有意义。

3. 大多数流行病学报道提示，晕厥与年龄的关系呈明显的双峰分布，峰值发生在青少年时期和老年时期。80 岁前晕厥的累积发生率约为 10%。

4. 某些亚组人群有更高的晕厥发作，老年人和器质性心脏病患者发生的风险最高。

5. 某些疾病如主动脉瓣狭窄和扩张型心肌病(dilated cardiomyopathy, DCM)，晕厥与死亡风险增加相关。而其他疾病如肥厚型心肌病(hypertrophic cardiomyopathy, HCM)和离子通道病，晕厥和病死率增加的相关性并不确定。反射性晕厥和没有器质性心脏病的晕厥猝死风险很低。

　　T-LOC 是常见的临床表现，每年有很多这样的患者在急诊室、医院和内科门诊就诊。其中大多患者，尤其是非创伤导致的 T-LOC 患者，很可能发生了晕厥，然而，由于在许多报告中尚不清楚是否完全排除了其他原因导致的 T-LOC，因此目前对于人群晕厥流行病学的评估只是近似研究。

　　患病率(人群中患某种疾病的比例)和发病率(一定时间内某一人群中新出现的疾病的比例)是常用的对人群中疾病状态进行定量描述的指标。然而，就像既往研究中发现的，这些指标在 T-LOC/ 晕厥的研究中难以应用。因为 T-LOC/ 晕厥事件如此短暂，任何时间其真正的患病率都接近零。诸如累积受累患者比例、累积事件发生率或累积发病率这样的指标更有意义。而且就像 Sheldon 和 Serletis 研究中强调的，社区研究获得的指标和医疗机构的统计数据相比，流行病学结果截然不同。

一、一般人群

我国有关晕厥流行病学方面的研究匮乏，已经报道的晕厥主要针对选择性人群，如中学生、大学生等。对 2 120 名初中生晕厥发生情况的研究发现，晕厥发生率为 12%，女性高于男性，多数晕厥有诱因和前兆，直立倾斜试验（head-up tilt test，HUT）阳性者占 54.7%。选择性对 100 例心源性晕厥患者进行的回顾性研究发现，急性冠脉综合征患者 58 例，肺栓塞患者 4 例，主动脉夹层患者 2 例，心肌病患者 6 例，心律失常患者 30 例，心源性猝死患者接受治疗的复发率明显低于未接受治疗的患者。国内也有少量关于晕厥患者院前急救的研究，一项对急救中心 3 101 例晕厥患者进行的分析发现，患者以女性为主，青壮年居多，病情判断以急性为主，0.03% 的患者现场死亡，99.97% 的患者均能得到及时有效的院外急救和转运。另一项小样本的院前急救分析显示，晕厥患者占院前急救车出车率的 3%，以中青年多见，女性多见，60 岁以上少见，大多数预后较好。总体而言，当前国内对晕厥的相关流行病学研究数量少，研究内容不全面。因此，当前的晕厥流行病学资料主要来源于国外的研究报告。

以晕厥事件回忆为基础的早期社区研究，按照经历过至少一次 T-LOC/ 晕厥事件的患者的百分比推测晕厥累积发病率。然而，这些推测结果不时会发生变化。Savage 等发现，在 Framingham 研究中，随访到只有 3.2% 的成人（女性占 3.5%，男性占 3%）是发生了 1 次或 1 次以上的晕厥。相反，在随后的 Framingham 报告中，Soteriades 等发现了更高的晕厥累积发生率。在 7 814 名 Framingham 研究对象中（男性 3 563 例，女性 4 251 例），共有 822 名参与者报告发生过"晕厥"。因此并非所有的事件实际都是真正的"晕厥"，10.5% 的研究对象承认在 17 年间发生过至少 1 次晕厥。而且似乎随着年龄的增长发生率明显增加。因此推测年轻人的累积发病密度为 3.5/1 000 人年，>80 岁的累积发病密度接近 20/1 000 人年。另一个在明尼苏达州奥姆斯特德小镇进行的大规模回顾性社区研究入选了超过 1 900 例≥45 岁的成年人（47% 为男性，平均年龄 62 岁），Chen 等发现，364 例研究对象报告有晕厥的经历，根据这一结果估计的累积发病率为 19%。女性报告的事件发生率高于男性（22% *vs.* 15%）但没有发现年龄相关的差异。当奥姆斯特德小镇的数据剔除掉 <20 岁的人群后（为了和 Framingham 数据比较），晕厥的累积发病率约为 11%。后者的数值和第二次 Framingham 报告的数值很接近。Chen 等发现，在晕倒的人群中，47% 有晕厥复发，10% 的人受伤，21% 的人（主要是年轻人）表示，晕厥实际上是由外伤引发的。在整个年龄范围内，晕厥发生率呈明显的双峰分布。高峰出现在青春期和老年期。这些来自几项研究的数据表明，80 岁时累积发病率约为 10%。

二、特殊人群

除了上文所概述的社区流行病学研究之外，其他报告在高度选择的人群调查了晕厥的累积发病率。在所有情况下，推测的晕厥频率会因为研究选取的"地点"不同而发生偏倚。

1. **医学生** Ganzeboom 等在大约 400 名荷兰医学生进行的问卷调查中发现，47% 的女性报告说她们曾经历过晕厥，而报告发生过晕厥的男性只有 24%，发生在这些医学生的晕厥事件的平均发生率为 39%。随后，一项来自加拿大卡尔加里的研究也对医学生进行了评估，发现了非常相似的累积一生的晕厥发生率。然而，卡尔加里的研究人员不仅对医学生进行了评估，还对其一级亲属进行了研究。在其报告中，60 岁以前发生至少 1 次晕倒的可能性是 37%，几乎所有的第一次发作都在 40 岁左右。而且卡尔加里的研究表明，到 60 岁时，31% 的男性和 42% 的女性均发生过晕倒，结果与来自荷兰的报告非常接近，此外，女性比男性更容易晕倒。总结起来，这两个"医学生"的研究报告的累积晕厥发生率（约 40%）要高于社区的研究（15%～20%）。所有的研究都表明，女性可能更容易晕厥或更愿意报告发生的晕厥。

2. **运动员** 运动员晕厥是一个常见的临床问题，既影响患者，也影响其家庭，引起了医疗人员的极大关注。Colivicchi 等分析 7 568 例接受入选前体格检查的意大利年轻运动员［5 132 例男性和 2 436 例女性，平均年龄（16±2）岁］的资料，其中 6.26%（474 人）的人报告在过去 5 年内发生过 1 次明显的晕厥。大多数事件（或者与劳累、运动后相关，或者与劳累无关）被认为是神经介导的反射性晕厥。仅 2 例劳累相关的晕厥是器质性心脏病所致（1 例为肥厚型心肌病，1 例为右室流出道心动过速）。总体说来，这组人群首次晕厥发病率很低，与劳累无关的晕厥发生率是 2.2/1 000 人年，运动后晕厥发生率是 0.26/1 000 人年。6 年随访期间，这组人群的晕厥复发率大约是 20/1 000 人年，没有发现不良预后。在本质上，运动员晕厥常常是神经介导的反射性晕厥。在跳跃或在仰卧位或俯卧位晕倒的人群以及检查中发现器质性心脏病的人群是最需要强化评估的亚组人群。

3. **体弱的老年人群** 晕厥风险最高的患者似乎是有心血管疾病的患者和/或养老机构的老年人群。在年龄＞70 岁，居住在护理之家的老年人群，Lipsitz 等估计有 23% 的人经历过晕厥。

然而，由于无人照顾、自己生活的老年人中（20% 左右）有许多人有意识丧失遗忘，因此，他们的晕厥发生频率更难估计，并且可能是可疑晕厥。此外，许多老年患者，失忆也可能掩盖任何预警晕厥的先兆症状，结果是患者的表述可能被怀疑仅仅是偶然的"摔倒"（即晕厥所致的"摔倒"）而不是晕厥。任何情况下，在体弱的老年人和/或伴发心血管疾病时，基本的药物治疗经常增加晕厥风险，其中包括经典的降压药物、利尿剂和抗心绞痛药物。另一份报告还强调精神药物在晕厥发作中也占有重要地位。Cherin 等对 588 例老年患者（平均年龄 80 岁，66% 为女性）和 1 807 例对照者（平均年龄 76 岁，60% 为女性）进行了可疑药物引起晕厥的病例对照研究。多变量分析显示，有 3 类药物被证实与晕厥高风险相关，其中包括非三环类抗抑郁药、精神安定剂和抗帕金森病药。阿司匹林和抗血小板药物与晕厥风险减少相关。

2020 年一项纳入了 20 个研究的荟萃分析研究显示，24 967 名社区老年居民（＞60 岁），通过卧立位试验和直立倾斜试验检测，发现直立性低血压的患病率分别为 22.2%（95%CI 17%～28%）和 23.9%（95%CI 18.2%～30.1%）。所以，直立性低血压在老年人很常见。

三、预后

1. **晕厥复发** 大约有 30% 的晕厥患者在 3 年的随访中有晕厥复发，大多数复发发生在前 2 年。晕厥复发概率增加的主要预测因子包括：

- 首次发病年龄＜45 岁。
- 伴有精神疾病。
- 既往有晕厥复发病史（通常是多年）；特别是过去 1 年发生过多次晕厥和 / 或发生过 6 次以上晕厥和直立倾斜试验阳性（即提示晕厥是反射性晕厥）的患者有很高的复发风险（2 年内晕厥复发率＞50%）。

2. **病死率**　心源性晕厥患者死亡风险最高。报道的心源性晕厥（即原发性心律失常、急性缺血发作或严重的瓣膜性心脏病）的 1 年病死率为 18%～33%，非心源性晕厥或原因不明晕厥的年病死率为 0～12%。心源性晕厥患者的 1 年猝死率约为 24%，而其他两组患者只有 3%。存在器质性心脏病以及心脏病的严重程度是晕厥患者最重要的死亡预测因子。然而，在大多数情况下，晕厥不会增加猝死的危险，猝死风险与器质性心脏病本身有关。

没有其他危险因素时，心律失常晕厥患者的 1 年病死率是 4%，有 3 个或更多危险因素时呈指数增加到 80%。相反，一些心源性晕厥，如病态窦房结综合征和大多数类型的室上性心动过速（supraventricular tachycardia，SVT），通常不增加病死率。

虽然心源性晕厥和非心源性或原因不明的晕厥相比，病死率较高。但一直以来认为心源性晕厥患者和有类似程度心脏病的对照组相比，并未表现出很高的病死率。但是，有一些例外，Olshansky 等对收入到心力衰竭心脏猝死临床试验（Sudden Cardiac Death in Heart Failure，SCD-HeFT）的患者进行了回顾性研究，他们发现有晕厥病史的心衰患者全因病死率高于无晕厥病史的患者。随机化后的晕厥全因病死率的相对风险增加了 1.41（95%*CI* 1.13～1.76），心血管死亡风险增加了 1.55（95%*CI* 1.19～2.02），猝死风险增加了 1.41（95%*CI* 0.90～2.21）。

增加病死率的因素还包括下列原因导致的晕厥：

- 重度主动脉瓣狭窄。
- 肥厚型心肌病（HCM）。
- 离子通道疾病（如 Brugada 综合征、长 QT 间期综合征）和致心律失常性右心室发育不全（arrhy-thmogenic right ventricular dysplasia，ARVD）。

许多晕厥亚组患者预后良好：

- 没有心脏病和心电图（electrocardiogram，ECG）正常的年轻健康个体。
- 最常见的神经介导的反射性晕厥的患者（即血管迷走性晕厥、大多数的情境性晕厥）和不明原因的晕厥（第 1 年病死率为 5%）。

四、对生活质量的影响

晕厥反复发作对患者的生活质量有极大影响。反复发作的患者，晕厥对心理的影响可能占其对日常生活影响的 33%。晕厥使患者的行动能力、日常生活能力及自理能力减低，同时使患者的抑郁、疼痛及不适感增加。女性、合并症严重、晕厥发作的次数以及伴有晕厥前兆与生活质量降低有关。重要的是，晕厥间断发作，但其复发的风险对生活质量的影响却持续存在。尽管患者的生活质量随时间推移有所改善，但生活质量仍较低，在年龄较大的患者尤为明显，原因是晕厥复发和严重的合并症。

反复晕厥导致的生活质量下降与成人的严重类风湿关节炎和慢性腰痛相似。同样，反复晕厥的儿童比糖尿病患者生活质量更差，与哮喘、终末期肾病、结构性心脏病患者生活质量相似。一项在医院进行的既往发生过晕厥的患者的队列研究中，33% 的患者出现晕厥相关的日常生活能力下降，例如驾驶或工作。发作越频繁的晕厥患者生活质量越差。目前证据一致表明，晕厥会使生活质量在许多方面受到影响，例如整体身体健康状况下降，心理健康方面出现恐惧、躯体化、沮丧和焦虑等，以及日常生活障碍，例如驾驶、工作和上学。

严重外伤如骨折、机动车交通事故等在晕厥患者中的发生率为 6% 左右。而一些轻微损伤如裂伤或挫伤则占到 29%。12% 的患者骨折及软组织损伤与晕厥复发有关。就诊急诊的晕厥患者中，轻微外伤占 29.1%，严重外伤占 4.7%。外伤最常见于颈动脉窦综合征的老年患者。

五、经济问题

医疗费用的高额支出与晕厥的评估和管理有关，这里费用的定义是需要提供一系列服务的资源，有别于设备和医疗保健人员收取的费用。大多数研究者关注设备方面的费用，排除了医务人员的专业费用和患者的费用，美国和其他国家都评估了这些高额费用。在美国医疗保健应用项目中，2014 年美国全年总住院费用超过 4.1 亿美元，单次住院的平均花费是 9 400 美元。未确诊的晕厥患者总花费和单次住院费用分别是 1.6 亿美元和 7 200 美元。包括奥地利、英国、以色列、西班牙不同国家的单中心研究显示晕厥患者的高额费用与院内评估有关。

六、未解决的预后问题

晕厥一直是离子通道病患者特别关注的问题，特别是长 QT 间期综合征和 Brugada 综合征（Brugada syndrome，BrS）。对于长 QT 间期综合征，在一个大型的包括 800 例患者的前瞻性观察性研究中，有 23% 的患者发生了包括晕厥、心搏骤停和猝死在内的心血管终点。发生晕厥的患者心搏骤停或猝死的风险增加了 5 倍，但它并不是死亡风险的敏感预测因子。同样，在发生过晕厥的有 Brugada 心电图表现的患者中，研究发现，晕厥不是猝死敏感的预测因素或危险因素。在一项多中心研究中，220 例 Brugada 患者中有 40% 植入了植入型心律转复除颤器（implantable cardioverter defibrillator，ICD）的患者有晕厥史，但这些晕厥患者同那些无症状患者相比，ICD 放电的风险并未增加。同样，在既往一项包含了 1 140 例患者（262 例有晕厥史，占 23%）的大规模样本的荟萃分析中，晕厥患者和无晕厥患者发生室性心动过速（ventricular tachycardia，VT）的风险相同，并明显低于既往发生过心搏骤停的患者。

（梁鹏）

参考文献

1. CHEN LY, SHEN WK, MAHONEY DW, et al. Prevalence of syncope in a population aged more than 45 years[J]. Am J Med, 2006, 119(12): 1008.e1-7.

2. SAVAGE DD, CORWIN L, MCGEE EL, et al. Epidemiologic features of isolated syncope: the Framingham Study[J]. Stroke, 1985, 16(4): 626-629.

3. SOTERIADES ES, EVANS JC, LARSON MG, et al. Incidence and prognosis of syncope[J]. N Engl J Med, 2002, 347(12): 878-885.

4. GANZEBOOM KS, COLMAN N, REITSMA JB, et al. Prevalence and triggers of syncope in medical students[J]. Am J Cardiol, 2003, 91(8): 1006-1008.

5. SERLETIS A, ROSE S, SHELDON AG, et al. Vasovagal syncope in medical students and their first-degree relatives[J]. Eur Heart J, 2006, 27(16): 1965-1970.

6. COLIVICCHI F, AMMIRATI F, SANTINI M, et al. Epidemiology and prognostic implications of syncope in young competing athletes[J]. Eur Heart J, 2004, 25(19): 1749-1753.

7. LIPSITZ LA, WEI JY, ROWE JW. Syncope in an elderly, institutionalised population: prevalence, incidence and associated risk[J]. Q J Med, 1985, 55(216): 45-54.

8. KENNY RA, O'SHEA D, WALKER HF. Impact of a dedicated syncope and falls facility for older adults on emergency beds[J]. Age Ageing, 2002, 31(4): 272-275.

9. KENNY RA. Carotid sinus syndrome: a modifiable risk factor for nonaccidental falls in older adults (SAFE PACE)[J]. J Am Coll Cardiol, 2001, 38(5): 1491-1496.

10. CHERIN P, COLVEZ A, DEVILLE DE PERIERE G, et al. Risk of syncope in the elderly and consumption of drugs: A case control study[J]. J Clin Epidemiol, 1997, 50(3): 313-320.

11. SHELDON R, ROSE S, FLANAGAN P, et al. Risk factors for syncope recurrence after a positive tilt-table test in patients with syncope[J]. Circulation, 1996, 93(5): 973-981.

12. MIDDLEKAUFF HR, STEVENSON WG, STEVENSON LW, et al. Syncope in advanced heart failure: high risk of sudden death regardless of origin of syncope[J]. J Am Coll Cardiol, 1993, 21(1): 110-116.

13. MARTIN TP. Risk stratification of patients with syncope[J]. Ann Emerg Med, 1997, 29(4): 459-466.

14. KAPOOR WN, PETERSON J, WIEAND HS, et al. Diagnostic and prognostic implications of recurrences in patients with syncope[J]. Am J Med, 1987, 83(4): 700-708.

15. PIRES LA, MAY LM, RAVI S, et al. Comparison of event rates and survival in patients with unexplained syncope without documented ventricular tachyarrhythmias versus patients with documented sustained ventricular tachyarrhythmias both treated with implantable cardioverter-defibrillators[J]. Am J Cardiol, 2000, 85(6): 725-728.

16. STEINBERG JS, BECKMAN K, GREENE HL, et al. Follow-up of patients with unexplained syncope and inducible ventricular tachyarrhythmias: analysis of the AVID registry and an AVID substudy. Antiarrhythmics Versus Implantable Defibrillators[J]. J Cardiovasc Electrophysiol, 2001, 12(9): 996-1001.

17. KNIGHT BP, GOYAL R, PELOSI F, et al. Outcome of patients with nonischemic dilated cardiomyopathy and unexplained syncope treated with an implantable defibrillator[J]. J Am Coll Cardiol, 1999, 33(7): 1964-1970.

18. OLSHANSKY B, POOLE JE, JOHNSON G, et al. Syncope predicts the outcome of cardiomyopathy patients: Analysis of the SCD-HeFT study[J]. J Am Coll Cardiol, 2008, 51(13): 1277-1282.

19. SPIRITO P, AUTORE C, RAPEZZI C, et al. Syncope and risk of sudden death in hypertrophic cardiomyopathy[J]. Circulation, 2009, 119(13): 1703-1710.

20. SHEN WK, SHELDON RS, BENDITT DG, et al. 2017 ACC/AHA/HRS guideline for the evaluation and management of patients with syncope: A report of the American College of Cardiology/American Heart Association Task Force on Clinical Practice Guidelines and the Heart Rhythm Society[J]. Heart Rhythm, 2017, 14(8): e155-e217.

21. 刘文玲, 胡大一, 郭继鸿, 等. 晕厥诊断与治疗中国专家共识(2014年更新版)[J]. 中华内科杂志, 2014, 53(11): 916-925.

22. SAUER AJ, MOSS AJ, MCNITT S, et al. Long QT syndrome in adults[J]. J Am Coll Cardiol, 2007, 49(3): 329-337.

23. SARKOZY A, BOUSSY T, KOURGIANNIDES G, et al. Long-term follow-up of primary prophylactic implantable cardioverterdefibrillator therapy in Brugada syndrome[J]. Eur Heart J, 2007, 28(3): 334-344.

24. MOYA A, SUTTON R, AMMIRATI F, et al. Guidelines for the diagnosis and management of syncope (version 2009)[J]. Eur Heart J, 2009, 30(21): 2631-2671.

25. SAEDON NI, PIN TAN M, FRITH J. The Prevalence of Orthostatic Hypotension: A Systematic Review and Meta-Analysis[J]. J Gerontol A Biol Sci Med Sci, 2020, 75(1): 117-122.

第二章　晕厥的诊断与危险评估

第一节　短暂性意识丧失的初始诊断

【关键点】

1. 晕厥的初步评估包括询问病史、体格检查和 12 导联心电图检查，必要时增加其他检查。

2. 晕厥的诊断流程首先是明确晕厥诊断，其次是明确病因诊断，进而明确危险分层，尤其是不明原因晕厥，重要的是明确有无发生心血管事件或死亡的风险。

一、概述

晕厥是一种症状，它的诊断主要依据症状而作出，需要与意识丧失相区别。短暂性意识丧失亦非全部为晕厥，非晕厥性短暂性意识丧失亦需鉴别。先兆晕厥是一个十分模糊的概念，如果将未发生晕厥而终止的先兆晕厥归为晕厥的一部分会使晕厥的诊断带有明显的臆测性。然而广义地讲，晕厥的诊断又是一个动态而持续的过程，既包括晕厥病因的诊断，又与晕厥危险评估不可截然分开且相辅相成。晕厥的预后个体间差异很大，将不同预后的个体区分开来是一件困难的事情。所有晕厥患者均应进行初始评估和危险评估。晕厥的初始评估至少应包括详细的病史询问、体格检查和常规 12 导联心电图检查。晕厥的初始评估包括 3 个方面：①晕厥的病因是否明确；②短期和长期风险如何（风险评估）；③是否存在严重的疾病、是否需要住院。晕厥的危险评估有助于判断晕厥的短期和长期预后。晕厥的病因诊断和危险评估可以指导临床处理决策。由于目前的临床研究具有许多混杂因素，按照其提供的证据进行危险分层并不十分可靠。

二、诊断流程

短暂性意识丧失（T-LOC）的临床特征通常来自对患者和目击者的病史采集。当患者首次就诊时，病史采集首先应该明确是否确实为 T-LOC。病史采集通常可以识别 T-LOC 的主要类型。图 2-1-1 为 T-LOC 的评估流程图。初步评估应该回答以下关键问题：

（1）是 T-LOC 吗？

（2）如果是 T-LOC，是晕厥还是非晕厥？

（3）如果怀疑晕厥，病因诊断明确吗？

（4）有证据提示发生心血管事件或死亡的风险吗？

符合以下特征的 T-LOC 可能为晕厥：①存在反射性晕厥、直立性低血压性晕厥或心源性晕厥特有的体征和症状；②缺乏其他原因的 T-LOC（头外伤、癫痫发作、心因性 T-LOC

```
        T-LOC存在吗?
         (病史)
```

无T-LOC	晕厥	非晕厥性T-LOC
必要时采取措施		

晕厥初步评估
(病史、体格检查、ECG、
仰卧位和站立位血压)

- 癫痫发作
- 心因性T-LOC
- 少见原因的T-LOC

恰当地治疗

诊断明确或高度可能	原因不明确
开始治疗	

危险分层

近期严重事件的高风险	低风险但为复发性晕厥	低风险单次或少见复发
及早评估和治疗	辅助检查随后治疗	教育解释无进一步评估

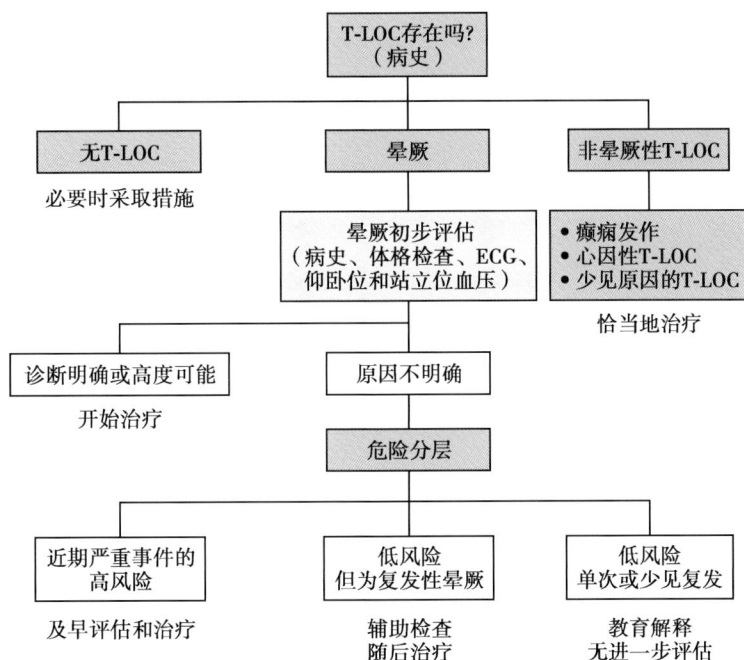

图 2-1-1 晕厥患者初步评估和危险分层流程图

引自《晕厥诊断与治疗中国专家共识(2018)》。ECG:心电图;T-LOC:短暂性意识丧失。

和/或少见原因的 T-LOC)的体征和症状。

怀疑癫痫发作或心因性发作时,应该采取恰当的评估方法。详细询问临床病史,约60%晕厥可以得到诊断。

对出现 T-LOC 患者的初步评估,包括详细询问病史、体格检查(包括测量不同体位血压)以及心电图检查,除这些检查内容外,可以适当增加其他的检查以保证诊断准确:

- 40岁以上患者建议首先进行颈动脉窦按摩。
- 对于有心脏病病史或怀疑此次晕厥与结构性心脏病或其他心血管疾病有关的患者,建议进行超声心动检查。
- 对于怀疑因心律失常而导致晕厥的患者,应给予实时心电监测。
- 若晕厥与体位变化有关或怀疑反射性晕厥时,则应进行相关检查。如卧立位试验和/或直立倾斜试验等。
- 仅在怀疑非晕厥原因造成的 T-LOC 的情况下,进行神经科检查或血液检查。

三、病史及体格检查

1. **病史询问** 对晕厥患者和/或目击者进行详细的病史询问,其目的在于了解疾病的预后、诊断。对发生意识丧失时准确的情境描述有助于明确晕厥的诊断和病因分析,因此,在采集病史时既要问询其意识丧失时是否具有晕厥的临床特征,也要问询晕厥前及晕厥后的症状,如晕厥前有大笑、吞咽、咳嗽、排尿或排便这些特定动作的,可能是情境性晕厥;血管迷走性晕厥是晕厥最常见的病因,晕厥发作前常常存在某些促发因素,如持久站立、精神紧张、悲伤情绪、恐惧、疼痛、脱水、清晨起床后等,典型特征具有出汗、恶心、皮肤发热、苍白的前驱症状,发作后往往感到疲劳和乏力。发病是在进餐后、运动中或运动后、处于卧位、刚从坐姿或卧位改为站立、转头时等,是否伴有头晕、心悸、周身乏力、视物模糊等症状,对判断是直立不耐受综合征、直立性低血压、颈动脉窦综合征都是非常重要的信息。此外,患者既往有无心脏病、有无心源性猝死家族史,安装起搏器的患者应注意询问安装时间,对老年患者特别需要注意患者药物应用情况,尤其是抗心律失常药物或降压药物、三环类抗抑郁药、吩噻嗪类抗精神病药。

2. **体格检查** 体格检查也是晕厥初始评估中的重要内容,甲床、睑结膜和皮肤苍白是贫血重要的体征;测量双上肢、卧位、坐位、站立位和直立 3min 后血压和心率的变化有助于识别直立性低血压、自主神经功能紊乱和某些器质性心脏病;听诊颈动脉有杂音提示脑血流量减少和潜在的冠心病;心脏查体可以发现心率、心律及心音有无异常和心脏杂音,提示可能存在器质性心脏病;复视、视野缺损、口角歪斜、认知和言语能力下降、肢体肌力和感觉功能减退、步态异常提示神经系统疾患,意识丧失可以是首发症状,而不是真正的晕厥。

四、常规 12 导联心电图检查

心电图检查,简单易行且价格低廉,晕厥相关指南均将静息时 12 导联心电图在晕厥初始评估作为 I 类推荐,可见其重要性。临床上晕厥患者来诊时的心电图检查多是正常的,如果发现晕厥患者的心电图异常则高度怀疑是与心律失常相关的晕厥,如缓慢性心律失常伴窦性停搏、完全性或高度房室传导阻滞、室性心律失常等,心电图也能帮助医务人员判断患者是否有预激综合征、长 QT 间期综合征、Brugada 综合征以及右室心肌病等威胁生命的心律失常,提示心源性晕厥和预示死亡的危险性,从而识别出高危晕厥患者得到进一步检查和治疗。

五、初步评估后的诊断

大多数无心脏病的年轻患者明确诊断为反射性晕厥,无需行进一步检查。当初步评估后尚无法明确晕厥原因时,要求立即对患者的主要心血管事件及心源性猝死的风险进行评估。具体流程如图 2-1-1 所示。初步评估中可能提示诊断的临床特征见表 2-1-1。初步评估诊断标准见表 2-1-2。

表 2-1-1 初步评估中可能提示诊断的临床特征

反射性晕厥
- 反复晕厥发作的较长病史,尤其是发生于 40 岁以前
- 发生于遇到不愉快的事物、声音、气味或疼痛之后
- 长时间站立
- 进餐期间
- 在拥挤和 / 或闷热的环境中
- 晕厥前自主神经激活:苍白、出汗、恶心 / 呕吐
- 转动头部或压迫颈动脉窦(如肿瘤、刮胡子、衣领过紧)时发生
- 无心脏病

直立性低血压性晕厥
- 站立时或站立后
- 长时间站立
- 用力后站立
- 餐后低血压
- 与开始使用血管扩张药、利尿剂或改变药物的剂量具有先后时间关系
- 存在自主神经病变或帕金森病

心源性晕厥

- 劳力中或仰卧位时发生的晕厥

- 突发心悸,继而晕厥

- 不明原因的早年猝死家族史

- 存在结构性心脏病或冠状动脉疾病

- 提示心律失常性晕厥的心电图改变:

  - 双束支传导阻滞(定义为 LBBB 或 RBBB 合并左前分支或左后分支阻滞)

  - 其他心室内传导阻滞(QRS 时限≥0.12s)

  - 二度Ⅰ型 AVB 和一度 AVB 伴显著的 PR 间期延长

  - 在未使用负性变时性药物的情况下,无症状的轻度不恰当性窦性心动过缓(40~50 次/min)或缓慢的心房颤动(40~50 次/min)

  - 非持续性 VT

  - 预激性 QRS 复合波

  - 长或短 QT 间期

  - 早期复极

  - $V_1 \sim V_3$ 导联上 1 型 ST 段抬高(Brugada 波)

  - 右胸前导联上负向 T 波,提示 ARVC 的 Epsilon 波

  - 提示肥厚型心肌病的左心室肥厚

LBBB:左束支传导阻滞;RBBB:左束支传导阻滞;AVB:房室传导阻滞;VT:室性心动过速;ARVC:致心律失常性右室心肌病。

表 2-1-2 初步评估诊断标准

反射性晕厥和直立性低血压

如果晕厥由疼痛、恐惧或站立所促发,并导致典型的前驱症状(苍白、出汗和/或恶心),则高度可能为 VVS

如果晕厥在特定触发因素期间或之后即刻发生,则高度可能为情境性晕厥

当晕厥发生于站立位,伴随显著的直立性低血压时,直立性低血压性晕厥可以明确

当缺乏上述特征,存在反射性晕厥或直立性低血压的部分特征,而不存在心源性晕厥的特征时,应该考虑有反射性晕厥或直立性低血压性晕厥的可能

心源性晕厥

当心电图显示以下情形时,高度可能为心源性晕厥:

- 在清醒状态且非体育训练者,心率<40 次/min 的持续性窦性心动过缓或>3s 的窦性停搏

- 二度Ⅱ型或三度 AVB

- 交替出现左束支和右束支传导阻滞

- VT 或快速的阵发性 SVT

- 非持续性多形性 VT 合并长或短 QT 间期

- 起搏器或 ICD 故障伴有心搏骤停

当晕厥合并急性心肌缺血(有或无心肌梗死)的证据时,可以明确心脏缺血相关的晕厥

在脱垂的心房黏液瘤、左心房球形血栓、严重的主动脉瓣狭窄、肺栓塞或急性主动脉夹层患者中出现晕厥时,则高度可能为源于结构性心肺疾病的晕厥

VVS:血管迷走性晕厥;AVB:房室传导阻滞;VT:室性心动过速;SVT:室上性心动过速;ICD:植入型心律转复除颤器。

(杨进刚 覃秀川)

参考文献

1. BRIGNOLE M, MOYA A, DE LANGE FJ, et al. 2018 ESC Guidelines for the diagnosis and management of syncope[J]. Eur Heart J, 2018, 39(21): 1883-1948

2. VAN DIJK N, BOER KR, COLMAN N, et al. High diagnostic yield and accuracy of history, physical examination, and ECG in patients with transient loss of consciousness in FAST: the Fainting Assessment study[J]. J Cardiovasc Electrophysiol, 2008, 19: 48-55.

3. MOYA A, SUTTON R, AMMIRATI F, et al. Guidelines for the diagnosis and management of syncope (version 2009)[J]. Eur Heart J, 2009, 30(21): 2631-2671.

第二节　晕厥的危险评估

【关键点】

1. 晕厥患者危险评估十分重要,决定患者的去留,即留院还是离院。

2. 运动中发生晕厥、有年轻猝死家族史、有心脏病史及心电图明显异常的患者可能为心源性晕厥,为高危患者。

3. 有出血迹象、持续的生命体征异常、肌钙蛋白升高的患者为高危患者。

4. 男性、高龄、有脑血管病、糖尿病及肾小球滤过率降低均为危险因素。

一、晕厥的短期风险和长期风险

目前研究一般将晕厥分为短期风险(关系到急诊及晕厥发生后30d内的预后)和长期风险(随访到12个月)。《2017 ACC/AHA/HRS晕厥诊断与处理指南》将晕厥短期风险定为30d内,长期风险定为>30d。表2-2-1列出了危险因素。将男性、年龄、肿瘤、脑血管疾病、糖尿病、房颤血栓风险CHADS-2评分和肾功能均纳入危险分层。

表2-2-1　《2017 ACC/AHA/HRS晕厥诊断与处理指南》中晕厥的短期和长期危险因素

短期危险因素(≤30d)	长期危险因素(>30d)
病史:门诊或急诊评估	
男性	男性
年龄大(>60岁)	年龄大
无先兆症状	晕厥前无恶心、呕吐
意识丧失前有心悸	室性心律失常
劳力性晕厥	肿瘤
结构性心脏病	结构性心脏病
心力衰竭	心力衰竭
脑血管疾病	脑血管疾病
心源性猝死家族史	糖尿病
外伤	CHADS-2评分高

短期危险因素（≤30d）	长期危险因素（＞30d）
体格检查和实验室检 查结果	
出血迹象	异常心电图
持续的生命体征异常	肾小球滤过率降低
异常心电图	
肌钙蛋白阳性	

引自《晕厥诊断与治疗中国专家共识（2018）》。

二、晕厥的高危因素和低危因素

《2018 ESC 指南：晕厥的诊断与管理》列出了对急诊晕厥患者进行初步评估时的高危因素（提示严重病症）和低危因素（提示良性病症）。

1. 晕厥发作的高危因素 在对急诊晕厥患者进行初步评估时，存在高危因素提示严重病症。晕厥的主要高危因素包括：①新发的胸部不适、呼吸困难、腹痛或头痛；②在用力或静息时晕厥；③突发心悸后，即刻出现晕厥。

次要的高危因素是指只有伴发结构性心脏病或心电图异常才视为高危，包括：①没有警示症状或前驱症状短暂（＜10s）；②有早发的心源性猝死的家族史；③坐位晕厥史。

2. 晕厥发作的低危因素 在对急诊晕厥患者进行初步评估时，存在低危因素提示良性病症。晕厥的低危因素主要包括：①与反射性晕厥有关的典型前驱症状（如发热感、出汗、恶心、呕吐等）；②遇到突然、意外出现的令人不适的光线、声音、气味或疼痛；③长时间站立或处于拥挤、燥热的环境；④就餐时或餐后发生；⑤咳嗽、排便或排尿引起；⑥头部转动或压迫颈动脉窦（如肿瘤、刮胡子、衣领过紧）时发生；⑦从仰卧位／坐卧位到站立。

3. 既往史提示的晕厥高风险和低风险因素 既往史的低风险因素包括：①具有与近期发作事件特点相同的、反复发作的低风险晕厥病史（1年以上）；②没有结构性心脏病史。而主要高风险因素为严重的结构性心脏病或冠状动脉疾病（心功能衰竭、低射血分数或陈旧性心梗）。

4. 体格检查提示的晕厥高风险和低风险因素 如果体格检查结果正常，则晕厥风险较低。当出现如下情况时，提示晕厥风险较高：①急诊科不明原因的收缩压＜90mmHg；②直肠检查提示消化道出血；③清醒状态下非运动锻炼所致的持续的心动过缓（心率＜40次／min）；④不明原因的收缩期杂音。

5. 心电图检查提示的晕厥高风险和低风险因素 如果心电图检查结果正常，则晕厥风险较低。检查结果异常者，其晕厥风险较高，其中主要的高风险因素包括：①提示急性心肌缺血的心电图改变；②二度莫氏Ⅱ型房室传导阻滞和三度房室传导阻滞；③缓慢性心房颤动（＜40次／min）；④在清醒的状态下持续窦性心动过缓（＜40次／min）、反复窦房传导阻滞或窦性停搏＞3s而非体育运动训练所致；⑤束支传导阻滞、室内传导阻滞、心室肥厚，Q波符合心肌缺血或心肌病的心电图表现；⑥持续性和非持续性室性心动过速（nonsustained ventricular tachycardia，NSVT）；⑦植入性心脏起搏器功能障碍（起搏器或 ICD）；⑧1 型

Brugada 综合征；⑨1 型 Brugada 综合征伴 $V_1 \sim V_3$ 导联 ST 段抬高；⑩反复 12 导联心电图 QTc 间期>460ms，提示长 QT 间期综合征。

次要的高风险因素（仅限于有心律失常性晕厥病史者）包括：①二度莫氏Ⅰ型房室传导阻滞和一度房室传导阻滞伴有显著的 PR 间期延长；②无症状的轻度窦性心动过缓（40～50 次 /min）或慢性房颤（40～50 次 /min）；③发作性室上性心动过速或心房颤动；④提前出现的 QRS 综合波；⑤短 QT 间期（≤340ms）；⑥非典型性 Brugada 综合征；⑦右胸导联 T 波倒置，Epsilon 波提示致心律失常性右室心肌病（arrhythmogenic right ventricular cardiomyopathy，ARVC）。

有些心电图表现就提示了晕厥发生的原因，此时无须进一步检查就可采取适当的治疗手段。但需要强调的是，应采用统一标准来识别心电图异常，以便在急诊科处理中能够基于心电图作出精确诊断。

总之，初步评估后如果能够明确晕厥的原因，则可根据目前指南推荐采取相应的治疗方案。但是，经初步评估后约有 1/3 的晕厥患者原因不明，应针对这部分患者进行危险分层。低危患者可以离院；如发作频繁，可转到专科就诊；高危患者应留院继续观察和收入院进一步诊治。

三、死亡和发生致命性事件的危险评估

器质性心脏病以及原发性电生理疾病是晕厥患者中导致心源性猝死以及全因死亡的主要危险因素。因为常伴有严重的合并症，直立性低血压性晕厥的患者，其死亡风险也是一般人群的 2 倍左右。而对于年轻患者，如果器质性心脏病以及原发性电生理疾病的风险已被排除，确定此次晕厥的原因是迷走反射，其预后通常较好。绝大多数死亡及不良后果都由潜在的严重疾病所导致，而大多与晕厥本身无关。一些前瞻性队列研究发现了能预测晕厥预后的部分临床因素（表 2-2-2）。

表 2-2-2　前瞻性人群研究中早期评估的危险分层

研究	危险因素	数据来源	终点	结果（验证队列）	
S.Francisco Rull	– 异常心电图 – 充血性心力衰竭 – 气短 – 血细胞比容<30% – 收缩压<90mmHg	无危险因素 =0 项 有危险因素≥1 项	7d 内发生心血管严重事件	灵敏度为 98%，特异度为 56%	
Martin 等	– 异常心电图 – 室性心律失常病史 – 充血性心力衰竭病史 – 年龄>45 岁	0～4 分（每项 1 分）	1 年内发生严重心律失常或因心律失常导致死亡	0 5% 16% 27%	0 分 1 分 2 分 3 分及 4 分
OESIL 评分	– 异常心电图 – 心血管疾病史 – 无前驱症状 – 年龄>65 岁	0～4 分（每项 1 分）	1 年时总病死率	0 0.6% 14% 29% 53%	0 分 1 分 2 分 3 分 4 分

研究	危险因素	数据来源	终点	结果（验证队列）	
EGSYS 评分	– 晕厥前自觉心悸（+4）	分数相加	2 年时总病死率	2%	<3 分
	– 异常心电图或心脏病史			21%	>3 分
	（+3）		心源性晕厥可能	2%	<3 分
	– 于用力时出现晕厥（+3）			13%	3 分
	– 于卧位时发生晕厥（+2）			33%	4 分
	– 自主神经前驱症状[a]（–1）			77%	>4 分
	– 有诱发因素[b]（–1）				

该表列举了对晕厥患者随访中影响因素进行分析的几个不同研究。总体而言，异常心电图、年龄增加或提示心脏疾病的资料预示 1～2 年随访期间预后不良。[a] 表示恶心或呕吐；[b] 表示闷热环境，长时间站立或害怕、疼痛的情绪反应。

四、复发和损伤风险

人群研究中约有 1/3 的受试者在 3 年随访中再次发生晕厥。晕厥发生次数是评价晕厥再发生风险的最有力的预测因子。例如，1 例目前缺乏明确诊断、风险较低、年龄大于 40 岁、有 1～2 次晕厥病史的患者，其在 1～2 年内再次发生晕厥的风险为 15%～20%，而对于已有 3 次晕厥病史的患者，其 1～2 年内再发晕厥的风险为 42%。

对于有精神疾病且年龄小于 45 岁的患者，应考虑假性晕厥的可能。但性别、直立倾斜试验结果、症状严重程度以及是否存在器质性心脏病等情况对晕厥发生并无明确的预测作用。

严重外伤如骨折、机动车交通事故等在晕厥患者中的发生率为 6% 左右。而一些轻微损伤如裂伤或挫伤则占到 29%。12% 的患者骨折及软组织损伤与晕厥复发有关。急诊室发生晕厥的患者中，轻微外伤占 29.1%，严重外伤占 4.7%。外伤最常见于有颈动脉窦综合征的老年患者。

（李剑明）

参考文献

1. SHEN WK, SHELDON RS, BENDITT DG, et al. 2017 ACC/AHA/HRS guideline for the evaluation and management of patients with syncope：A report of the American College of Cardiology/American Heart Association Task Force on Clinical Practice Guidelines and the Heart Rhythm Society［J］. Heart Rhythm, 2017, 14（8）：e155-e217.

2. BRIGNOLE M, MOYA A, DE LANGE FJ, et al. 2018 ESC Guidelines for the diagnosis and management of syncope［J］. Eur Heart J, 2018.

3. PEZAWAS T, STIX G, KASTNER J, et al.Unexplained syncope in patients with structural heart disease and no documented ventricular arrhythmias：value of electrophysiologically guided implantable cardioverter defibrillator therapy［J］. Europace, 2003, 5：305-312.

4. OLSHANSKY B, POOLE JE, JOHNSON G, et al. SCD-HeFT Investigators. Syncope predicts the outcome of cardiomyopathy patients：analysis of the SCD-HeFT study［J］. J Am Coll Cardiol, 2008, 51：1277-1282.

5. WEHRENS XH, VOS MA, DOEVENDANS PA, et al. Novel insights in the congenital long QT syndrome［J］.

Ann Intern Med, 2002, 137: 981-992.

6. ANTZELEVITCH C, BRUGADA P, BORGGREFE M, et al. Brugada syndrome: report of the Second Consensus Conference: endorsed by the Heart Rhythm Society and the European Heart Rhythm Association[J]. Circulation, 2005, 111: 659-670.

7. GIUSTETTO C, DI MONTE F, WOLPERT C, et al. Short QT syndrome: clinical findings and diagnostic-therapeutic implications[J]. Eur Heart J, 2006, 27: 2440-2447.

8. NASCHITZ J, ROSNER I. Orthostatic hypotension: framework of the syndrome[J]. Postgrad Med J, 2007, 83: 568-574.

9. BRIGNOLE M, VARDAS P, HOFFMAN E, et al. Indications for the use of diagnostic implantable and external ECG loop recorders[J]. Europace, 2009, 11: 671-687.

10. BRIGNOLE M, ALBONI P, BENDITT DG, et al. Task Force on Syncope, European Society of Cardiology. Guidelines on management (diagnosis and treatment) of syncope-update 2004[J]. Europace, 2004, 6: 467-537.

11. BARTOLETTI A, FABIANI P, BAGNOLI L, et al. Physical injuries caused by a transient loss of consciousness: main clinical characteristics of patients and diagnostic contribution of carotid sinus massage[J]. Eur Heart J, 2008, 29: 618-624.

12. MOYA A, SUTTON R, AMMIRATI F, et al. Guidelines for the diagnosis and management of syncope (version 2009)[J]. Eur Heart J, 2009, 30(21): 2631-2671.

第三章　晕厥的鉴别诊断

第一节　概　　述

【关键点】

1. 应与伴有部分或完全意识丧失而没有脑血管低灌注的疾病鉴别。

2. 应与无意识丧失的类似晕厥的疾病鉴别。

3. 需要鉴别伴有部分或完全意识丧失的疾病包括癫痫、代谢性疾病、椎基底动脉系统短暂脑缺血发作。

4. 需要鉴别无意识丧失的类似晕厥的疾病包括昏倒、跌倒发作、猝倒症、功能性（心因性假性晕厥）和颈动脉系统短暂性脑缺血发作。

容易误诊为晕厥的疾病有两种：有些是代谢性疾病造成意识障碍（包括低氧血症、过度通气导致低碳酸血症及低血糖）、癫痫和中毒；其他一些疾病仅有类似意识丧失，见于躯体化性疾病、猝倒症和跌倒发作。误诊为晕厥的常见情况见表 3-1-1。这些情况并不能产生短暂性脑缺血。鉴别诊断非常重要，因为临床医师经常遇到一些突然意识丧失的患者并不是由于脑缺血导致的，如抽搐和/或心理过度反应。鉴别要点见表 3-1-2。

表 3-1-1　误诊为晕厥的常见情况

伴有部分或完全意识丧失而没有脑血管低灌注的疾病	无意识丧失的类似晕厥的疾病
癫痫	昏倒
代谢性疾病，包括低血糖、低氧血症、伴有低碳酸血症的过度通气	跌倒发作
	猝倒症
中毒	功能性（心因性假性晕厥）
椎基底动脉系统短暂性脑缺血发作	颈动脉系统短暂性脑缺血发作

表 3-1-2　误诊为晕厥的疾病及临床情况的鉴别要点

临床情况	区别于晕厥的临床表现
癫痫大发作	见表 3-2-1
部分发作，失神性癫痫	无跌倒发作，无反应随后记忆丧失
PPS 或假性昏迷	LOC 持续时间数分钟至数小时，频率高，一天发作数次

续表

临床情况	区别于晕厥的临床表现
不伴 T-LOC 的跌倒发作	无反应丧失或记忆丧失
猝倒症	跌倒发作伴迟缓性麻痹,无反应,但无记忆丧失
颅内或蛛网膜下腔出血	意识逐渐丧失,不是立即消失,伴严重头痛、其他神经症状
椎基底动脉系统 TIA	局灶性神经系统体征和症状,无意识丧失;如伴有意识丧失,时间通常长于 T-LOC
颈内动脉系统 TIA	颈内动脉系统 TIA 实际上无意识丧失,但有明显的局灶性神经症状和体征
锁骨下动脉盗血综合征	伴有局灶性神经系统体征
代谢性疾病,包括低血糖、缺氧、伴有低碳酸血症的过度通气	比 T-LOC 持续时间长,意识可能受损而不丧失
中毒	比 T-LOC 持续时间长,意识可能受损而不丧失
心搏骤停	LOC 不能自行恢复
昏迷	比 T-LOC 持续时间长

PPS:心因性假性晕厥;LOC:意识丧失;T-LOC:短暂性意识丧失;TIA:短暂性脑缺血发作。

（刘文玲）

参考文献

1. BRIGNOLE M, ALBONI P, BENDITT DG et al. Guidelines on Management（Diagnosis and Treatment）of Syncope-Update 2004. Executive Summary[J]. Eur Heart J, 2004, 25（22）:2054-2072.

2. MOYA A, SUTTON R, AMMIRATI F, et al. Guidelines for the diagnosis and management of syncope（version 2009）[J]. Eur Heart J, 2009, 30（21）:2631-2671.

3. BRIGNOLE M, MOYA A, DE LANGE FJ, et al. 2018 ESC Guidelines for the diagnosis and management of syncope[J]. Eur Heart J, 2018, 39（21）:1883-1948.

第二节 神经系统疾病

【关键点】

1. 神经源性的直立性低血压可导致晕厥,自主神经功能评估可以协助诊治和评估预后。

2. 晕厥要注意与短暂性脑缺血发作、癫痫、发作性睡病等神经系统疾病相鉴别。

一、自主神经功能衰竭

神经源性直立性低血压可导致晕厥,主要原因为中枢或周围自主神经系统损伤和功能障碍。中枢性自主神经功能衰竭包括多系统萎缩、帕金森病以及路易体痴呆等。周围性自主神经功能衰竭是由于部分周围自主神经的退行性变,如单纯自主神经功能衰竭,或伴随其他疾病，如糖尿病、淀粉样变性、免疫介导性神经病变以及炎症性神经病变等。其他少见原因包括维生素 B_{12} 缺乏所致的周围性神经病变、神经梅毒、艾滋病等。此外，药物也可以诱发直立性低血压，并且是直立性低血压最常见的类型，常见药物有抗高血压药、利尿剂、三环类抗抑郁药、吩噻嗪类药物、酒精等。

直立性低血压的症状与脱水、药物以及心源性晕厥或反射性晕厥不同，常表现为持续性、经常发生的进行性全身乏力、疲劳、视物模糊、反应迟钝以及头颈部疼痛等，严重者可出现晕厥。运动、长时间站立、进食等均可诱发或加重上述症状。为了明确神经源性的直立性低血压是否为晕厥的原因时需进一步完善自主神经功能评估。

二、脑血管疾病

锁骨下动脉盗血综合征是指一侧锁骨下动脉或无名动脉发出椎动脉之前狭窄或闭塞时，因虹吸作用引起患侧椎动脉血流逆流入锁骨下动脉，健侧椎动脉血流也部分被盗取，经患侧椎动脉进入锁骨下动脉，供应患侧上肢，左上肢更易受累。经超声检测发现的锁骨下动脉盗血综合征，64% 的患者往往无症状。但当活动患肢时，若椎动脉无法供应足够的血液至患侧上肢和部分脑组织时，就会发生短暂性脑缺血发作（TIA），常见于患肢活动时椎基底动脉参与盗血的情况。

TIA 具有一过性和自限性的特点，与晕厥相似。但颈内动脉系统的 TIA，以偏身麻痹或失语为主，一般不会引起意识丧失。椎基底动脉系统的 TIA 更像晕厥样发作，可出现意识丧失，但较少见，且常常伴有神经功能缺损表现，如四肢无力、步态异常和共济失调、眼球运动麻痹、吞咽功能障碍等。TIA 导致的意识丧失的时间远超过晕厥发作的时间，可达数分钟至数小时。

三、偏头痛

偏头痛的特征是发作性、多为偏侧、中重度、搏动样头痛，一般持续 4～72h，可伴有恶心、呕吐，光、声或活动等可加重头痛，安静环境中休息则可缓解。与偏头痛有关的晕厥主要见于年轻人，发作特点与 TIA 等引起的意识丧失不同，大多数患者可能是血管迷走性晕厥或直立性低血压性晕厥。偏头痛患者发生晕厥的概率更高，它与晕厥的发病率呈正相关。但晕厥和偏头痛并不一定同时发生，晕厥不会诱发偏头痛，晕厥过程中的头痛可能是由于脑组织低灌注，而晕厥后头痛可能是由于脑组织的过灌注。

意识丧失是椎基底动脉型偏头痛的一个罕见症状，但通常持续时间较长，可达 10～30min，严重者甚至可持续数天，并伴随其他神经系统表现，因此与真正的晕厥不同。

四、癫痫

癫痫是大脑神经元突发异常放电导致短暂功能障碍的一种疾病，其特点为突发性、一过性、重复性和短暂性。由于异常放电的神经元在大脑中的部位不同，所以表现为各种各样的临床类型。部分类型会出现意识丧失，常见于强直 - 阵挛性发作、失张力发作等。儿童的失神发作和成人的复杂部分性发作只有意识的改变，而不是意识的消失，这些患者发病时仍然保持直立，与短暂性意识丧失不同。

晕厥患者意识丧失时肌肉完全松弛有别于癫痫，唯一例外的是失张力发作，但较为罕见,且发作前无明显诱因,并且存在神经系统功能障碍。癫痫和晕厥患者均可出现肢体抽搐,癫痫患者持续时间较长,常与意识丧失同时出现,而晕厥患者持续时间较短(<15s),通常于意识丧失后出现。晕厥常有诱发因素,如长时间站立、情绪激动等,而癫痫很少有。反射性癫痫的诱因有视觉刺激、嗅觉刺激、听觉刺激、躯体感觉刺激等,与晕厥不同。晕厥患者出汗和面色苍白常见,而癫痫患者很少见。咬舌常见于癫痫患者,且常咬舌一侧,而晕厥常咬舌尖。尿失禁均可见。癫痫患者症状发作后有长时间的意识模糊,而晕厥患者很快意识清醒。癫痫发作后,头痛、肌肉疼痛、肌酸激酶和催乳素升高更为常见。晕厥与癫痫发作的鉴别见表3-2-1。

表 3-2-1　晕厥与癫痫发作的鉴别

临床特点	晕厥	癫痫发作
可靠证据		
诱因存在	常有	很少有
诱因性质	因晕厥病因种类而异:如 VVS 的诱因有疼痛、长时间站立、情绪因素等,情境性晕厥有特定诱因,OH 的诱因主要为站立	最常见为闪光等视觉刺激
前驱症状	常有晕厥先兆,如自主神经激活症状(反射性晕厥)、先兆性偏头痛(直立性低血压)、心悸(心源性晕厥)	癫痫先兆:重复性、特异性因人而异,包括视觉异常、腹部不适、幻觉
肌阵挛	<10s,不规则,异步,不对称 发生在 LOC 开始后	20～100s,同步,对称,偏身 多与 LOC 同时发生 持续时间较长,表现为咀嚼、流口水等
舌咬伤	少见,多为舌尖	舌侧,多为单侧
意识丧失持续时间	10～30s	数分钟
发作后期	对周围环境无警觉<10s,随后恢复全部意识和警觉	记忆缺失,数分钟内对事物不能回忆
提示证据		
尿失禁	不常见	常见
肌阵挛	很常见	小于60%(取决于观察的准确性)
LOC 时睁眼	常见	总是
疲劳和睡眠质量差	常见,尤其是儿童	非常常见
无精打采	少见	常见

引自《晕厥诊断与治疗中国专家共识(2018)》。VVS:血管迷走性晕厥;OH:直立性低血压;LOC:意识丧失。

值得注意的是,癫痫可导致发作性心脏停搏。在少数情况下,晕厥和癫痫可相互诱发。癫痫发作引发晕厥,即诱发了发作性心脏停搏。约90%的癫痫发作都伴有心动过速,但仍有0.3%～0.5%的患者伴有发作性心动过缓或心脏停搏。心动过缓可能会进一步引发心脏停搏和房室传导阻滞,类似于反射性晕厥的心电图改变。由癫痫引发的心脏停搏常见于复杂部分性发作,一般不见于全身性发作。癫痫诱发的心脏停搏是其罕见的并发症,多发生在癫痫发作后的 5～100s。若心脏停搏的持续时间超过 8s，则晕厥发生。典型症状为复杂部分性发作的患者先出现和以往一样的疾病进展表现，然后突然出现肢体无力、跌倒，伴或不伴有短暂的肌阵挛性抽搐。发作性的心动过缓、心脏停搏和房室传导阻滞是由于癫痫诱发的迷走神经激活所致，且大多可以自行终止。晕厥后全脑低灌注导致皮层活动终止可以结束癫痫的发作。对于这类患者的治疗，不仅需要抗癫痫药物，可能还需要起搏器。发作性心脏停搏很少引起突发死亡，突然致死性的癫痫常常为夜间发作的未被发现的全身强直阵挛性发作。而癫痫患者发生心血管意外事件主要是由于合并心血管疾病，而并非发作性心脏停搏。

晕厥也可诱发癫痫发作。缺氧可以诱发癫痫发作。在反射性晕厥或发绀型屏气发作的婴儿中可发现这种类型。典型表现为晕厥后突然出现长时程的持续数分钟的阵挛，这时短暂的癫痫发作可能会被忽视。

五、其他

发作性睡病临床表现为白天睡眠增多、猝倒、睡眠瘫痪及睡眠幻觉，仅有 10% 的患者出现典型的四联症。发作性睡病分为猝倒型及无猝倒型。猝倒主要表现为肢体的突然无力和说话不清，但意识存在，与晕厥不同。

跌倒发作是指突然跌倒在地，无先兆，亦无发作后症状，发作后可立即自行站起，发作时无意识丧失，常见于梅尼埃病、失张力癫痫发作、心因性病变或不明原因跌倒等。根据发病时的详细情况、既往史、体格检查和辅助检查等，一般可找出病因。

（崔俐）

参考文献

1. MOYA A，SUTTON R，AMMIRATI F，et al. Guidelines for the diagnosis and management of syncope（version 2009）[J]. Eur Heart J，2009，30（21）：2631-2671.
2. HENNERICI M，KLEMM C，RAUTENBERG W. The subclavian steal phenomenon：a common vascular disorder with rare neurologic deficits[J]. Neurology，1988，38（5）：669-673.
3. VALLEJO M，MARTINEZ-MARTINEZ LA，GRIJALVA-QUIJADA S，et al. Frequency of migraine in patients with vasovagal syncope[J]. Int J Cardiol，2014，171（2）：e14-e15.
4. THIJS RD，KRUIT MC，VAN BUCHEM MA，et al. Syncope in migraine：the population-based CAMERA study[J]. Neurology，2006，66（7）：1034-1037.
5. KHURANA RK，VAN MEERBEKE S. Headache of neurally mediated syncope[J]. Cephalalgia，2016，36（14）：1350-1355.
6. SHECHTER A，STEWART WF，SILBERSTEIN SD，et al. Migraine and autonomic nervous system function：a population-based，case-control study[J]. Neurology，2002，58（3）：422-427.
7. BRIGNOLE M，ALBONI P，BENDITT DG，et al. Guidelines on management（diagnosis and treatment）of syncope-update 2004. Executive Summary[J]. Eur Heart J，2004，25（22）：2054-2072.
8. VAN DER LENDE M，SURGES R，SANDER JW，et al. Cardiac arrhythmias during or after epileptic seizures[J]. J Neurol Neurosurg Psychiatry，2016，87：69-74.
9. RUGG-GUNN FJ，SIMISTER RJ，SQUIRRELL M，et al. Cardiac arrhythmias in focal epilepsy：a prospective long-term study[J]. Lancet，2004，364：2212-2219.
10. ROCAMORA R，KURTHEN M，LICKFETT L，et al. Cardiac asystole in epilepsy：clinical and neurophysiologic features[J]. Epilepsia，2003，44：179-185.

11. SCHUELE SU, BERMEO AC, ALEXOPOULOS AV, et al. Video-electrographic and clinical features in patients with ictal asystole[J]. Neurology, 2007, 69: 434-441.

12. PYYKKO I, MANCHAIAH V, ZOU J, et al. Do patients with Meniere's disease have attacks of syncope?[J]. J Neurol, 2017, 264(Suppl 1): 48-54.

13. BRIGNOLE M, MOYA A, DE LANGE FJ, et al. 2018 ESC Guidelines for the diagnosis and management of syncope[J]. Eur Heart J, 2018, 39(21): 1883-1948.

第三节 心因性假性晕厥

【关键点】

1. 心因性假性晕厥是没有脑血流灌注不足的短暂性意识丧失。

2. 心因性假性晕厥是一种转换性障碍。

3. 心因性假性晕厥发作时间通常长于晕厥,并且发作时眼睛一般是闭着的,直立倾斜试验有助于诊断。

4. 缺乏得到验证的治疗方法,有一些关于"心因性非癫痫性发作"(psychogenic non-epileptic seizure, PNES)的研究认为认知行为疗法(cognitive behavioral therapy, CBT)有效。

一、概述

晕厥是一种由于脑血流灌注不足引起的短暂性意识丧失(transient loss of consciousness, T-LOC)。心因性假性晕厥是一种类似短暂性意识丧失,并除外由于脑血流灌注不足以及癫痫发作引起的意识丧失。

心因性 T-LOC 的临床表现多种多样。有些患者有明显的类似于癫痫发作的肢体动作,被称为"心因性非癫痫性发作"。如果没有明显的肢体动作,这个发作很可能就会被归于晕厥。有关这种发作的称呼有"精神性晕厥(psychiatric syncope)""心因性晕厥(psychogenic syncope)""假性晕厥(pseudosyncope)""心因性假性晕厥(psychogenic pseudosyncope, PPS)",由于此种发作形式不具备晕厥所必需的"脑血流灌注不足",所以我们倾向于称其为心因性假性晕厥(PPS)。

PNES 和 PPS 都有潜在的心理因素,但是不同的临床表现决定了患者的诊断和治疗。PNES 患者经常被推荐给神经科医师,然而,PPS 患者常常被推荐给心脏科医师以排除心源性晕厥。综合 10 个晕厥中心的诊断数据,PPS 的比例约为 8%。但是在不同的中心 PPS 的比例相差很大,从 0 到 12% 不等。差别如此之大,说明 PPS 可能并没有被有效地识别出来。

二、病因

PPS 和 PNES 可以被看作是一种转换性障碍。转换性障碍是一种精神科的疾病,是指一些患者有躯体症状(在 PPS 和 PNES 中,这个躯体症状是晕厥),这些症状不是由于神经疾病,而是来源于压力。精神因素或一些生活事件,比如创伤、人际冲突、最近的或既往的压力,可能跟发生转换性障碍相关。在心因性 T-LOC 中,患者的心率和血压显著升高。这提示了发作可能跟急性精神压力相关。PPS 可发生在不同性别的各个年龄阶段,虽然可能在年轻女性更常见。

三、诊断

PPS 和 PNES 都属于心因性 T-LOC 的亚分类,两者的区别在于有无类似于癫痫发作的肢体动作。相对于 PNES,有关 PPS 的文献很少。如果 PNES 的诊断延迟,可能会有严重的后果,甚至包括死亡。从发病到正确的诊断可能有数年的延迟,这些患者可能一开始会给予抗癫痫药,直到治疗无效,医师可能会重新考虑诊断。PPS 从发病到正确的诊断的延迟时间可能比 PNES 短,因为没有相应的治疗药物。同样,像 PNES 一样,延迟诊断会有严重的后果。

一般患者发作 PPS 的时间比晕厥持续时间长,患者可能会躺在地板上数分钟,甚至达15min。其他特点是在一天之内频繁发作包括大发作,但缺乏可辨别的诱因。创伤不能除外心因性 T-LOC,>50% 的 PNES 患者发生创伤。在癫痫发作和晕厥时眼睛通常是睁开的,而心因性 T-LOC 时是闭着的。

记录发作对鉴别非常有用,评价的参数包括姿势、肌肉张力(根据录像记录或神经系统检查)、血压、心率和脑电图(electroencephalogram,EEG)。PPS 可以通过一些诱发技术或安慰剂进行诱发,大约 90% 的 PPS 患者可诱发成功。在直立倾斜试验中,可以出现明显的意识丧失伴运动控制失调,血压、心率和脑电图正常可除外晕厥和大多数形式的癫痫。区别心因性假性晕厥和晕厥的"金标准"是发作时血压和脑电图正常。经颅多普勒超声可以和直立倾斜试验一起帮助诊断 PPS,因为 PPS 发作时脑血流是正常的,以此可以排除晕厥。

需要注意的是,诊断了 PPS,并不能因此排除共病——晕厥和癫痫。一个研究得出,通过直立倾斜试验诊断阳性的 PPS 患者,有 28% 也出现过晕厥。

探究发作特点对于确定诊断是有用的。将患者诊断为"精神性晕厥"较为困难,但如不诊断该病,就不会请相应的会诊。对患者进行心理暗示,告知他们自身负有责任或他们故意假装发作。尽量避免将这种发作强调为晕厥或癫痫发作,避免责备患者,避免因达不到预期目标引起的冲突,从而达到良好的治疗作用。可以强调:①患者并没有"疯掉"或者主动产生发作;②发作会产生精神压力;③心因性发作比人们想象的要多。通常,在临床上询问患者自己对症状的解释会有帮助。

四、治疗

具有典型 PPS 表现的患者通常具有很大的压力,他们需要得到快速和恰当的治疗,然而,缺乏系统的长程的研究 PPS 治疗的资料。

PPS 患者治疗前首先应该与他们探讨:他们的症状不是由于潜在的躯体疾病造成的。向他们讲述身体和心理相互作用的例子会有助于他们理解为什么精神压力会导致躯体症状,比如焦虑会引起心动过速。强调发作过程是不自主的,会帮助他们减少精神疾病的耻感或他们在"捏造"症状。

对于 PNES 的治疗,认知行为疗法(CBT)证据等级最高。对于 PNES,以下几个因素可能对长期预后有积极的影响:①没有严重的精神科共病;②在 PNES 发作前有可辨别的急性精神创伤;③独立生活;④智商正常;⑤较高的社会经济阶层;⑥女性;⑦年龄小;⑧既往无暴力,既往无 PNES 发作。

总之,PPS 对生活质量有很大影响。对于找不到病因的 T-LOC,应该考虑到 PPS。详细的发作记录对于诊断来讲很重要。直立倾斜试验中出现明显的意识丧失而血压、心率和脑电图正常可以诊断为 PPS。虽然治疗在随机临床试验中未被验证，有一些关于 PNES 的研究认为 CBT 有效。

（曲姗）

参考文献

1. MOYA A, SUTTON R, AMMIRATI F, et al. Guidelines for the diagnosis and management of syncope (version 2009)[J]. Eur Heart J, 2009, 30(21): 2631-2671.

2. TANNEMAAT MR, THIJS RD, VAN DIJK JG. Managing psychogenic pseudosyncope: Facts and experiences[J]. Cardiol J, 2014, 21(6): 658-644.

3. BENBADIS, SELIM R, CHICHKOVA R. Psychogenic pseudosyncope: An underestimated and provable diagnosis[J]. Epilepsy Behavior, 2006, 9: 106-110.

4. RAJ V, ROWE AA, FLEISCH SB, et al. Psychogenic pseudosyncope: diagnosis and management[J]. Auton Neurosci, 2014, 184: 66-72.

5. GREGG ME, JAMES JE, MATYAS TA, et al. Hemodynamic profle of stress-induced anticipation and recovery[J]. Int J Psychophysiology, 1999, 34: 147-162.

6. TANNEMAAT MR, VAN NJ, REIJNTJES RH, et al. The semiology of tilt-induced psychogenic pseudosyncope[J]. Neurology, 2013, 81: 752-758.

7. BENBADIS SR, CHICHKOVA R. Psychogenic pseudosyncope: an underestimated and provable diagnosis[J]. Epilepsy Behav, 2006, 9: 106-110.

8. BRIGNOLE M, MOYA A, DE LANGE FJ, et al. 2018 ESC Guidelines for the diagnosis and management of syncope[J]. Eur Heart J, 2018, 39(21): 1883-1948.

第四章　晕厥的辅助检查

第一节　概　　述

【关键点】

1. 通过辅助检查明确晕厥的发生机制。

2. 反射性晕厥相关的辅助检查包括颈动脉窦按摩、直立倾斜试验。

3. 直立性低血压和直立不耐受综合征相关的辅助诊断包括直立倾斜试验及其他基础自主神经检查。

4. 心源性晕厥的检查包括心电监测、运动试验、电生理检查、超声心动图、心脏磁共振成像（cardiac magnetic resonance imaging，CMRI）和血管造影等。

5. 通过初始评估晕厥原因仍未明确应进行选择性辅助检查。辅助检查项目应根据初始评估而定。大撒网式地进行进一步检查既浪费又往往无效。

根据症状、体征或 ECG 检查等初步评估可以作出晕厥的诊断或疑似诊断。诊断明确的患者无须进一步检查，如需要可以进行有计划的治疗。更常见的是初步评估后会作出疑似诊断，需要检查证实。如果通过检查证实了诊断，则开始治疗。如果诊断不能确定则考虑为不明原因的晕厥，进行下一步检查。

年龄＞40 岁的不明原因的晕厥应做颈动脉窦按摩。如果颈动脉窦按摩中诱发出心脏停搏＞3s 和 / 或收缩压下降＞50mmHg，没有其他可能的诊断，则考虑颈动脉窦性晕厥。卧立位试验是一种初始评估的方法。因为立位血压反应每天变异较大，如果怀疑直立性低血压诊断，需不同日多次重复该试验。如果卧立位试验出现症状性阳性，与晕厥病史一致，考虑直立性低血压可能是晕厥的病因。不明原因晕厥，若怀疑由直立性低血压或血管迷走性晕厥导致，推荐行直立倾斜试验。直立倾斜试验终止指征为出现血管迷走性晕厥，或延迟的直立性低血压。对于怀疑腺苷敏感性晕厥的患者，可以进行腺苷 / 三磷酸腺苷（adenosine triphosphate，ATP）试验，但不能单独应用 ATP 试验作为起搏器安装的指征。如果患者有心肌梗死、束支传导阻滞、窦房结功能障碍或未记录事件的突发或短暂的心悸，如果疑为心律失常性晕厥，推荐行心脏电生理检查。如果患者运动中或运动后即刻发生晕厥或怀疑冠心病引起的胸痛时或胸痛后不久出现晕厥，推荐行运动试验。如果运动中出现严重房室传导阻滞、低血压或运动后即刻出现低血压反射，考虑心源性晕厥诊断。约一半不明原因晕厥的患者，实验室检查能够提供诊断依据。大多数患者通过直立倾斜试验或颈动脉窦按摩明确诊断反射性晕厥；相反，几乎没有通过这两项检查能够明确心源性晕厥诊断。

在初始的病史、体格检查和基线心电图评估之后，根据患者的临床表现和危险分层，在深入理解各种进一步检查措施的诊断和预后价值的基础上，选择特定的诊断性检查。大撒网式地进行进一步检查既浪费又往往无效。晕厥的进一步评估及诊断流程见图4-1-1。

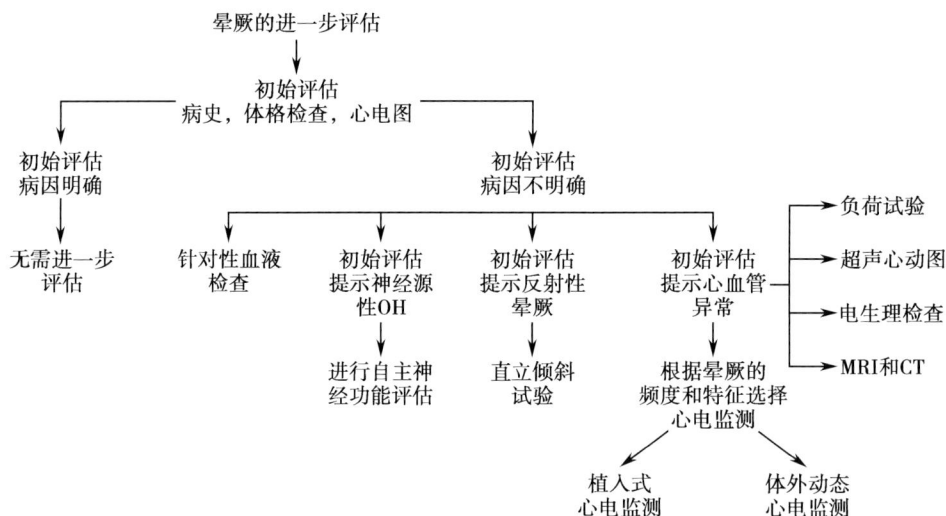

图4-1-1 晕厥的进一步评估及诊断流程

引自《晕厥诊断与治疗中国专家共识（2018）》。OH：直立性低血压；MRI：磁共振成像；CT：计算机断层扫描。

（刘文玲）

参考文献

1. SHEN WK, SHELDON RS, BENDITT DG, et al. 2017 ACC/AHA/HRS guideline for the evaluation and management of patients with syncope: A report of the American College of Cardiology/American Heart Association Task Force on Clinical Practice Guidelines and the Heart Rhythm Society[J]. Heart Rhythm, 2017, 14(8): e155-e217.

第二节　颈动脉窦按摩试验

【关键点】

1. 年龄＞40岁的不明原因的晕厥应做颈动脉窦按摩。

2. 如果颈动脉窦按摩中诱发出心脏停搏＞3s和/或收缩压下降＞50mmHg，没有其他可能的诊断，则考虑颈动脉窦性晕厥。

3. 患有颈动脉血管疾病，如先前有脑卒中病史、颈动脉听诊有杂音，应避免行颈动脉窦按摩。

一、试验原理

人们很早就发现压迫颈总动脉分叉处可以使心率减慢、血压下降这一生理现象，但该反射活动在某些人可以导致病态反应。当按摩颈动脉窦导致心脏停搏时间＞3s 和 / 或收缩压下降＞50mmHg 时，称之为颈动脉窦高敏（carotid sinus hypersensitivity，CSH），当同时伴有自发性晕厥时，则被定义为颈动脉窦性晕厥（carotid sinus syncope，CSS）。有关 CSM 的准确操作方法和结果判定，以往的晕厥指南进行了描述。诊断 CSS 要分别在卧位和立位顺次按摩右侧和左侧颈动脉窦，10s 内可以复制自发晕厥症状，整个过程要在持续心率和血压监测的条件下进行，以便较好地评价血管抑制型晕厥。统计发现，高达 30% 的患者仅在直立体位时出现异常反射。CSH 在老年男性中相当常见，但颈动脉窦性晕厥却相对少见，而颈动脉窦性晕厥在小于 40 岁的人群更为罕见。

颈动脉窦按摩试验用于辅助诊断颈动脉窦综合征。然而，非颈动脉窦综合征患者颈动脉窦按摩试验也可出现阳性。因此，应结合患者病史、其他可能导致晕厥的病因，仔细评价试验结果。

颈动脉窦反射弧包括颈动脉机械感受器、传入支、传入支末端进入中脑，主要是迷走神经背核以及血管运动中枢。传出支通过迷走神经和副交感神经中枢到窦房结和房室结，通过交感神经系统到心脏和血管。高敏异常反应的部位在中枢还是在脑干核或是在颈动脉压力感受器水平目前仍存在争议。长期以来，大家观察到压迫颈动脉分叉部位，可产生反射性心率减慢以及血压降低。在年龄大于 40 岁的人群中，颈动脉窦按摩可出现异常反应。异常反应包括＞3s 的室性停搏、收缩压下降＞50mmHg，称为颈动脉窦高敏（图 4-2-1）。然而，颈动脉窦按摩时，在 40% 的非晕厥患者中可发现上述的异常反应，尤其是在患有心血管疾病的老年患者中。颈动脉窦按摩时出现自发性晕厥为该试验阳性的必要条件，这可增加这项试验的特异度（患者通常在直立位行颈动脉窦按摩）。因此，颈动脉窦综合征的实验室诊断需要诱发晕厥并记录到颈动脉窦高敏，并且除外其他可能的原因。

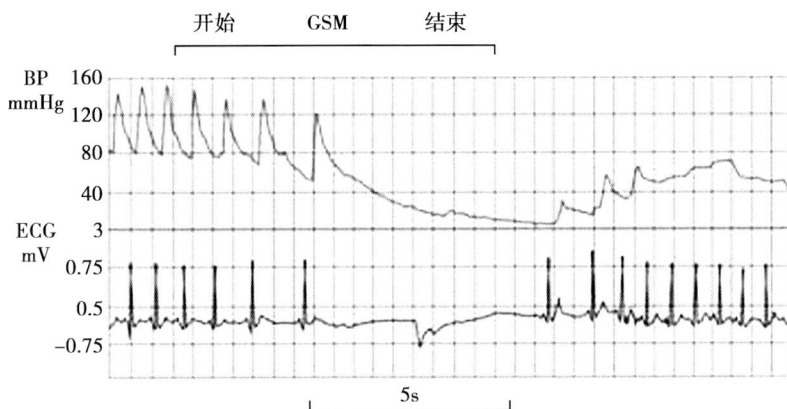

图 4-2-1　直立位颈动脉窦按摩 5s 后出现明显血压下降、心率下降的阳性反应

血压及心电监测显示：按摩开始后，心率减慢、3 个心搏后出现 6s 窦性停搏。马上停止颈动脉窦按摩。颈动脉窦按摩终止后心脏搏动迅速恢复。

如果颈动脉窦按摩未采取站立位，颈动脉窦综合征可能会有一半病例误诊。此外，如果颈动脉窦按摩诱发了心脏停搏，该患者仍然可能存在显著的血管抑制反应。为了评估潜在的血管抑制反应，常静脉应用阿托品后重复行颈动脉窦按摩试验。阿托品可能消除迷走神经导致的心脏抑制反应，并且可明确是否有血管抑制现象。合适的试验方法对明确颈动脉窦按摩反应分类十分重要。颈动脉窦按摩反应通常被分为：心脏抑制型（比如心脏停搏）、血管抑制型（比如在没有明显心动过缓时出现收缩压下降）和混合型。这种分类方法对于治疗的实践意义较大。相比血管抑制型或混合型，在心脏抑制型患者中应用起搏器更有效。颈动脉窦高敏同自发性晕厥、不明原因晕厥有关。

颈动脉窦综合征是晕厥的常见原因，尤其发生于老年人患者中；Puggioni 等分析三级转诊中心的一部分筛选患者相关数据得出如下结论：在 40 岁以下晕厥患者中，颈动脉窦综合征约占晕厥病因的 4%，在年龄大于 80 岁以上的晕厥患者中，其比例为 41%。对 1 719 例不明原因晕厥的患者［平均年龄（66±17）岁］初始评估后，行颈动脉窦按摩试验。其中 56% 患者颈动脉窦高敏，26% 患者出现晕厥。最终结果为：46% 患者为心脏抑制型，40% 患者为混合型，14% 患者为血管抑制型。

二、试验方法

一致认为，颈动脉窦按摩试验需要在卧位、立位情况下进行（大多在直立倾斜试验床上）。颈动脉窦按摩试验需要在持续心电、血压监测下进行，最好应用无创测量仪连续监测。连续监测非常重要，因为血管减压反应发生很迅速，而且如果没有连续血压监测仪，无法及时发现血压下降。

如图 4-2-2 所示，测量基础心电图和血压后，用力按摩胸锁乳突肌前缘、环状软骨水平一侧的颈动脉（大多医师在体格检查时采用右侧）10s（或者为了避免晕厥，可少于 10s）。按摩时应用右手的示指、中指、环指，覆盖在颈动脉搏动最明显处。在获取患者基本情况后，如果初次按摩无"阳性"结果，那么在对侧行第二次按摩。之后，患者直立下重复行颈动脉窦按摩试验（通常都在倾斜试验床上）。如果诱发了心脏停搏，则无法评估血管减压因素，为了评估血管减压在其中所起的作用，在静脉注射阿托品后（1mg 或 0.02mg/kg），再次行颈动脉窦按摩试验。相对于临时双腔起搏器而言，应用阿托品更好，因为应用阿托品简单、无创、易重复。但是需要注意阿托品的不良反应，如眼干、口干、便秘、尿潴留，并事先告知患者。

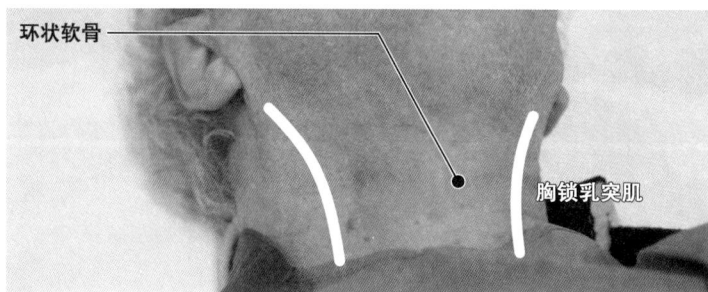

图 4-2-2　颈动脉窦按摩

颈动脉窦位于胸锁乳突肌前缘、环状软骨水平。

三、试验适应证及禁忌证

推荐在 40 岁以上不明原因晕厥的人群中初始评估后行颈动脉窦按摩试验。如果患者患有颈动脉血管疾病，如先前有中风病史、颈动脉听诊有杂音，应避免行颈动脉窦按摩。

四、阳性标准及意义

颈动脉窦按摩试验结果通常分为心脏抑制型（表现为心动过缓和 / 或心脏停搏＞3s，如图 4-2-3）、血管抑制型（收缩压下降＞50mmHg）和混合型（心脏停搏≥3s 以及心脏节律恢复时收缩压由基线下降＞50mmHg，如图 4-2-4）。如果心脏停搏或者血压下降时出现晕厥，并且同患者病史相一致，那么为阳性结果（即颈动脉窦综合征）。正因如此，这个方法学又称为症状方法学。经验丰富的医师行这项检查时，颈动脉窦按摩导致患者重现上述反应的概率＞90%。然而，如果短时间内重复该试验，会出现反应疲劳，该结果很难再次引出。

颈动脉窦按摩时出现心脏停搏反射时，必须应用阿托品评估血管抑制性因素。充分了解心脏停搏反射中的血管抑制性因素，对治疗的选择有指导意义。心脏停搏患者中，心脏起搏治疗对于颈动脉窦综合征（混合型）心脏抑制为主者疗效好，对于血管抑制为主者疗效差。

心脏停搏 6～9s 可致晕厥（还需要考虑体位因素）。其持续时间同自发性颈动脉窦综合征发作时的持续时间一致（中位数为 9s，四分位数 8～18s），其中，少于一半的患者心搏骤停

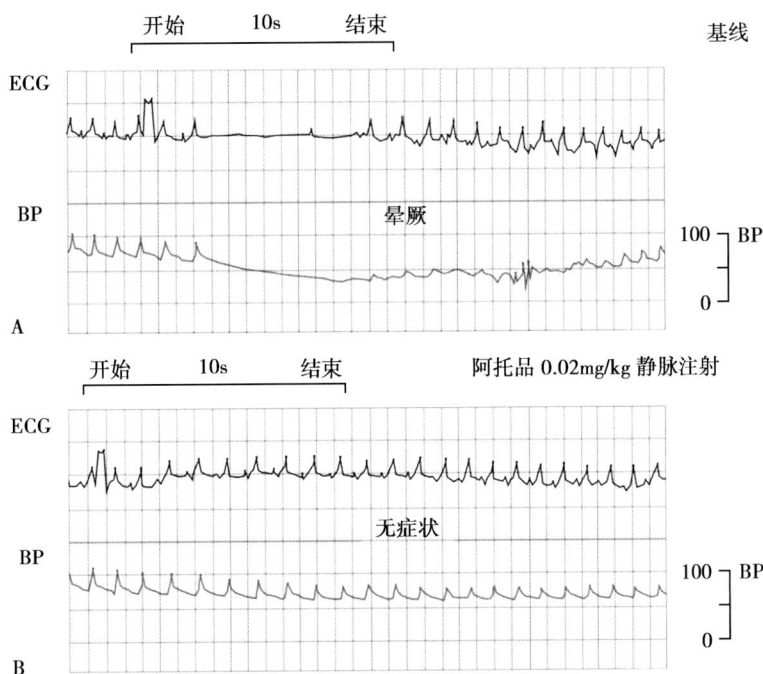

图 4-2-3　颈动脉窦按摩心脏抑制型反应

A. 患者站立于倾斜 60° 的倾斜台，在心电图（上）、系统性血压监测（下）情况下对其行颈动脉窦按摩。按摩持续 10s。按摩开始后不久，便引起了 6.5s 的心脏停搏。收缩压下降了 50mmHg；血管抑制型反射持续时间比心脏抑制型反射长。B. 为了评估晕厥过程中哪一种反射起主要作用，通过静脉注射阿托品（0.02mg/kg）消除了心脏抑制性因素之后再次行按摩。虽然血压较基础值降低了 75mmHg，但未引出晕厥，所以证明：在该患者晕厥发生过程中，心脏抑制性因素起主要作用。

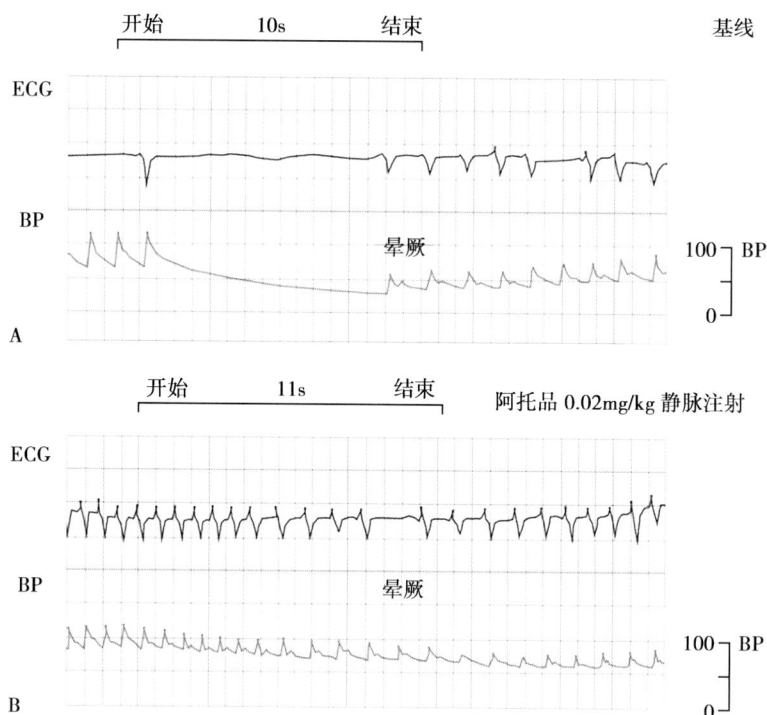

图 4-2-4 颈动脉窦按摩混合型反应

A. 患者站立于倾斜 60° 的倾斜台，试验在心电图(上)、系统性血压监测(下)情况下进行。按摩持续 10s。按摩开始后不久，便引起了 8.5s 的心脏停搏。收缩压下降了 70mmHg；血管抑制型反射持续时间比心脏抑制型反射长。B. 为了评估晕厥过程中哪一种反射起主要作用，通过静脉注射阿托品(0.02mg/kg)抑制心脏抑制性因素，之后再次按摩颈动脉窦 11s。虽然心率持续处于正常范围，患者再次晕厥时血压下降程度同前。所以证明：在该患者晕厥发生过程中，血管抑制性因素起主要作用。

<6s 即出现晕厥。因此，按摩时间过短可低估阳性率。

为了明确诊断颈动脉窦综合征，颈动脉窦按摩使症状重现非常重要。无临床症状的异常反应(颈动脉窦高敏)特异度低，因此其诊断价值有限。事实上，非晕厥患者尤其是年老者可出现异常反应。例如，研究表明，17%~20% 患有各种类型心血管疾病的患者，以及 38% 有严重颈动脉狭窄的患者，行此项检查时有异常反应。另一方面，在无症状患者中行此项检查时，<10% 的患者可出现症状，因此，出现症状特异度更高。在一项研究中，有 35% 无症状老年患者有颈动脉窦敏感性，其中仅有 4% 患者有晕厥表现。颈动脉窦按摩阳性反应分类见表 4-2-1。

如果颈动脉窦按摩可诱发晕厥，伴有心脏停搏>3s 和/或收缩压下降>50mmHg，不存在其他可能的诊断，可诊断颈动脉窦性晕厥。

颈动脉窦按摩试验主要并发症与神经系统相关，例如：短暂性脑缺血发作(TIA)、脑卒中；这些并发症的发病率约为 0.24%。若合并有颈动脉疾病，脑卒中的风险增加；这些患者最好避免行颈动脉窦按摩试验。

因为颈动脉窦按摩有潜在的危险性，最好由了解其并发症，尤其是有神经病学背景的医师行此项检查。即使这些并发症很罕见，但在 3 个月内有短暂脑缺血发作和/或脑卒中

表 4-2-1 颈动脉窦按摩阳性反应分类

反应类型	表现
心脏抑制型	颈动脉窦按摩：心脏停搏≥3s 导致低血压以及出现晕厥。
	在应用阿托品（1mg 或 0.02mg/kg）之后行颈动脉窦按摩：不再出现上述反应。
混合型	颈动脉窦按摩：心脏停搏≥3s，收缩压下降≥50mmHg，出现晕厥。
	在应用阿托品（1mg 或 0.02mg/kg）之后行颈动脉窦按摩：因收缩压下降≥50mmHg，出现轻微症状。
血管抑制型	颈动脉窦按摩：收缩压下降≥50mmHg，无心脏停搏，出现晕厥。
	在应用阿托品（1mg 或 0.02mg/kg）之后行颈动脉窦按摩：较前无明显变化。

的患者，应避免行此项检查（包括颈动脉超声多普勒提示显著狭窄者或有颈动脉杂音者）。偶尔颈动脉窦按摩试验可引起短阵房颤。

（杨丰菁　刘文玲）

参考文献

1. BRIGNOLE M，ALBONI P，BENDITT DG，et al. Guidelines on management（diagnosis and treatment）of syncope：Update 2004［J］. Europace，2004，6：467-537.

2. THOMAS JE. Hyperactive carotid sinus reflex and carotid sinus syncope［J］. Mayo Clin Proc，1969，44：127-139.

3. MOYA A，SUTTON R，AMMIRATI F，et al. Guidelines for the diagnosis and management of syncope（version 2009）［J］. Eur Heart J，2009，30（21）：2631-2671.

4. KERR SR，PEARCE MS，BRAYNE C，et al. Carotid sinus hypersensitivity in asymptomatic older persons：implications for diagnosis of syncope and falls［J］. Arch Intern Med，2006，166：515-520.

5. CLAESSON JE，KRISTENSSON BE，EDVARDSSON N，et al. Less syncope and milder symptoms in patients treated with pacing for induced cardioinhibitory carotid sinus syndrome：a randomized study［J］. Europace，2007，9：932-936.

6. MENOZZI C，BRIGNOLE M，LOLLI G，et al. Follow-up of asystolic episodes in patients with cardioinhibitory，neurally mediated syncope and VVI pacemaker［J］. Am J Cardiol，1993，72：1152-1155.

7. MAGGI R，MENOZZI C，BRIGNOLE M，et al. Cardioinhibitory carotid sinus hypersensitivity predicts an asystolic mechanism of spontaneous neurally-mediated syncope［J］. Europace，2007，9：563-567.

8. PUGGIONI E，GUIDUCCI V，BRIGNOLE M，et al.Results and complications of the carotid sinus massage performed according to the "method of symptoms"［J］. Am J Cardiol，2002，89：599-601.

9. MUNRO NC，MCINTOSH S，LAWSON J，et al. Incidence of complications after carotid sinus massage in older patients with syncope［J］. J Am Geriatr Soc，1994，42：1248-1251.

10. UNGAR A，RIVASI G，RAFANELLI M，et al. Safety and tolerability of Tilt Testing and Carotid Sinus Massage in the octogenarians［J］. Age Ageing，2016，45：242-248.

11. DAVIES AJ，KENNY RA. Frequency of neurologic complications following carotid sinus massage［J］. Am J Cardiol，1998，81：1256-1257.

第三节　卧立位试验

【关键点】

1. 卧立位试验是一种初始评估的方法。

2. 因为立位血压每天变异率较大,如果怀疑直立性低血压诊断,需不同日多次重复该试验。

3. 卧立位试验出现症状性阳性反应,与晕厥病史一致,考虑直立性低血压可能是晕厥的病因。

一、概述

当人体由卧位变为直立位时,由于重力原因,血液由胸部流入膈肌以下静脉系统。对直立位这种变化代偿反射不足是直立血压不耐受的基本临床特征。为了明确是直立性低血压导致晕厥还是长期站立诱发血管迷走性晕厥,常广泛应用两种直立试验:卧立位试验和直立倾斜试验。

心率和无创性连续血压监测已应用于直立倾斜试验。血压计日常临床检测血压可靠、简便。但在评估血管迷走性晕厥、自主神经病变方面可靠性低。此外,标准血压计、可自动重复测量的自动臂式血压计在发生直立性低血压时血压快速下降不适合应用。在直立倾斜试验中必须心电监测,以发现各种临床综合征。

可用卧立位试验、直立倾斜试验来记录直立性血压反应的日间变异。在 Ward 和 Kenny 的一项关于临床直立性低血压患者的研究中,约 67% 的高龄患者试验中可诱发典型的直立性低血压。有自主神经功能衰竭证据的患者诱发率更高,而自主神经功能正常的患者诱发率低。此外,直立反应表现出每日变异(早晨加重)和季节性变异(夏天加重)。另外,在患有餐后低血压的患者中,低血压几乎在餐后立刻出现,高峰在餐后 30~60min。由于存在试验反应的变异性,仅仅根据单次直立试验结果是不够的。直立不耐受很难诱发,为了明确诊断,有必要采取其他措施。

二、适应证

用于诊断不同类型的直立性低血压(表 1-1-3)。由于血压计简便易行,可以用于经典直立性低血压和延迟直立性低血压的常规临床测试。当记录值不一致时,自动臂式血压计可按照程序重复测量血压,确认测量结果。但若患者在直立倾斜试验过程中出现快速血压下降时,自动臂式血压计测量能力有限。经典血压计有一个缺点:如果手臂无静脉阻塞,血压计测量血压每分钟不能超过 4 次。若患者需要较频繁的血压测量,比如早期直立性低血压,需要连续无创逐搏测量血压。

三、诊断标准

1. 收缩压从基线值降低≥20mmHg,或收缩压降至<90mmHg,或舒张压降低≥10mmHg,并伴有晕厥,可以确诊为直立性低血压性晕厥。

2. 收缩压从基线值降低≥20mmHg，或收缩压降至<90mmHg，或舒张压由基线值降低≥10mmHg，但无症状；既往病史中的症状同直立性低血压一致时，考虑晕厥由直立性低血压引起。

3. 收缩压从基线值下降≥20mmHg，或收缩压降低到<90mmHg，或舒张压从基线值下降≥10mmHg，且伴随相关临床症状，既往病史具有部分直立性低血压的临床特征，考虑晕厥原因可能为直立性低血压。

4. 站立时心率增加（>30 次 /min，或在主动站立 10min 内增至>120 次 /min），而没有直立性低血压以及重现自发症状时，应考虑 POTS。

5. 收缩压从基线值下降≥20mmHg 时，或收缩压降至<90mmHg，或舒张压从基线值下降≥10mmHg，且无症状，既往病史中的症状同直立性低血压相关性不大时，考虑晕厥原因可能为直立性低血压。

收缩压的绝对阈值 90mmHg 非常有用，尤其是对于那些仰卧位血压<110mmHg 的患者来说。单独的舒张血压下降非常罕见，对诊断直立性低血压的临床意义有限。神经源性直立位低血压患者体位变动时心率（HR）增加不明显或不增加（通常不超过 10 次 /min），但如果合并贫血或低血容量，心率增加明显。

（杨丰菁　刘文玲）

参考文献

1. WARD C, KENNY RA. Reproducibility of orthostatic hypotension in symptomatic elderly[J]. Am J Med, 1996, 100: 418-422.
2. BRIGNOLE M, GAGGIOLI G, MENOZZI C, et al. Clinical features of adenosine sensitive syncope and tilt induced vasovagal syncope[J]. Heart, 2000, 83: 24-28.
3. RICCI F, DE CATERINA R, FEDOROWSKI A. Orthostatic hypotension: epidemiology, prognosis, and treatment[J]. J Am Coll Cardiol, 2015, 66: 848-860.
4. 中国心脏联盟晕厥学会直立倾斜试验专家组. 直立倾斜试验标准操作流程中国专家推荐意见[J]. 中国循环杂志, 2016, 31(8): 807-808.
5. BRIGNOLE M, MOYA A, DE LANGE FJ, et al. 2018 ESC Guidelines for the diagnosis and management of syncope[J]. Eur Heart J, 2018, 39(21): 1883-1948.

第四节　直立倾斜试验

【关键点】

1. 不明原因晕厥，若怀疑由直立性低血压、血管迷走性晕厥或体位性心动过速综合征导致，推荐行直立倾斜试验。

2. 直立倾斜试验终止指征为出现血管迷走性晕厥或延迟的直立性低血压。

3. 无结构性心脏病患者出现反射性低血压 / 心动过缓伴有晕厥或进行性直立性低血压（伴或不伴有症状）分别考虑为反射性晕厥和直立性低血压。

4. 试验中 10min 内心率较平卧位增加≥30 次 /min，同时收缩压下降<20mmHg（即排除直立性低血压）考虑体位性心动过速综合征。

一、概述

长时间站立诱发血管迷走性晕厥、延迟（进展性）直立性低血压均可应用直立倾斜试验（HUT）帮助诊断和评估。直立倾斜试验不仅可在实验室诱发上述疾病，而且有助于诊断情绪介导的反射性晕厥以及病态窦房结综合征。没有结构性心脏病患者，当诱发出晕厥时，不需要再做其他检查，可以作出诊断，即使病史不典型。

有结构性心脏病的患者，应先除外心律失常或其他心源性晕厥，再考虑直立倾斜试验阳性是否能明确诊断。疑为血管迷走性晕厥的患者，其中超过 50% 的患者直立倾斜试验为阳性。大多数直立倾斜试验方案为受试者被动倾斜 60°～70°，如果直立倾斜试验阴性，则应用药物如异丙肾上腺素、硝酸甘油行激发试验。

直立负荷可能导致两种不同的异常反应：第一种为因反射敏感产生的血管迷走性反射，导致低血压；另一种为站立位时自主神经功能衰竭、代偿机制不足导致进行性低血压（如直立性低血压）。从严格的病理生理学观点来说，反射性晕厥（自主神经功能正常或极度活跃）和自主神经功能衰竭所致晕厥（自主神经功能受损）没有相同之处，但是临床上的确有重叠。事实上，有些时候区分两者是困难的。两者诱发因素是相同的，即由于直立负荷和静止状态，下肢末端和内脏血管床的血管池静脉回流减少。直立倾斜试验诱发反射性晕厥的机制见图 4-4-1。

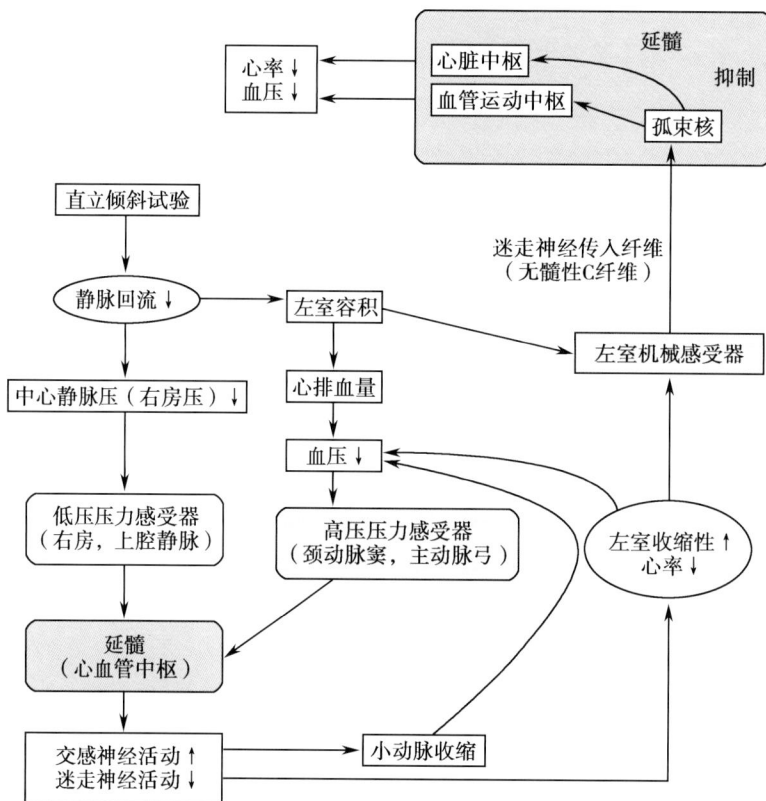

图 4-4-1　直立倾斜试验诱发反射性晕厥的机制

二、试验方法

1. 空腹 4h 时，建立静脉通路，保持检查室环境安静，光线柔和，温度适宜（20～25℃）。

2. 在试验开始前应至少平卧 10min。

3. 倾斜角度为 70°。

4. 基础直立倾斜试验持续时间随阳性反应随时停止，如果未出现阳性反应，应持续到最长时间 45min。

5. 舌下含服硝酸甘油，固定剂量为 300～400μg（国产硝酸甘油 0.5mg，3/4 片），最长持续时间为 20min。

6. 给予异丙肾上腺素时，从 1μg/min 开始，每 5min 增加 1μg/min，至 3μg/min 维持，使平均心率超过基线水平的 20%～25%，最快心率不得超过 150 次/min，最长持续时间为 20min。

三、阳性反应分类

直立倾斜试验终止指征为诱发反射性低血压/心动过缓或者迟发直立性低血压，伴有晕厥或晕厥前兆。根据试验中观察到的各种血压、心率模式，直立倾斜试验阳性反应可分为 4 大类。

1 型：混合型。晕厥时心率减慢，但心室率不低于 40 次/min 或低于 40 次/min 的时间短于 10s，伴有或不伴有时间短于 3s 的心脏停搏，心率减慢之前出现血压下降。

2A 型：无心脏停搏的心脏抑制型。心率减慢，心室率低于 40 次/min，时间超过 10s，但无超过 3s 的心脏停搏，心率减慢之前出现血压下降。

2B 型：伴有心脏停搏的心脏抑制型。心脏停搏超过 3s，血压下降在心率减慢之前出现或与之同时出现。

3 型：血管抑制型。收缩压在 60～80mmHg 以下或收缩压或平均血压降低 20～30mmHg 以上，晕厥高峰时心率减慢不超过 10%。

4 型：体位性心动过速综合征阳性反应：在 HUT 的 10min 内心率较平卧位增加≥30 次/min，同时收缩压下降＜20mmHg（即排除直立性低血压）。

血管迷走反射的特征在于初始阶段快速完全性代偿反射以适应直立体位带来的变化，来稳定血压、心率增快（提示正常压力反射功能），维持数分钟。同仰卧位相比，此阶段心率增加。患者通常无症状，但可能由于心率增加而感到心悸。血管迷走性晕厥很容易在血压突然下降的时候发生，有时伴随着心率的下降。血管迷走的症状与这一阶段相吻合。一旦血管迷走神经反射开始，在几分钟内（通常＜3min，前驱症状出现后平均 1min 后）就会导致晕厥。收缩压降至 90mmHg 以下可伴随与晕厥相关症状，降至 60mmHg 可导致晕厥。几乎所有倾斜引起的血管迷走性晕厥病例都有前驱症状（老年人可能不明显）。在前驱期，血压明显下降，常常先出现血压下降，后出现心率降低（至少这个阶段开始时可能没有降低）（图 4-4-2）。

当诱发反射时，根据血管抑制或心脏抑制的程度分为心脏抑制型或混合型。具有这些类型的患者基本上是年轻且健康、既往有数次晕厥发作史的患者；许多病例首次晕厥发生在青少年时期。继发性创伤并不常见。一般认为这些表现反映了"过度敏感"的自主神经系统对各种刺激的过度反应。

相反，延迟（进展性）直立性低血压特征在于直立位时不出现代偿反应，因此，早期就出现血压缓慢进行性降低直至出现症状。与仰卧位相比，试验期间心率增加具有变异性；若不伴有心动过缓可与典型血管迷走性晕厥鉴别（图 4-4-3）。这类直立性低血压患者典型表

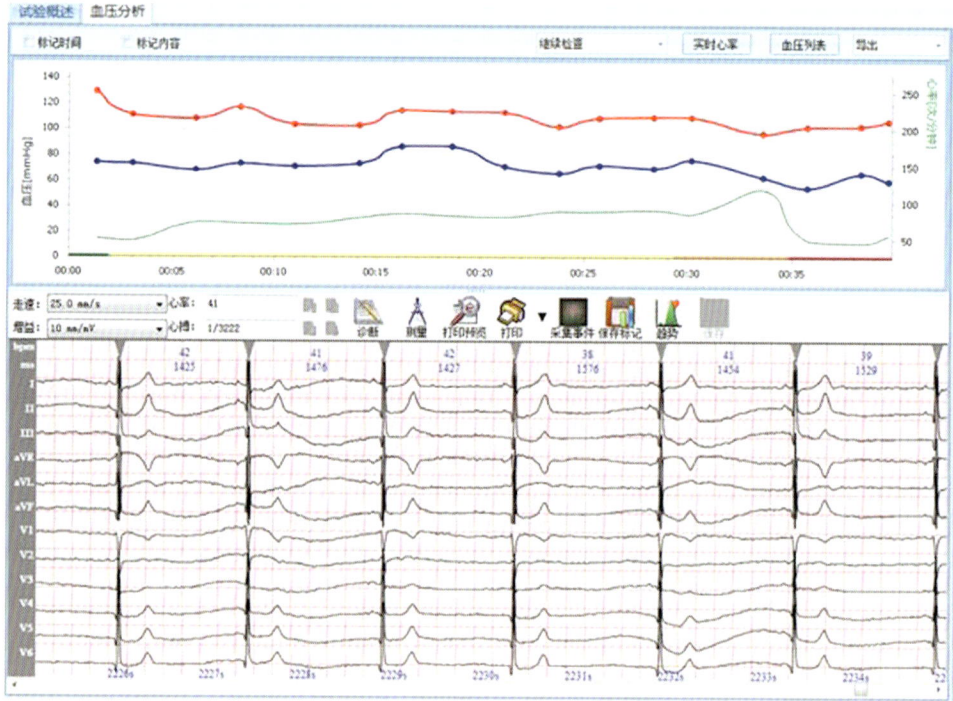

图 4-4-2　直立倾斜试验心脏抑制型反应

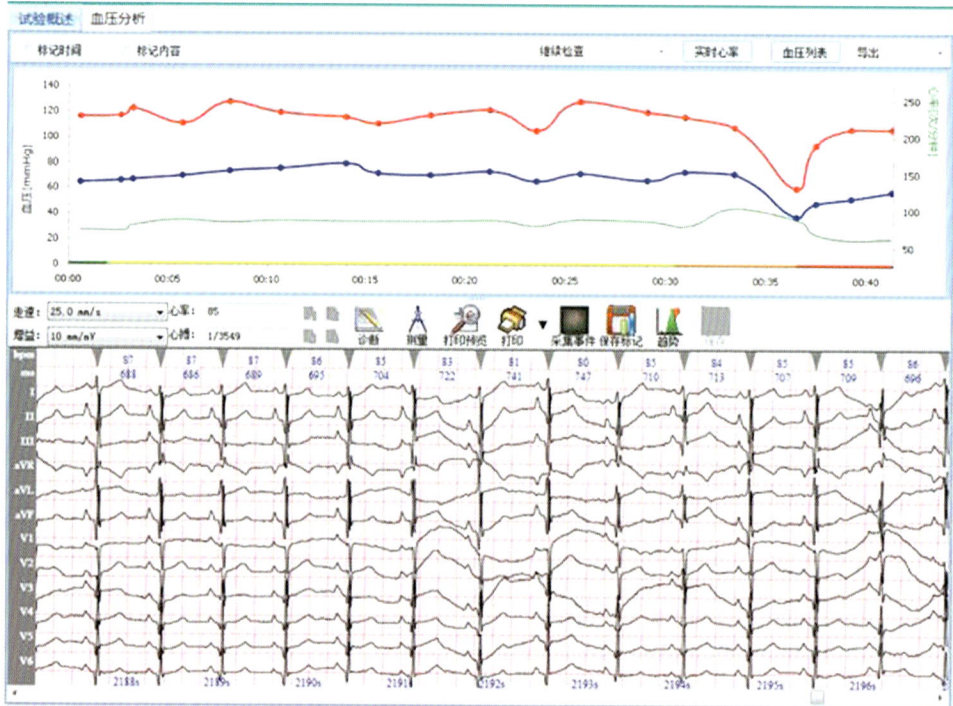

图 4-4-3　直立倾斜试验血管抑制型反应

现为最初站立时无症状，几分钟后出现引起直立不耐受的低血压症状。症状与其他类型的直立性低血压相似。其中，最常见的表现为头晕、晕厥前兆、虚弱、疲劳和心悸；不常见表现为视觉障碍、晕厥、听力障碍、颈部疼痛（呈"衣架样"分布）和胸痛。

体位性反应主要存在于年龄较大组，而且许多患者同时患有其他疾病；晕厥病史短，晕厥发作次数少，无特异性的前驱症状。无颈动脉窦超敏反应；晕厥发作从晚年开始，这表明源于一些潜在的自主神经功能衰竭。另一种类型是延迟直立性低血压＋血管迷走性反应两种反应模式。在这种类型，机体对直立体位无法适应或无法完全适应。最初，血压和心率反应同延迟性直立性低血压，但是随后发生显著血管迷走反应，伴不同程度心率下降，表明心脏抑制型或混合型。

晕厥发生在心动过缓心率最慢时。此类患者主要是老年患者，其中许多患有相关疾病。他们的临床特征和病史介于上述两类之间；典型的血管迷走性晕厥或情境性晕厥、颈动脉窦高敏并不罕见，应将这种晕厥类型同单纯直立性低血压相区分。

四、适应证

不明原因的晕厥患者在初步评估后，当疑为神经介导的血管迷走性晕厥或考虑直立性低血压和体位性心动过速综合征时建议其行直立倾斜试验。

直立倾斜试验的主要适应证是：对于表现不典型、通过初步评估（特别是病史）未能确诊晕厥原因，而又疑为反射性晕厥者的辅助诊断。根据病史已经诊断为反射性晕厥的患者，以及单发或偶发晕厥的患者，除非特殊情况（例如受伤、焦虑，以及职业性因素如飞行员），否则不需行直立倾斜试验。对于心血管事件风险高或有证据表明心律失常性晕厥者，通过合理的综合评估除外了心源性晕厥后，可行直立倾斜试验。有时，直立倾斜试验有助于证明：有诱发性心律失常（通常为快速性心律失常）的患者直立时可出现低血压，并可鉴别晕厥与癫痫。直立倾斜试验已用于频繁晕厥并疑有精神问题的患者，即使有创伤性损伤的情况下，也可以明确晕厥的反射机制。同样，也可应用直立倾斜试验来区分老年人的晕厥和跌倒。在卧立位试验不能提供诊断证据时，直立倾斜试验越来越多地用于疑有直立性低血压的患者。在初始评估未诊断直立性低血压的患者中，约 1/4 通过直立倾斜试验明确。此外，可以考虑应用直立倾斜试验鉴别反射性晕厥和延迟的直立性低血压。直立倾斜试验在评估治疗效果方面没有价值。然而，众所周知，可由直立倾斜试验来证实患者对反射性晕厥的敏感性，从而采用适当的治疗策略（如补充盐／扩容、肢体反压动作）。

直立倾斜试验的适应证：①初始评估后疑似为反射性晕厥，需要明确诊断的患者；②评估自主神经是否衰竭，特别是再现延迟性直立位低血压（由于其发生延迟而不能通过主动站立试验来检测）；③评估体位性心动过速综合征（POTS）；④有助于鉴别晕厥和心因性假性晕厥（PPS）。

五、诊断标准

1. 无结构性心脏病患者出现反射性低血压／心动过缓伴有晕厥或进行性直立性低血压（伴或不伴有症状）分别考虑为反射性晕厥和直立性低血压。

2. 无结构性心脏病患者出现反射性低血压／心动过缓，未诱发出晕厥者为可疑反射性晕厥。

3. 试验中 10min 内心率较平卧位增加≥30 次 /min，同时收缩压下降<20mmHg（即排除直立性低血压），考虑体位性心动过速综合征。

4. 出现意识丧失或疑似意识丧失时不伴有低血压和 / 或心动过缓可考虑心因性假性晕厥。

六、禁忌证

1. 严重的冠状动脉狭窄、重度主动脉瓣狭窄、严重的左室流出道梗阻（left ventricular outflow tract obstruction，LVOTO）、重度二尖瓣狭窄、严重的脑血管狭窄、妊娠。

2. 使用异丙肾上腺素激发时除上述禁忌证外尚包括未控制的高血压、已知有严重心律失常的患者。

3. 使用硝酸甘油激发时尚包括青光眼、低血压。

七、在评估治疗有效性方面的作用

直立倾斜试验的可重复性限制了其在评估治疗方面的应用。直立倾斜试验初始阴性反应的可重复性（85%～94%）高于初始阳性反应的可重复性（31%～92%）。另外，来自对照试验的数据显示，当进行治疗或应用安慰剂后重复试验时，直立倾斜试验基线阳性的患者中大约 50% 变为阴性。此外，倾斜引起的晕厥和植入式循环记录仪（implantable loop recorder，ILR）记录的自发性晕厥的机制不同。不明病因晕厥的国际研究（ISSUE 2 研究）比较了直立倾斜试验引起的反应和 ILR 记录的自发性晕厥。尽管直立倾斜试验时心脏抑制反应能够高度预测心脏停搏导致的自发性晕厥，直立倾斜试验时若存在血管抑制型或混合型，甚至是阴性反应，并不能排除在自发性晕厥期间存在心脏停搏。上述数据显示：直立倾斜试验在评估不同治疗的有效性方面有局限性。虽然如此，下述情况在指导治疗方面可能有用：①应用直立倾斜试验鉴别反射性晕厥和直立性低血压，决定选择治疗方案；②应用直立倾斜试验来明确患者对于反射性晕厥的敏感性，使患者更好地识别晕厥的发生过程以及启动治疗（如肢体加压动作）；③如果未来的临床试验证实了诱发的心脏停搏和自发心搏骤停反应之间的对应关系，那么可以依据直立倾斜试验结果来决定是否行起搏器植入术，但目前不作推荐。

八、注意事项

1. 直立倾斜试验是一项相对安全的检查，但应持续监测心电图、无创动脉压。

2. 试验床应能迅速平稳倾斜，试验开始时 10s 倾斜至 70°，以免太快增加假阳性，太慢增加假阴性。试验结束时迅速放平（<10s），以免意识丧失时间延长。

3. 血管迷走性晕厥（VVS）诊断应主要依据于全面的病史和体检，直立倾斜试验属于辅助性诊断手段。

4. VVS 可与心脏病包括恶性心律失常合并存在，直立倾斜试验阳性并不能排除心源性晕厥的存在。

5. 75 岁以上患者慎做。

6. 尽管直立倾斜试验的风险很低，仍建议准备好必要抢救措施，包括除颤器及抢救药物。

九、反射性晕厥患者直立倾斜试验结果解读

一些研究比较了植入式循环记录仪(ILR)记录的自发性晕厥和直立倾斜试验的反应结果。直立倾斜试验诱发的心脏抑制反应高度提示自发性晕厥由心脏停搏导致。血管抑制阳性反应、混合反应，甚至阴性反应，并不能除外自发性晕厥期间存在心脏停搏。

对于真正的 VVS 患者或没有晕厥史的患者来说，直立倾斜试验的灵敏度和特异度尚可。然而，直立倾斜试验并不能对所有不明原因晕厥的人群明确病因诊断。在这些临床情况中，直立倾斜试验无法对疾病作出诊断。事实上，临床表现不典型可能是反射机制的患者，直立倾斜试验阳性率为 51%～56%，不明原因晕厥阳性率为 30%～36%，心律失常性晕厥患者阳性率为 45%～47%。换句话说，直立倾斜试验对于最需要明确诊断的患者来说几乎没有诊断价值。在以下这些患者中，直立倾斜试验阳性者表明患者对直立性应激敏感。无论晕厥的病因和机制如何，这种低血压易感性都会引起晕厥。例如在由阵发性房性心动过速引起的心律失常性晕厥中，晕厥机制既包括心律失常本身、也包括低血压易感性，直立倾斜试验阳性可证实这一点。同样，在其他类型的心源性晕厥中可能存在多因素机制，例如：主动脉瓣狭窄、肥厚型心肌病(HCM)和病态窦房结综合征，患者心律失常或结构缺陷严重程度相同，但有些患者发生晕厥而有些则不发生，易感性解释了这一点。目前认为这部分患者直立倾斜试验可诊断低血压倾向，而不是诊断 VVS。这个概念对治疗有实际意义。

十、儿童直立倾斜试验方法学

1. 方法

（1）基础直立倾斜试验：①在倾斜前应平卧 10min，记录基础血压、心率及心电图。②倾斜角度 60°，监测血压、心率、心电图变化及临床表现，直至出现阳性反应，或完成 45min 的全过程后终止试验。

（2）舌下含服硝酸甘油激发直立倾斜试验：①舌下含服硝酸甘油 4～6μg/kg（最大量不超过 300μg）；②观察至出现阳性反应或如未出现阳性反应，需进行至含药后 20min。

2. 阳性反应判断标准

（1）血管迷走性晕厥阳性反应：在 HUT 中出现晕厥或晕厥先兆伴下述情况之一者为阳性。①血压下降；②心率下降；③出现窦性停搏代之交界性逸搏心律；④一过性二度或二度以上房室传导阻滞及长达 3s 的心脏停搏。其中"心率下降"是指心率 4～6 岁＜75 次/min，7～8 岁＜65 次/min，8 岁以上＜60 次/min。

（2）体位性心动过速综合征阳性反应：在 HUT 的 10min 内心率较平卧位增加≥40 次/min 和/或心率最大值达到标准（6～12 岁儿童≥130 次/min，13～18 岁儿童≥125 次/min）；同时收缩压下降幅度小于 20mmHg，舒张压下降幅度小于 10mmHg。

（3）直立性低血压阳性反应：在 HUT 的 3min 内收缩压下降幅度≥20mmHg 和/或舒张压持续下降幅度≥10mmHg，心率无明显变化。

（4）直立性高血压阳性反应：在 HUT 的 3min 内收缩压增加≥20mmHg 和/或舒张压较平卧位增加幅度达到标准（6～12 岁儿童增幅≥25mmHg；13～18 岁儿童增幅≥20mmHg）；或者血压最大值达到标准（6～12 岁儿童≥130/90mmHg，13～18 岁儿童≥140/90mmHg）。

（杨丰菁 何佳 刘文玲）

参考文献

1. 中国心脏联盟晕厥学会直立倾斜试验专家组. 直立倾斜试验标准操作流程中国专家推荐意见[J]. 中国循环杂志, 2016, 31(8): 807-808.

2. BRIGNOLE M, MOYA A, DE LANGE FJ, et al. 2018 ESC Guidelines for the diagnosis and management of syncope[J]. Eur Heart J, 2018, 39(21): 1883-1948.

3. BRIGNOLE M, MOYA A, DE LANGE FJ, et al. Practical Instructions for the 2018 ESC Guidelines for the diagnosis and management of syncope[J]. Eur Heart J, 2018, 39(21): e43-e80.

4. MOYA A, SUTTON R, AMMIRATI F, et al. Guidelines for the diagnosis and management of syncope(version 2009)[J]. Eur Heart J, 2009, 30(21): 2631-2671.

5. DEHARO JC, JEGO C, LANTEAUME A, et al. An implantable loop recorder study of highly symptomatic vasovagal patients: the heart rhythm observed during a spontaneous syncope is identical to the recurrent syncope but not correlated with the head-up tilt test or adenosine triphosphate test[J]. J Am Coll Cardiol, 2006, 47: 587-593.

6. BRIGNOLE M, SUTTON R, MENOZZI C, et al. International Study on Syncope of Uncertain Etiology 2 (ISSUE 2)Group. Lack of correlation between the responses to tilt testing and adenosine triphosphate test and the mechanism of spontaneous neurally mediated syncope[J]. Eur Heart J, 2006, 27: 2232-2239.

7. BARTOLETTI A, ALBONI P, AMMIRATI F, et al. 'The Italian Protocol': a simplified head-up tilt testing potentiated with oral nitroglycerin to assess patients with unexplained syncope[J]. Europace, 2000, 2: 339-342.

8. FLEVARI P, LEFTHERIOTIS D, KOMBOROZOS C, et al. Recurrent vasovagal syncope: comparison between clomipramine and nitroglycerin as drug challenges during head-up tilt testing[J]. Eur Heart J, 2009, 30: 2249-2253.

9. PETERSEN ME, WILLIAMS TR, GORDON C, et al. The normal response to prolonged passive head up tilt testing[J]. Heart, 2000, 84: 509-514.

10. UNGAR A, SGOBINO P, RUSSO V, et al. International Study on Syncope of Uncertain Etiology 3 (ISSUE-3)Investigators. Diagnosis of neurally mediated syncope at initial evaluation and with tilt table testing compared with that revealed by prolonged ECG monitoring.An analysis from the Third International Study on Syncope of Uncertain Etiology(ISSUE-3)[J]. Heart, 2013, 99: 1825-1831.

11. BRIGNOLE M, GIANFRANCHI L, MENOZZI C, et al. Role of autonomic reflexes in syncope associated with paroxysmal atrial fibrillation[J]. J Am Coll Cardiol, 1993, 22: 1123-1129.

12. LEITCH JW, KLEIN GJ, YEE R, et al. Syncope associated with supraventricular tachycardia. An expression of tachycardia rate or vasomotor response? [J]. Circulation, 1992, 85: 1064-1071.

13. SUTTON R, BRIGNOLE M. Twenty-eight years of research permit reinterpretation of tilt-testing: hypotensive susceptibility rather than diagnosis[J]. Eur Heart J, 2014, 35: 2211-2212.

第五节　基本的自主神经功能检测方法

【关键点】

　　1. 自主神经功能的评估需基于心血管交感神经及迷走神经功能活动的评价, 以鉴别晕厥是否由于自主神经功能衰竭所引发。

　　2. 重要的检测设备包括: 连续逐搏血压监测仪、心电监护仪、电动倾斜床、24h动态血压监测设备等。

　　3. 除直立倾斜试验外, 其他自主神经功能关键性检查还包括: Valsalva 动作、深呼吸试验、24h 动态血压监测。

一、Valsalva 动作

Valsalva 动作所引发心率及血压变化的 4 个时相及其说明见图 4-5-1。在检测过程中，嘱患者闭住声门用最大力量进行呼气 15s，即闭住鼻子和嘴做用力呼气动作，或向一个具有 40mmHg 气体阻力的闭环系统中用力呼气。试验中，应使用无创逐搏连续血压监测仪及心电监护仪，进行血流动力学变化的监测。初始时相（第Ⅰ阶段，起始的 2～3s），血压由于暂时性左心室充盈增加而略有上升。由于用力呼气使胸腔内压力升高后（第Ⅱ阶段），静脉回心血量的急剧下降可造成正常个体的血压降低、心排血量的下降，并通过人体的压力反射

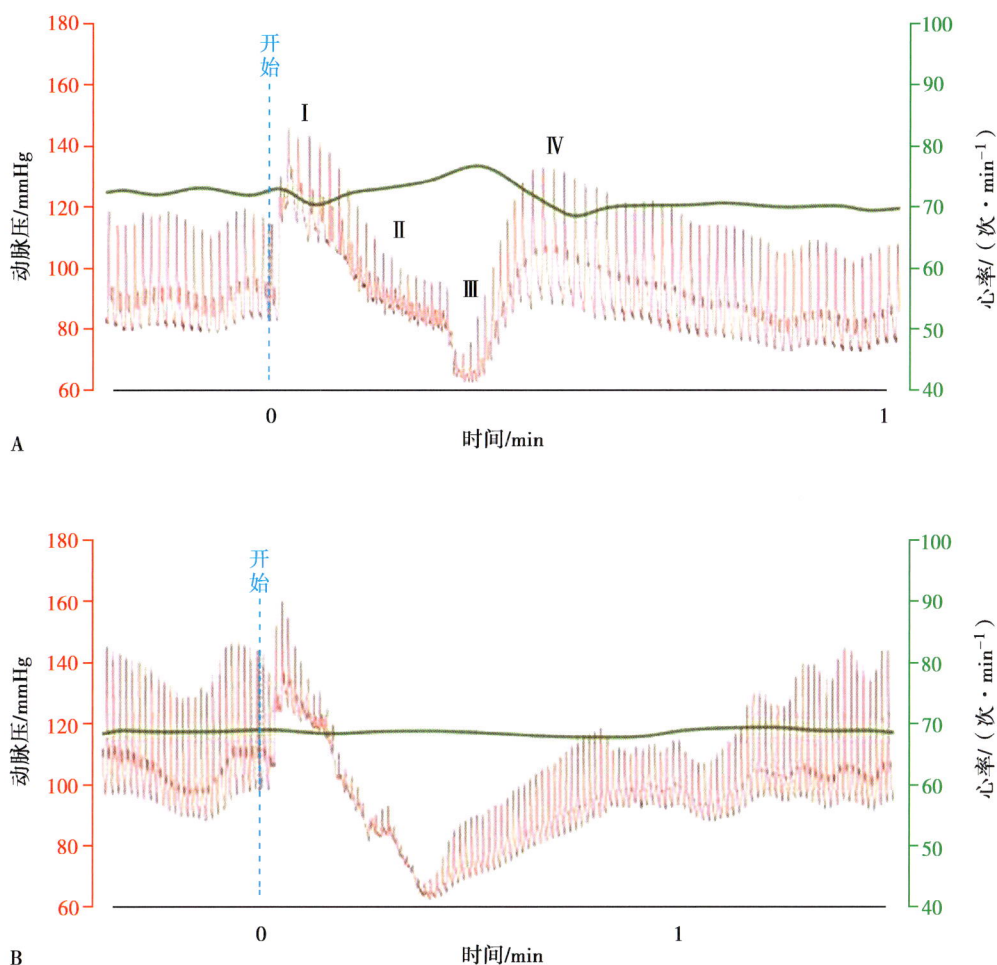

图 4-5-1 Valsalva 动作

A. 健康个体正常 Valsalva 反应的 4 个时相。第Ⅰ阶段：肺部气体充盈压上升，使胸内压升高及每搏输出量短暂增加（机械效应）。第Ⅱ阶段：最初，由于胸内压的增加和静脉回流下降可以观察到明显的血压下降（第Ⅱ阶段早期）；交感神经对血管冲动发放的增加，迷走神经对心脏冲动发放的下降（第Ⅱ阶段后期）。第Ⅲ阶段：患者停止加压呼气；血压短暂下降（机械效应，第Ⅰ阶段的镜像改变）。第Ⅳ阶段：胸内压力恢复到负压，静脉回心血量增加；交感神经的缩血管作用引起血压"超射"，这同时也证实了自主神经系统保持着对心血管系统的调控。心率下降是迷走神经对心脏的影响。B. 自主神经功能衰竭患者的病理性 Valsalav 反应。缺乏心率上升（第Ⅱ阶段）以及血压恢复的延迟（第Ⅳ阶段）是心血管自主神经支配功能降低的特征性表现。

引发代偿性心率加快。同时,低血压通过另一种代偿性自主神经的反射活动,即血管交感神经兴奋冲动发放的增加,造成人体系统血管阻力(总外周血管阻力)的上升。如此,人体通过心率的增加以及血管的收缩抵抗低血压的发生。最后,当患者停止用力呼气(第Ⅲ阶段)并开始正常的呼吸时(第Ⅳ阶段),胸腔内过度的气体压力骤然降低,此时,可以观察到在心率正常的情况下,患者血压典型的"超射"。

强有力的证据表明,在 Valsalva 动作期间,血压没有明显升高和心率没有增加时,考虑为病理性的,为神经源性直立性低血压,这种情况在原发性和继发性自主神经功能衰竭中均可发生,并且用力呼气期间低血压的程度和 / 或失代偿的程度,常常与自主神经功能衰竭的程度和相关症状有关,相反,在呼气期血压显著下降,可发生于疑为情境性晕厥患者,但心脏变时反应正常。例如:某些形式的情境性晕厥,如咳嗽、铜管乐器演奏、唱歌和举重。

二、深呼吸试验

在深呼吸试验中,患者需要在连续心率和血压的监测下进行时长 1min,频率为 6 次 /min 的深呼吸。在健康个体中,心率在吸气时加快,呼气时减慢(图 4-5-2)。该现象被称作呼吸性窦性心律不齐,是由心脏副交感神经(迷走神经)所控制的。血压、心排血量以及总外周阻力也可以同时观察到类似的起伏现象。这种起伏振荡是由于节律性呼吸活动所导致的胸内压变化引发的。在年龄大于 50 岁的健康个体中,深呼吸时心率的变化≥15 次 /min(即所谓的呼气 / 吸气指数或 E/I 指数)。而在心血管自主神经功能衰竭的患者中,由于分布于心脏的副交感自主神经纤维的退变,心率的变化在深呼吸时明显减弱甚至完全消失。通过总外周阻力振荡的减弱,以及非神经呼吸介导的血压及心排血量波动的出现,也可以证实患者血管交感神经调控的缺失。

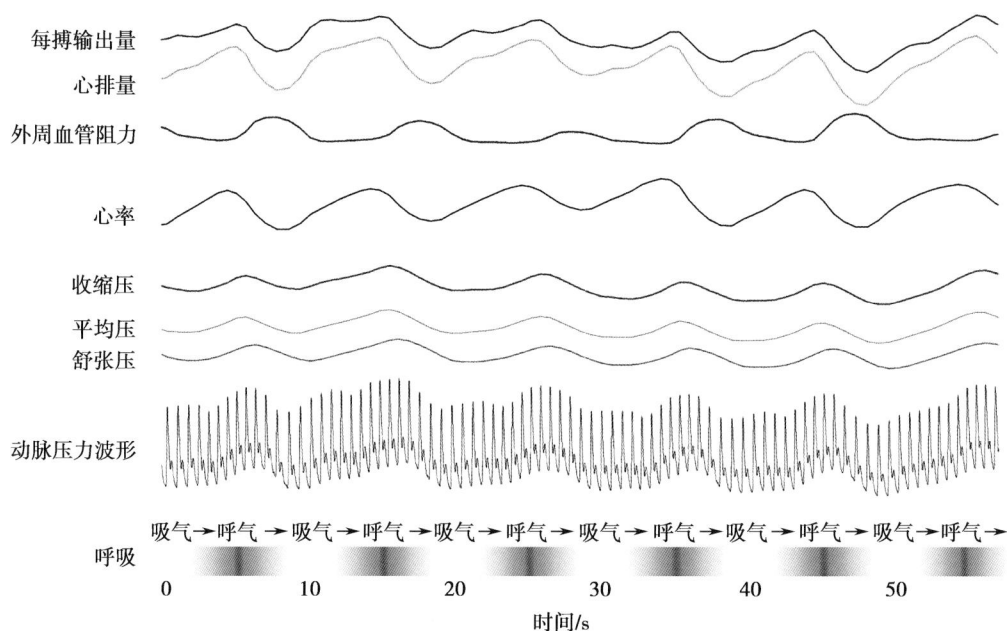

图 4-5-2　深呼吸试验

健康测试者的深呼吸试验。请注意其测试期间的心率调节变化。

三、24h动态血压监测

24h动态血压监测（ambulatory blood pressure measurement，ABPM）和家庭血压监测（home blood pressure monitoring，HBPM）越来越多地应用于诊断和评估高血压疗效。对于有自主神经功能病变的患者来说，有充分的证据表明直立性低血压常与夜间"非杓型高血压"或者甚至"反杓型高血压"相关，与治疗和预后相关。这些患者，ABPM可用来评估夜间高血压、餐后低血压、运动和药物引起的低血压以及监测抗高血压治疗的不良反应，并发现其他疾病，如睡眠呼吸暂停。有证据表明，ABPM比单一诊室血压测量更好，可能检测到日常生活中直立性低血压的程度。在自主神经功能衰竭患者中，直立性低血压时常与夜间"非杓型"甚至"反杓型"血压相关联（图4-5-3）。

HBPM可用于评估直立不耐受的病因，即明确症状是由于直立性低血压还是由于其他原因造成的，比如帕金森病患者眩晕或运动失衡或者多系统萎缩。目前证据尚不充分。另外，HBPM可以用于阐明在PPS发作期间血压不降低。

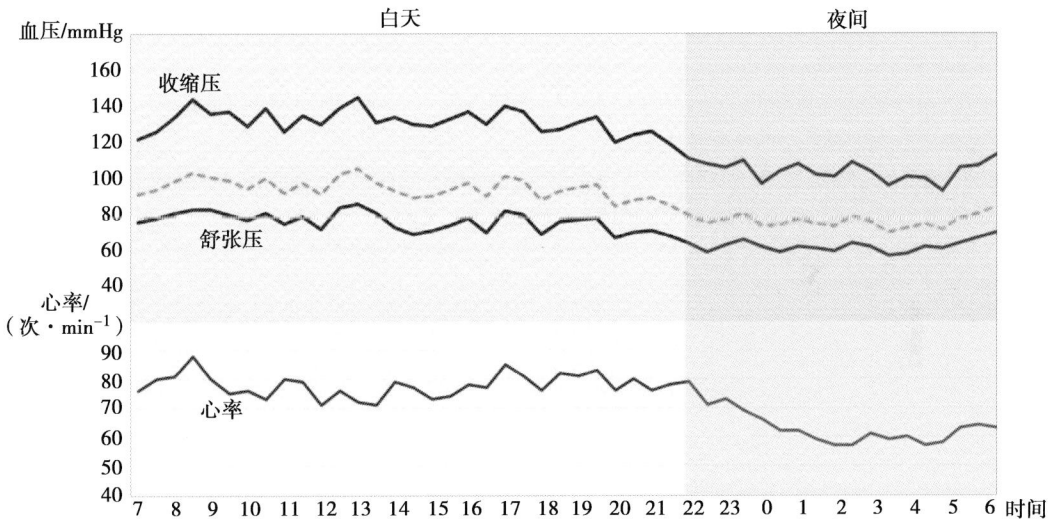

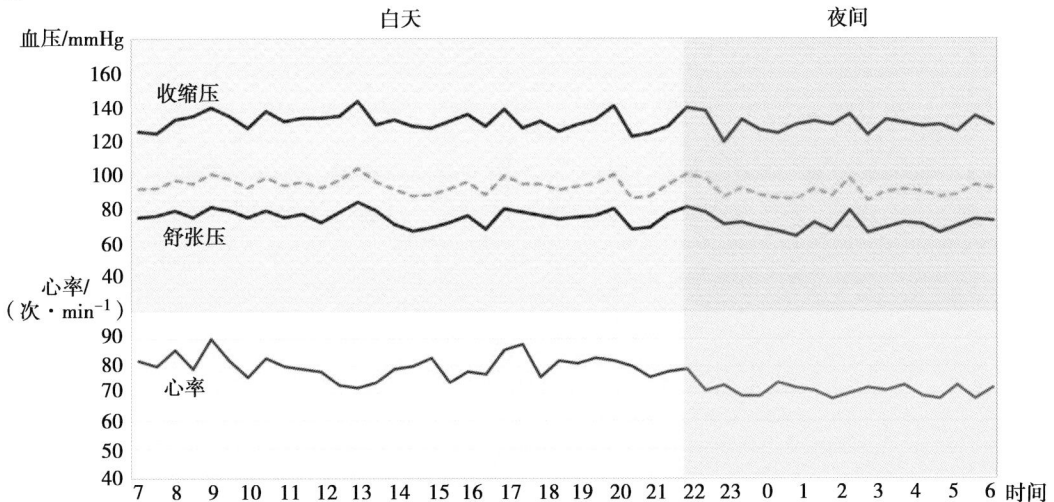

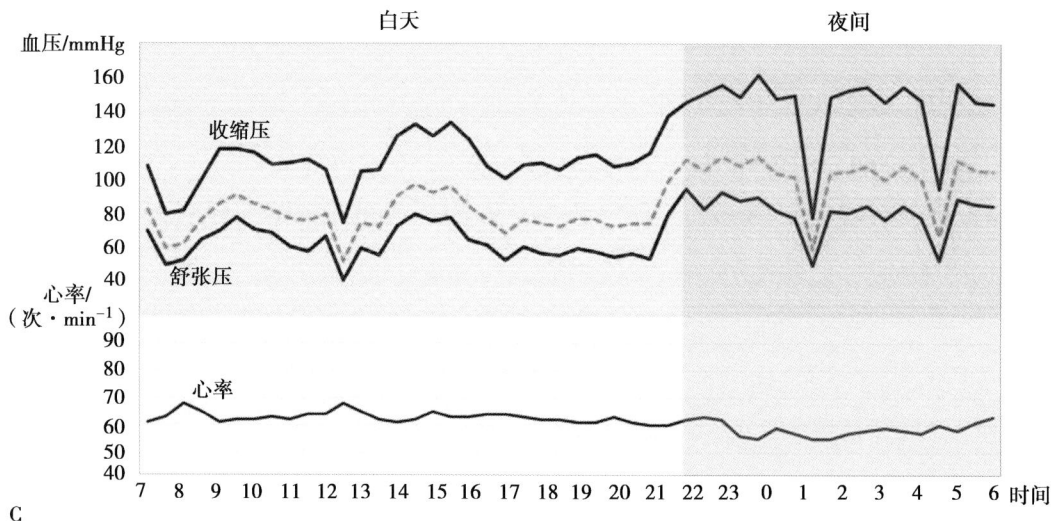

图 4-5-3 24h 动态血压监测的夜间血压模式

A. 杓型(夜间血压较日间血压下降>10%);B. 非杓型(夜间血压较日间血压下降<10%);C. 反杓型(夜间血压较日间血压升高)。

四、自主神经功能检测的注意事项

自主神经功能的评估须在专门的实验室内进行,以详尽分析心血管交感神经及迷走神经的功能活动,力图确认晕厥发生的根本原因是否因自主神经功能衰竭所引发。由于没有任何一种单一的自主神经功能检测方法可以提供对自主神经系统的全面评估,因此,对于不同的临床问题,可能需要选择不同的自主神经功能的评测方法。

自主神经功能的检测应由受过自主神经功能检测专业培训并能对检测结果进行正确分析、解释的专家进行。检测所需设备包括:连续逐搏血压监测仪、心电监护仪、电动倾斜床、24h 动态血压监测设备,以及根据测试所需的其他专业设备。检测最好选择在正午前安静的环境中进行。房间温度应控制在 21~23℃之间。检测前 3h 起,患者应禁食;检测当日,患者须避免吸烟(尼古丁)以及饮用含有咖啡因或牛磺酸的饮料。

(刘杰昕)

参考文献

1. NOVAK P. Assessment of sympathetic index from the Valsalva maneuver[J]. Neurology, 2011, 76(23): 2010-2016.

2. JONES PK, GIBBONS CH. The role of autonomic testing in syncope[J]. Auton Neurosci, 2014, 184: 40-45.

3. BASCHIERI F, CALANDRA-BUONAURA G, DORIA A, et al. Cardiovascular autonomic testing performed with a new integrated instrumental approach is useful in differentiating MSA-P from PD at an early stage[J]. Parkinsonism Relat Disord, 2015, 21(5): 477-482.

4. ROCCHI C, PIERANTOZZI M, GALATI S, et al. Autonomic function tests and MIBG in Parkinson's disease: correlation to disease duration and motor symptoms[J]. CNS Neurosci Ther, 2015, 21(9): 727-732.

5. PARATI G, STERGIOU G, O'BRIEN E, et al. European Society of Hypertension practice guidelines for ambulatory blood pressure monitoring[J]. J Hypertens, 2014, 32(7): 1359-1366.

6. SCHMIDT C, BERG D, HERTING, et al. Loss of nocturnal blood pressure fall in various extrapyramidal

syndromes[J]. Mov Disord, 2009, 24(14): 2136-2142.

7. VOICHANSKI S, GROSSMAN C, LEIBOWITZ A, et al. Orthostatic hypotension is associated with nocturnal change in systolic blood pressure[J]. Am J Hypertens, 2012, 25(2): 159-164.

8. FANCIULLI A, STRANO S, NDAYISABA JP, et al. Detecting nocturnal hypertension in Parkinson's disease and multiple system atrophy: proposal of a decision-support algorithm[J]. J Neurol, 2014, 261(7): 1291-1299.

9. BRIGNOLE M, MOYA A, DE LANGE FJ, et al. Practical Instructions for the 2018 ESC Guidelines for the diagnosis and management of syncope[J]. Eur Heart J, 2018, 39(21): e43-e80.

第六节　心电图监测

【关键点】

1. 晕厥的诊断离不开心电图监测技术,应根据晕厥发作的频率及晕厥与心律失常的相关性选择不同的监测设备。

2. 对于患者具有临床表现或心电图提示可能危及生命的心律失常时,院内心电监测应作为首选。

3. 低风险的晕厥或晕厥先兆发作频繁(≥1次/周)或具有反复发作病史的晕厥患者,应用1~7d的动态心电监测。

4. 对于频繁发作晕厥或先兆晕厥(≥1次/周)或有集中晕厥发作病史的患者,可选用体外循环记录仪(ELR)和院外无线监测系统(MCOT)。ELR和MCOT是识别复发性晕厥患者(症状间隔≤4周)是否为低风险的最佳工具。

5. 植入式循环记录仪(ILR)适用于综合评估并未证实晕厥的原因或临床及心电特征提示心律失常性晕厥需要特殊治疗的高危患者,以及怀疑或确诊反射性晕厥频繁发作或损伤性晕厥发作的患者。

目前常用于心电监测的主要检查项目有:床旁心电监测、动态心电图监测、心脏事件监测(体外和植入性)及近年来应用比较广泛的远程心电实时监测。本节通过对不同时程、不同功能心电图监测技术在诊断晕厥的适应证及临床应用方面进行阐述,为根据患者不同情况选择适宜的心电图监测技术提供临床指导。

通过心电图监测技术诊断晕厥需要对事件发生进行同步的记录。心电图记录与症状的相关性为晕厥与心律失常的关系提供了最强证据,相反,若未记录到心律失常,可以排除心律失常的病因所致的晕厥,在任何情况下,心电图证据要强于其他实验室获得的证据。因此,了解晕厥在设备监测期间发生的可能性,是选择适当监测设备的关键,一般情况下,动态心电图监测1~7d,体外循环记录仪/院外无线监测系统(ELR/MCOT)装置为4周,植入式循环记录仪(ILR)最长为3年。

一、心电图监测的分类与诊断标准

根据晕厥发作的频率及晕厥与心律失常的相关性选择监测设备,一般原则是:①长程动态心电图监测适用于与心律失常相关的晕厥患者;②存在潜在的恶性心律失常事件或近期可能晕厥复发的患者应选择短程心电监测;③对于数月或数年发生晕厥的低风险患者,选择MCOT或ILR。

尽管检测时程与技术的不同,但用于评判晕厥的心电图标准是一致的。具体标准:①发现晕厥与心律失常(缓慢性或快速性)相关即可诊断心律失常性晕厥;②未发现相关,但 ECG 监测发现莫氏Ⅱ型或三度房室传导阻滞或心室停搏 >3s(需排除年轻运动员、睡眠状态下、药物、室率控制的房颤),或持续时间较长的阵发性 SVT 或 VT 也可诊断为心律失常性晕厥;③如果晕厥发作时没有发现心律失常则可排除心律失常性晕厥。

二、院内心电监测

根据危险分层,院内心电监测(床旁或遥控)是对致命性心律失常高危患者进行的一种检查,通过数天的监测,可能会对一些临床症状或心电图异常提示心律失常性晕厥有一定的诊断价值,尤其在晕厥发作后立即应用时。尽管在目前条件下,该检查的诊断有效率仅有 16%,但已被证明能够避免一些患者发生危险。

一般来说,晕厥更有可能发生在事件发生后的数小时或数天内,患者由于受到原发性心源性心律失常或反射性晕厥的影响而再次发生晕厥。以上这些情况证实了早期使用长时程院内监测的必要性。

院内心电监测适应证:当患者临床表现或心电图提示可能危及生命的心律失常时,需要立即行院内心电监测(床旁或遥测)进行评估。

三、动态心电监测

绝大多数患者发生晕厥后几周,几个月甚至几年再未有晕厥发生,因此,与心电图相关的晕厥症状很少能通过常规的 24h 或 48h 动态心电图监测发现。在汇集了关于晕厥患者行动态心电图监测的 8 项研究结果的综述显示,只有 4% 的患者症状与心律失常相关。而对于常规行动态心电图的人群中,晕厥的检出率可能只有 1%~2%。此外,由于许多"诊断"是基于无症状的不严重的心律失常的结果,因此晕厥的机制可能并不准确,进而所提出的治疗是不合适或无效的,例如,神经介导反射性晕厥的患者中因为动态监测到心动过缓而植入起搏器。因此,这种情况下,动态心电监测对晕厥的诊断能力非常低,此类晕厥患者动态心电监测不应过度应用。

相反,如果症状出现频繁,动态心电监测晕厥可能会更有价值,特别是院内监测到心律失常发生后不久就应用动态心电图。一些研究中的数据表明,少数情况下,动态心电监测的应用对此类患者晕厥有良好的诊断能力,见表 4-6-1。

表 4-6-1　各种长程心电监测在不明原因晕厥中的诊断率

心电监测	急诊单元(a)(n=175)			晕厥单元(b)(n=673)		
	完成例数 (完成率/%)	诊断例数 (诊断率/%)	NND	完成例数 (完成率/%)	诊断例数 (诊断率/%)	NND
24h 动态心电图	12(7)	3(25)	4	166(25)	15(9)	11
体外循环记录仪	4(2)	2(50)	2	9(1)	0(0)	NA
植入式循环记录仪	3(2)	NA	NA	30(4)	NA	NA
合计	19(11)	NA	NA	205(30)	NA	NA

NND:诊断需要的例数;NA:无法获得。

资料来源:(a)=Evaluation of Guidelines in Syncope Study 2(EGSYS-2)study;(b)=Syncope Unit Project(SUP)study。

动态心电监测适应证：①发生事件后，低风险的晕厥或晕厥先兆发作频繁（≥1次/周）或具有历史记录发生过频繁的晕厥患者，应用1～7d的动态心电监测是有用的；②由于在动态心电监测记录期间事件的检出概率较低，广泛使用动态心电监测无用。

四、体外循环记录仪和院外无线检测系统

体外循环记录仪（ELR）可能在频繁晕厥的患者或在4～6周内可能复发自发性晕厥的先兆晕厥患者中发挥最大的作用。这个时间间隔通常是患者能够维持可穿戴ELR的最长时间，佩戴时间缩短，诊断率降低。尽管ELR有适应证，但是，其在临床实践中的应用较少。基于成本的考虑，医生倾向于应用Holter，尽管它们实际上的成本效益较低。在随机对照研究中，ELR证实比动态心电监测具有更高的诊断价值。确实，只有21%的晕厥患者在48h内（即通常动态心电监测时间内）能够诊断，而50%的患者在15d内诊断，90%在33d诊断（后面两项是ELR和MCOT的优势）。

由于晕厥通常在几个月或几年内复发，常常无法预测，对于ELR和MCOT的适应证仅限于一定时期具有高复发概率的患者。当晕厥先兆症状频繁发作时，ELR非常有用。除了晕厥症状外，还有一些非典型的症状，应用ELR主要是要除外心律失常性晕厥。事实上，有1%～15%的患者被证实心律失常是晕厥发生的可能原因，22%～56%的患者被证实心律失常并非晕厥发生的真正原因。

对于较新的自动触发ELR及MCOT，还缺乏更多的经验。MCOT系统可以提供自动心电图检测（与传输）包括预设事件甚至持续24h循环的记录。因此，与传统的ELR相比，增加了诊断能力，MCOT系统在通知医师之前还可以提供诊断中心对记录的分析。应用新的自动触发装置，能记录到许多无症状的心律失常。需要强调的是，如果缺乏与晕厥相关的症状，大多数无症状心律失常对确定晕厥诊断的阳性预测值是不确定的，应该持续监测直至记录到出现晕厥症状时的心电图而确诊。

ELR及MCOT适应证：①在大多数晕厥患者的评估中，ELR和MCOT可以替代动态心电图，且被证实是有效的。对于频繁发作晕厥或先兆晕厥（≥1次/周）或有集中晕厥发作病史的低风险患者，晕厥发作后立即应用ELR和MCOT进行监测。并且ELR和MCOT是复发性低危晕厥患者（症状间隔≤4周）的最佳监测工具。②MCOT特别推荐应用于无法触发监护装置或无法识别心律失常发生的患者（如心律失常触发失败，发生于睡眠中的心律失常，心律失常发生于认知障碍的患者）。MCOT不仅可以保存检测到的心律失常，而且可以将其自动传输至服务中心进行24h/7d监测。

五、植入式循环记录仪

发作不频繁的晕厥患者（每月发作不超过1次）很难被上述动态心电监护系统诊断。在这种情况下，应考虑安装植入式循环记录仪（ILR）。ILR很容易被植入并可以以起搏器及ICD相同的方式进行远程程控。然而，目前的ILR未提供服务中心，因此，需要医务人员将患者的症状与记录联系起来进行回访评估。

1. ILR在晕厥诊断中的价值　许多观察性研究和4项随机研究对ILR的使用进行了研究。发现ILR的诊断率高于常规检查，主要是因为延长了监测时间。ILR对不明原因晕厥的诊断更迅速，随机评估试验研究将60例随机分为两组：常规2～4周ELR检查、电生理检查和直立倾斜试验或长期ILR监测1年。这项研究发现，与传统方法相比，早期ILR

植入更有效(52% *vs.* 20%)。一项多国参与关于不明原因反复晕厥的诊断与治疗的研究显示,570 例患者平均随访 10 个月,有 78% 的患者在 ILR 监测中确诊。在一项荟萃分析中,Solbiati 通过 4 项随机对照研究报道了 ILR 的诊断结果:接受 ILR 检查与接受常规检查的患者之间诊断数量有显著差异,患者症状与心电图相关性高达 88%,且诊断价值随观察时间增加而增加。ILR 也为晕厥机制和治疗策略提供了依据。

老年患者晕厥的诊断率较高,一项研究表明,大于 65 岁的患者晕厥复发率高于小于 65 岁的患者(56% *vs.* 32%),且在晕厥发生时更容易出现心律失常(44% *vs.* 20%)。另一方面,无论患者是否存在结构性心脏病,其晕厥诊断率相似(包括心电图异常)。然而合并有结构性心脏病的患者更容易发生阵发性房室传导阻滞及快速性心律失常,而未合并结构性心脏病的患者更易发生窦性心动过缓 / 窦性停搏或无心律失常发生。初步评估反射性晕厥患者植入 ILR 后观察到类似的结果见图 4-6-1。在这些病例中,长 10~15s 的心脏停搏(可能由于窦性停搏或房室传导阻滞引起)是最常观察到的事件。在这些患者中,植入 ILR 有助于了解确切的发生机制及指导特异性治疗。

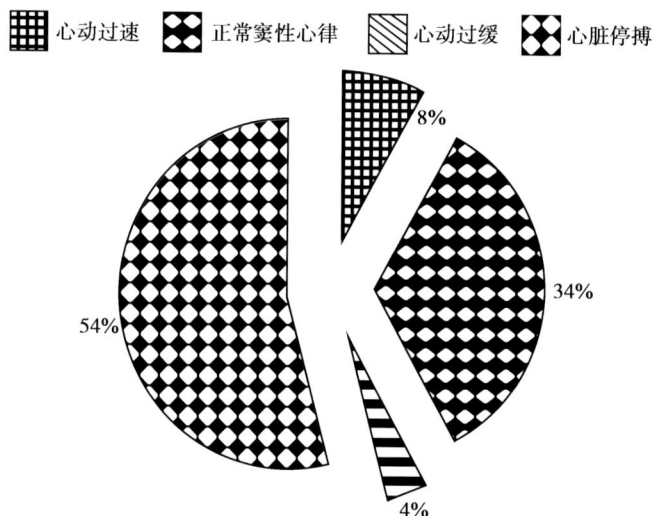

图 4-6-1 初始评估反射性晕厥患者早期安装 ILR 的心电图诊断分布

总之,植入式循环记录仪用于性质未确定的短暂意识缺失的疑难患者,目的是明确排除心律失常的病因。如怀疑癫痫但治疗无效的患者,重度抑郁疾病合并频发不明原因晕厥发作的患者,或者老年人不明性质的非意外跌倒等。

2. ILR 适应证 ①低危不明原因晕厥;②束支传导阻滞合并间歇性房室传导阻滞、电生理检查完全阴性的患者;③怀疑癫痫的患者经治疗后无效;④不明原因摔倒;⑤HCM、致心律失常性右室心肌病(ARVC)或原发性心电疾病。

ILR 适用于综合评估未证实晕厥原因或需要特殊治疗的高危患者,临床及心电特征提示心律失常性晕厥的患者,低危不明原因晕厥的患者,特别是对于原因不明晕厥的患者可能在仪器电池寿命内发生晕厥的患者(即 2 年内 3 次或以上晕厥发作)。而且 ILR 适用于筛查"疑难"短暂性意识丧失患者来排除心律失常性晕厥,这些患者晕厥性质尚不清楚。

心律失常性晕厥可能性小的患者不建议植入 ILR。一般而言,ILR 的植入的有效性很大程度上是因人而异的,对于晕厥在电池寿命内复发可能性小的患者,抑或根据心电特征治疗不依赖于事件发生的患者,ILR 是不适用的。图 4-6-2 为概要流程图。

　　3. 记录结果的分类　由于 ILR 记录晕厥时发现的多样性和节律干扰的心电图改变,研究者提出了一个分级方法,用于研究以及临床实践(表 4-6-2):1 型(心脏停搏)发生率为63%;2 型(心动过缓)发生率为 5%;3 型(无或轻度节律变化)发生率为 18%;4 型(心动过速)发生率为 14%。

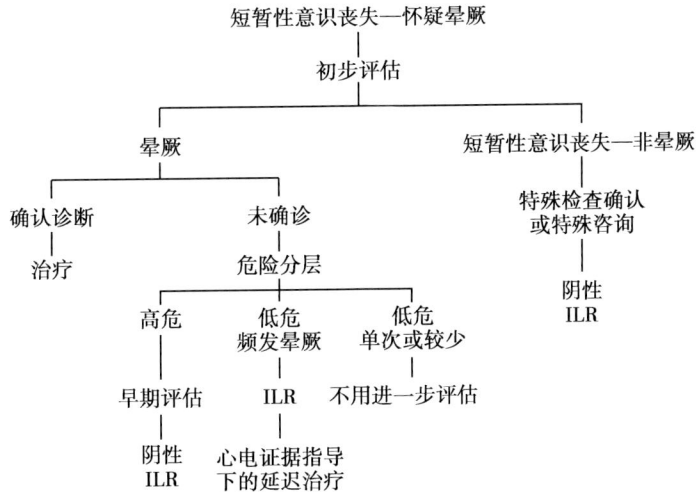

图 4-6-2　晕厥诊断中 ILR 的适应证

ILR:植入式循环记录仪。

表 4-6-2　用 ILR 获得的 ECG 记录的分类与其可能相关机制

分类	描述	建议机制
1 型,心脏停搏	RR 间期≥3s	
● 1 型 A 类,窦性停搏	进行性窦性心动过缓或初始为窦性心动过速随后变为进行性窦性心动过缓直至窦性停搏	可能与反射相关
● 1 型 B 类,窦性心动过缓 + 房室传导阻滞	进行性窦性心动过缓随后发生房室传导阻滞(和心室停搏)伴随窦率下降	可能与反射相关
● 1 型 C 类,房室传导阻滞	突发房室传导阻滞(和心室停搏)并伴随窦率增加	可能为先天性的
2 型,心动过缓	心率降低>30% 或<40 次 /min 超过 10s	可能与反射相关
3 型,没有或轻微的节律变化	心率变化<30%,心率>40 次 /min	机制不明
4 型,心动过速	心率增加>30% 或>120 次 /min	
● 4 型 A 类	进行性窦性心动过速	机制不明
● 4 型 B 类	房颤	心律失常
● 4 型 C 类	室上性心动过速(窦性除外)	心律失常
● 4 型 D 类	室性心动过速	心律失常

资料来源:ISSUE 分类。

ISSUE 分类病理生理方面可以帮助区分心律失常性晕厥的多种类型，从而指导不同类型的诊断、治疗以及预后。因此，该分类法是一个主要的研究工具。

在 1 型 A 类、1 型 B 类和 2 型（表 4-6-2）中发现渐进性的窦性心动过缓，或渐进性的窦性心动过速伴随渐进性的窦性心动过缓，常常伴随心室停搏归因于窦性停搏，提示晕厥在本质上是反射性的。在 1 型 C 类中发现长的心室停搏归因于突发的房室传导阻滞伴随着窦性心律增快，提示另外一种机制，也就是像阿 - 斯综合征中观察到的希氏束 - 浦肯野纤维系统的疾病。在 4 型 B 类、4 型 C 类和 4 型 D 类（表 4-6-2）中原发性心律失常是典型的晕厥发生机制。在其他的类型（3 型和 4 型 A 类，表 4-6-2）中，并未检测到心律失常，因为事件发生的同时血压数据的缺失，造成晕厥的性质仍然不确定；然而，晕厥发生时心率的渐进性增快或降低，提示心血管系统的激活和低血压机制的可能。

4. **ILR 对治疗的指导价值**　由于监测中长时间心脏停搏是晕厥复发时最常见的原因，因此在 ILR 评估后常常需要心脏起搏治疗：起搏器植入的范围涵盖 12% 的反射性晕厥患者和 44% 的束支传导阻滞患者。综合 9 个研究的数据取其平均值可发现，最终在 1 217 例患者中有 219 例患者植入了起搏器（18%），这个结果与 ILR 记录的晕厥比例（42%）一致。同时约 1% 的患者接受 ICD 和导管消融术治疗。最终，约 1/3 的患者由于非心律失常性晕厥而接受其他治疗。

接受起搏治疗的患者的转归数据较少。一般来说，ILR 引导的心脏起搏降低了心搏骤停患者的晕厥负荷，但并不能预防所有晕厥。ILR 不能改变非心律失常性晕厥的病程。在 ISSUE 2 研究中，在未用 ILR 引导的特殊治疗的对照组患者中，1 年晕厥负荷为（0.83±1.57）每人年，而在经过起搏器治疗的患者中，1 年晕厥负荷下降到（0.05±0.15）每人年（相对危险度降低 87%，P=0.001）。Sud 等的研究发现，通过植入心脏起搏器，每年 ISSUE 分类的 1 型 A 类或 1 型 B 类心电图表现的患者晕厥负荷从 2.17 下降到 0.45（P=0.02），同时 1 型 C 类的晕厥患者的晕厥负荷从 4.57 下降到 0（P=0.001）。

5. **技术方面**　尽管 ILR 设备有手动和自动功能，即使是新型仪器也存在对心律失常的假阳性结果和漏检情况。这种情况平均发生于 5%～9% 的患者（占所有事件的 16%）。

虽然自动激活的功能可增加诊断能力，但这项功能会造成过度诊断和假性心律失常。在 ILR 记录中的假性心律失常的原因包括正常窦性心律及心律失常时突发的 R 波信号振幅下降，以及与仪器的放大器饱和度、T 波及肌电过度感知相关的短暂的 ECG 信号丢失有关。通过对先前一项有 2 613 个记录的大型系列数据系统地分析发现，用 ILR 对 533 例患者进行自动诊断，结果发现，总共有 71.9% 的事件 ILR 诊断不正确，并且至少有 88.6% 的患者有 1 项或多项诊断不正确的事件。即使大多数误判易被识别，但仍有可能导致误诊，从而发生无用的治疗。新一代的 ILR 的相关数据仍然缺失。因此，避免误判仍然是未来研究和仪器发展的首要方向。

最后，像所有植入装置一样，ILR 也同样具有囊袋感染的风险。这种并发症，可能发生在围手术期或随访后期，根据报告，发生率为 1%～5%。幸运的是，由于目前的 ILR 不需要血管内电极，设备的移除相对简单。

六、院外无线检测系统在晕厥中的诊断价值

虽然实验室检查，尤其是颈动脉窦按摩（CSM）和直立倾斜试验，为反射性晕厥提供了良好的诊断价值，但心源性晕厥患者很少能够通过心脏实验室检查诊断。无论是内在心脏

性还是外在反射性引起的心律失常性晕厥,长时程动态心电图监测已成为最有效的诊断策略。MCOT 记录系统同样也是有效的诊断工具;这些设备具有自动检测心律失常并进行传输的功能,可以为患者提供症状发生时或近期传输的功能。传统的记录仪对晕厥评估并无作用,因为它不具备回放"循环"的功能,并且需要患者自主激活仪器,而实际上晕厥时患者无法做到。住院监测、动态心电图和 ELR 对于不明原因的晕厥患者的诊断能力都不超过5%。但由于他们在少数患者的诊断中起到作用,因此其诊断价值仍然得到承认,每 2~10例待评估患者中即可诊断 1 例。最后,ILR 基本上未在临床实践中得到充分利用。尽管如此,应用严格的诊断标准约 1/3 的患者能够被诊断(记录到晕厥复发)。如果采用非严格标准(晕厥先兆和无症状性心律失常),其诊断价值将会提升到 50% 以上。换句话说,每植入2~3 个 ILR,即可得到晕厥原因的诊断。

七、心电监测设备的选择

心电监测设备的选择主要依据晕厥发作的频度,具体见表 4-6-3。

表 4-6-3 心电监测设备的选择

设备类型	设备描述	患者选择
动态心电图仪	• 便携式电池驱动设备 • 连续记录 24~72h,较新的设备可以达 2 周 • 通过患者事件日志和患者触发注释可以获得症状 - 心律的相关性心电图	• 症状足够频发使其在较短的监测时间内(24~72h)可被检测到[a]
患者触发的电话传送监测仪(事件监测仪)	• 经模拟电话线将患者触发的数据(现时的或储存的)传送到中央遥控监测站(如医师办公室)的记录设备	• 在 2~6 周内可能复发的频发、自发症状 • 在突然丧失能力的无先兆晕厥患者中使用受限
体外循环记录仪(患者触发或自动触发)[b]	• 经数周或数月连续记录和存储节律数据的设备 • 患者触发或自动触发(如记录无症状的心律失常)记录事件,可以记录触发事件的前(3~14min)、中、后(1~4min) • 较新的设备配有蜂窝电话,经无线网络自动传送触发数据至远程监测系统	• 可能在 2~6 周内复发的与晕厥相关的频发、自发症状
体外胸贴记录仪	• 连续记录和存储心律数据的胸贴设备,通过患者触发使症状和心律发生关联 • 无导联或导线,黏附于胸壁 / 胸骨 • 2~14d 的多种模式的记录 • 评估心房颤动负荷的准确工具 • 患者触发或自动触发(如记录无症状的心律失常)记录事件,可记录到触发事件的前、中、后的心电图	• 可考虑为体外循环记录仪的替代方法 • 鉴于其无导线、可准确地自己应用、大都防水、比体外循环记录仪更舒适简便,可能提高依从性 • 不像动态心电图仪及其他体外监测仪,它只有一个导联的记录
心脏移动远程记录仪	• 患者在家中通过预设的心律失常监测程序自动记录数据,或患者手动触发记录数据(可达30d),并将数据传送到交流中心的设备 • 监测有意义的心律失常;监测器通过无线网络自动传送患者的心电图数据至中央监测站,监测站有专业技术人员全天 24h 值班 • 它能够实时、即刻反馈给医疗人员进行评估	• 晕厥相关的自发症状与心律相关联 • 需要实时监测心律的高危患者

续表

设备类型	设备描述	患者选择
植入式循环记录仪	<li>皮下植入设备,电池寿命2~3年</li><li>由患者(或者家庭成员目击者)触发记录存储事件</li><li>设备可以经电话传送,也可以通过远程自动监测有意义的心律失常</li>	<li>经初始检查不能诊断的、怀疑心律失常病因的、复发性、非频繁的不能解释的晕厥(或可疑的不典型反射性晕厥),无论是否有结构性心脏病</li>

ᵃ 包括病史、体检和 12 导联心电图;可能包括非诊断性的直立倾斜试验或电生理检查。ᵇ 能够记录日志,从而有可能发现与心律失常相关联事件的患者具有较高的诊断率。

八、心电监测设备在晕厥中的应用前景

尽管动态心电图监测和 ELR 在诊断晕厥方面的价值有限,但大多数国家(美国除外)目前无法使用 MCOT,所以 ILR 有可能成为病因不明的复发性晕厥患者诊断的参考标准。目前临床上 ILR 应用较少。在近期的两项大型多中心研究中,分别得出的结论是只有 2% 和 4% 的不明原因晕厥患者使用 ILR。基于指南晕厥单元患者管理的前瞻性、多中心、系统性研究的研究者估计有指征的患者应该是实际观察的 4 倍(16%,而不是 4% 的不明原因的晕厥患者);估算一般人群对 ILR 植入的相应需求为每百万居民每年将达到 120 个 ILR,而不是观察的每百万居民中每年仅有 30 人的需求。

ILR 很可能变得越来越重要,其可能在许多其他现有的常规检查之前即被应用。ILR 指导治疗的最终目标应该是改善患者的临床预后,即预防晕厥复发、严重受伤和死亡。ILR 指导策略究竟比常规评估策略优越多少仍需大量数据来证明。

持续的长期 ECG 遥测(尤其是 MCOT)正在逐渐成为广泛接受的诊断方法。数据通过标准电话线路或通过互联网传输到安全的网络,例如用于目前技术支持的远程监测起搏器和除颤器。新一代仪器可用于自动识别各种心律失常,尤其是房颤的发作。为此,类似于已在 ICD 中应用的 R-R 循环分析算法和高级识别标准已被引入监测系统。基于先进的电信技术的远程监测,不仅包括 ECG 记录,同时也包括其他的生理测量数据,都将有可能用于慢性病患者的管理。这将有可能近乎持续地自动获得 ECG 评估数据及其他生理信号(例如,血流或血压及脑电图)。此外,如果涉及相关症状及其他方面信息,患者可将存储在仪器里的诊断信息进行手动传输,以供日后随访或事后跟进。

血压记录对大多数临床 T-LOC 情况至关重要,并可为晕厥治疗提供重要信息。然而目前的长期血压(或替代品)记录系统并不是用于晕厥评估的最佳选择。

(石亚君)

参考文献

1. MOYA A, SUTTON R, AMMIRATI F, et al. Guidelines for the diagnosis and management of syncope (version 2009)[J]. Eur Heart J, 2009, 30(21): 2631-2671.

2. BRIGNOLE M, VARDAS P, HOFFMAN E, et al. EHRA position paper. Indications for the use of diagnostic implantable and external ECG loop recorders[J]. Europace, 2009, 11: 671-687.

3. LINZER M, YANG EH, ESTES NA, et al. Diagnosing syncope. Part II: Unexplained syncope[J]. Ann Intern Med, 1997, 127: 76-86.

不熟悉人体结构怎敢当医生！

——几代解剖学家集腋成裘，为你揭示人体结构的奥妙

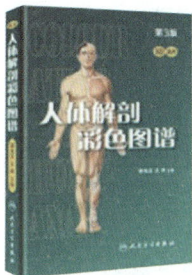

《人体解剖彩色图谱》（第 3 版 / 配增值）

——已是 100 万[+]读者的选择

读者对象： 医学生、临床医师

内容特色： 医学、美学与 3D/AR 技术的完美融合

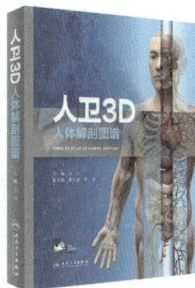

《人卫 3D 人体解剖图谱》

—— 数字技术应用于解剖学出版的"里程碑"

读者对象： 医学生、临床医师

内容特色： 通过数字技术精准刻画"系解"和"局解"所需展现的人体结构

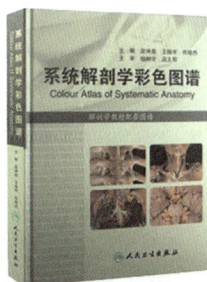

《系统解剖学彩色图谱》

——"系解"和"局解"淋漓尽致的实物展现

读者对象： 医学生、临床医师

内容特色： 分别用近 800 个和 600 个精雕细刻的标本"图解"系统解剖学和局部解剖学

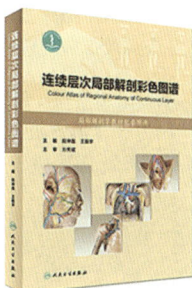

《连续层次局部解剖彩色图谱》

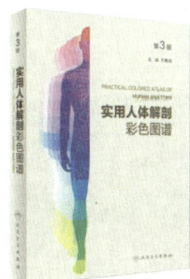

《实用人体解剖彩色图谱》（第 3 版）

——已是 10 万[+]读者的选择

读者对象： 医学生、临床医师

内容特色： 通过实物展现人体结构，局解和系解兼顾

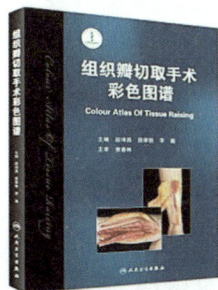

《组织瓣切取手术彩色图谱》

——令读者发出"百闻不如一见"的惊叹

读者对象： 外科医师、影像科医师

内容特色： 用真实、新鲜的临床素材，展现了 84 个组织瓣切取手术入路及线管的解剖结构

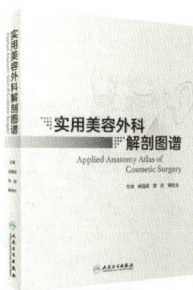

《实用美容外科解剖图谱》

——集美容外科手术操作与局部解剖于一体的实用图谱

读者对象： 外科医师

内容特色： 用 124 种手术、176 个术式完成手术方法与美学设计的融合

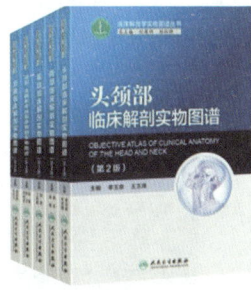

《临床解剖学实物图谱丛书》（第 2 版）

——帮助手术医师做到"游刃有余"

读者对象： 外科医师、影像科医师

内容特色： 参照手术入路，针对临床要点和难点，多方位、多剖面展现手术相关解剖结构

临床诊断的"金标准"

——国内病理学知名专家带你一起探寻疾病的"真相"

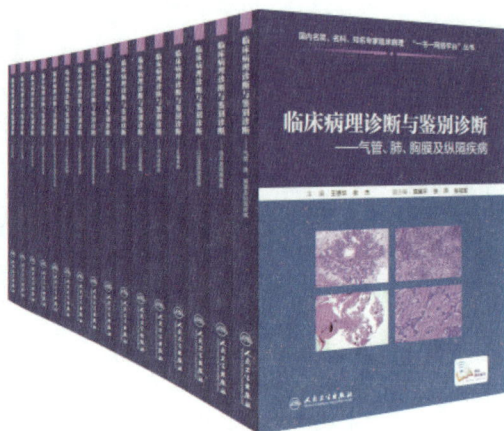

《临床病理诊断与鉴别诊断丛书》

——国内名院、名科、知名专家对临床病理诊断中能见到的几千种疾病
进行了全面、系统的总结，将给病理医师"震撼感"

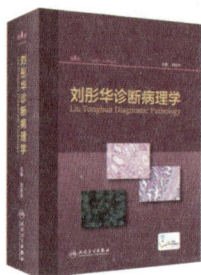

《刘彤华诊断病理学》
（第4版/配增值）

——病理科医师的案头书，二十年
打磨的经典品牌，修订后的第4版在
前一版的基础上吐陈纳新、纸数融合

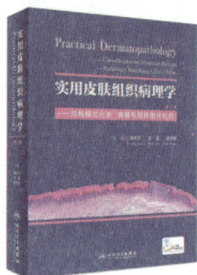

《实用皮肤组织病理学》
（第2版/配增值）

——5000余幅图片，近2000个二
维码，973种皮肤病有"图"（临
床图片）有"真相"（病理图片）

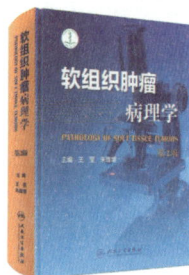

《软组织肿瘤病理学》（第2版）

——经过10年精心打磨，以4000
余幅精美图片为基础，系统阐述各
种软组织肿瘤的病理学改变

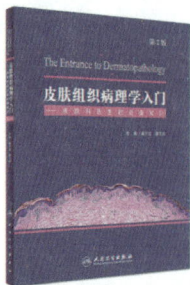

《皮肤组织病理学入门》（第2版）

——皮肤科医生的必备知识，皮肤
病理学入门之选

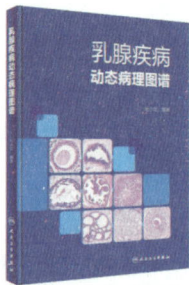

《乳腺疾病动态病理图谱》

——通过近千幅高清图片，系统展
现乳腺疾病病理的动态变化

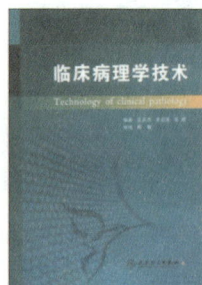

《临床病理学技术》

——以临床常用病理技术为单元，
系统介绍临床病理学的相关技术

第三轮全国高等学校医学研究生"国家级"规划教材

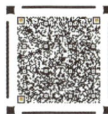

创新的学科体系，全新的编写思路

授之以渔，而不是授之以鱼　　回顾历史，揭示其启示意义

述评结合，而不是述而不评　　剖析现状，展现当前的困惑

启示创新，而不是展示创新　　展望未来，预测其发展方向

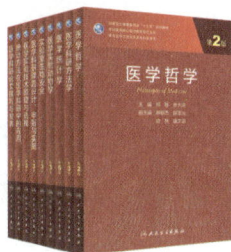

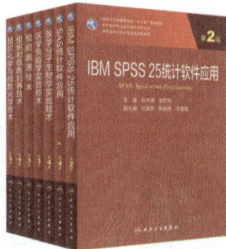

《科研公共学科》　　**《实验技术与统计软件系列》**　　**《基础前沿与进展系列》**

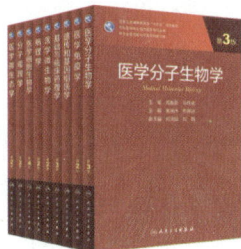

在研究生科研能力（科研的思维、科研的方法）的培养过程中起到探照灯、导航系统的作用，为学生的创新提供探索、挖掘的工具与技能，特别应注重学生进一步获取知识、挖掘知识、追索文献、提出问题、分析问题、解决问题能力的培养

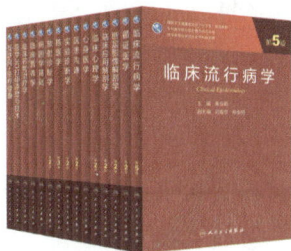

《临床基础与辅助学科系列》　　　　**《临床专业学科系列》**

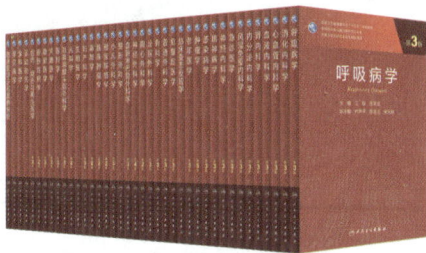

在临床型研究生临床技能、临床创新思维培养过程中发挥手电筒、导航系统的作用，注重学生基于临床实践提出问题、分析问题、解决问题能力的培养

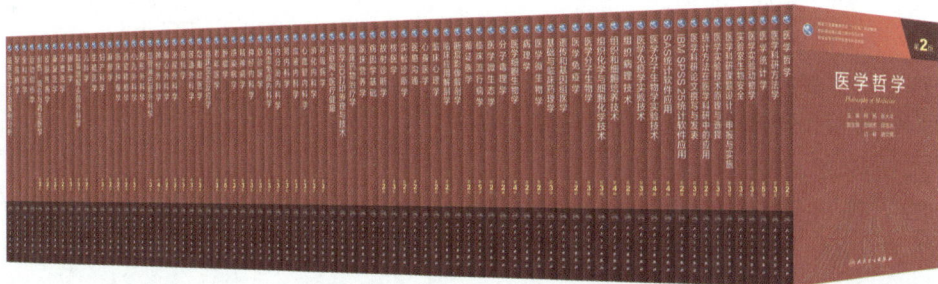

临床医生洞察人体疾病的"第三只眼"

——数百位"观千剑而识器"的影像专家帮你练就识破人体病理变化的火眼金睛

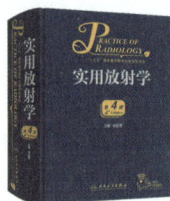

《实用放射学》
第 4 版

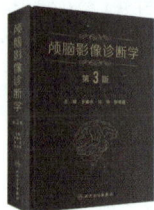

《颅脑影像诊断学》
第 3 版

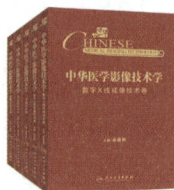

《中华医学影像
技术学》

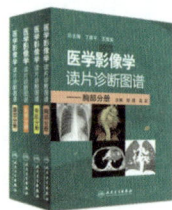

《医学影像学读片诊断
图谱丛书》

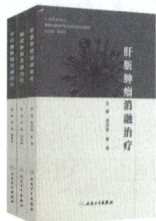

《中国医师协会肿瘤消
融治疗丛书》

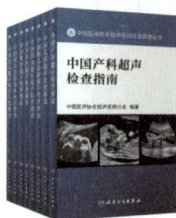

《中国医师协会超声医
师分会指南丛书》

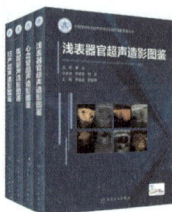

《中国医师协会超声造
影图鉴丛书》

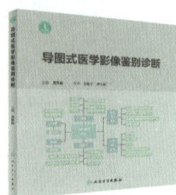

《导图式医学影像
鉴别诊断》

放射好书荟萃

超声好书荟萃

新书速递

书号	书名	定价	作者
34088	影像诊断思维（配增值）	139.00	居胜红，彭新桂
32207	实用肝胆疾病影像学	520.00	李宏军，陆普选
34439	医学影像解剖学（第 2 版 / 配增值）	89.00	胡春洪，王冬青
33451	同仁鼻咽喉影像学	138.00	鲜军舫，李书玲
32769	主动脉疾病影像诊断与随访	120.00	范占明
32771	腕和手运动损伤影像诊断（配增值）	128.00	白荣杰，殷玉明，袁慧书
33899	妇产经静脉超声造影图解（配增值）	229.00	罗红，杨帆
34787	介入超声用药速查手册	159.00	于杰，梁萍
33900	超声引导肌骨疾病及疼痛介入治疗（配增值）	129.00	卢漫
33055	实用产前超声诊断学（配增值）	208.00	吴青青
33079	胰腺疾病超声诊断与病例解析	198.00	陈志奎，林礼务，薛恩生

"临床手绘手术图谱"丛书

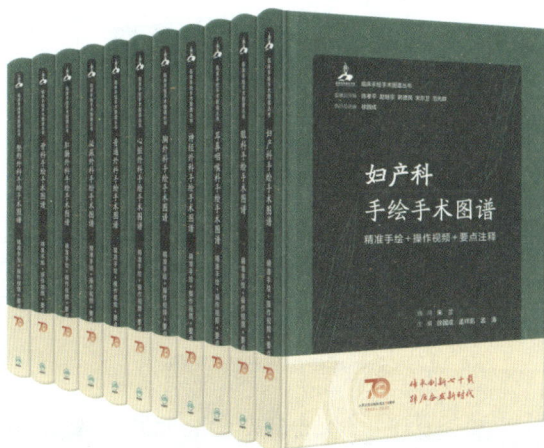

以手绘图为基础，文、图和手术视频相辅相成展现了医学与美学、基础与临床、纸质出版与数字出版的完美结合

书号	书名	作者
33651	泌尿外科手绘手术图谱——精准手绘＋操作视频＋要点注释（配增值）	徐国成，李振华，韩秋生
34375	心脏外科手绘手术图谱——精准手绘＋操作视频＋要点注释（配增值）	徐国成，张　永，韩秋生
33865	胸外科手绘手术图谱——精准手绘＋操作视频＋要点注释（配增值）	徐国成，杨雪鹰，齐亚力
34535	普通外科手绘手术图谱——精准手绘＋操作视频＋要点注释（配增值）	徐国成，罗英伟，韩秋生
33460	整形外科手绘手术图谱——精准手绘＋操作视频＋要点注释（配增值）	郭　澍，韩秋生，徐国成
33430	耳鼻咽喉科手绘手术图谱——精准手绘＋操作视频＋要点注释（配增值）	韩秋生，曹志伟，徐国成
33450	肛肠外科手绘手术图谱——精准手绘＋操作视频＋要点注释（配增值）	徐国成，李春雨
33382	神经外科手绘手术图谱——精准手绘＋操作视频＋要点注释（配增值）	徐国成，梁国标，韩秋生
33429	眼科手绘手术图谱——精准手绘＋操作视频＋要点注释（配增值）	韩秋生，张瑞君，徐国成
34374	骨科手绘手术图谱——精准手绘＋操作视频＋要点注释（配增值）	路磊，徐国成，韩秋生
33446	妇产科手绘手术图谱——精准手绘＋操作视频＋要点注释（配增值）	徐国成，孟祥凯，孟涛

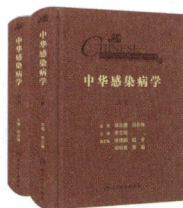

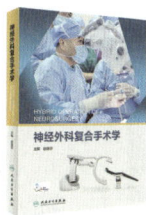

《中华感染病学》　　　　《神经外科复合手术学》　　　　《实用重症感染学》

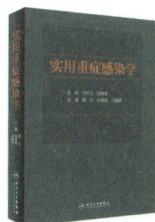

"治疗－康复－长期护理"服务链的核心

——全面落实《"健康中国 2030"规划纲要》所提出的"早诊断、早治疗、早康复"

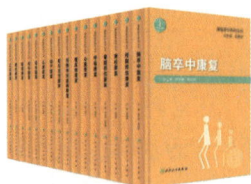

《康复医学系列丛书》

——康复医学的大型系列参考书，突出内容的实用性，强调基础理论的系统与简洁、诊疗实践方面的可操作性

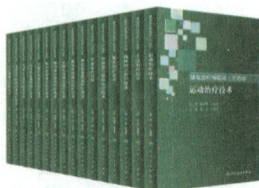

《康复治疗师临床工作指南》

——以临床工作为核心，对操作要点、临床常见问题、治疗注意事项进行重点讲述

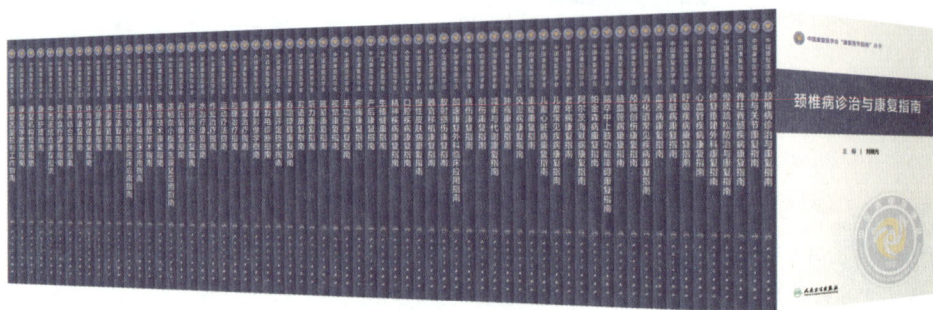

《中国康复医学会"康复医学指南"丛书》

——康复医学领域权威、系统的工作指南

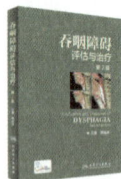

《吞咽障碍评估与治疗》（第 2 版 / 配增值）

——八年酝酿、鸿篇巨制，包含大量吞咽障碍相关新知识、新技术、新理论

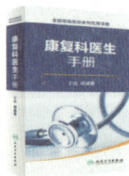

《康复科医生手册》

——全国县级医院系列实用手册之一，服务于基层康复医务工作者

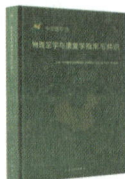

《物理医学与康复学指南与共识》

——中华医学会物理医学与康复学分会推出的首部指南，提供规范系统的康复临床思路以及科学的临床决策指导

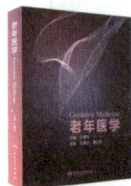

《老年医学》

——体现了老年医学"老年综合征和老年综合评估"的核心内涵，始终注重突出老年医学特色，内容系统权威

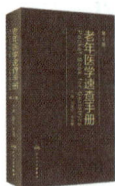

《老年医学速查手册》（第 2 版）

——实用口袋书，可方便快捷地获取老年医学的知识和技能

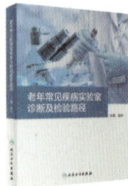

《老年常见疾病实验室诊断及检验路径》

——对老年人群的医学检验进行了严谨的筛查、分析及综合诊断

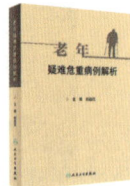

《老年疑难危重病例解析》

——精选老年疑难、复杂、危重病例，为读者提供临床诊治思辨过程以及有益的借鉴

"视触叩听"飞翔的翅膀

——国家行业管理部门和权威专家为你制定的临床检验诊断解决方案

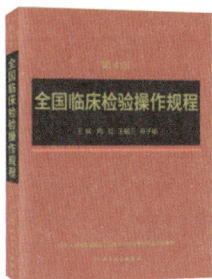

《全国临床检验操作规程》（第 4 版）

——原国家卫计委医政司向全国各级医院推荐的临床检验方法

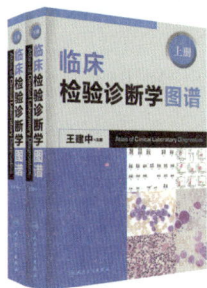

《临床检验诊断学图谱》

——一部国内外罕见的全面、系统、完美、精致的检验诊断学图谱

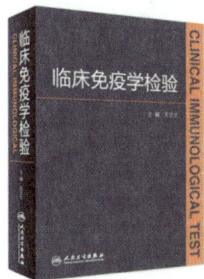

《临床免疫学检验》

——以国内检验专业的著名专家为主要编写成员，兼具权威性和实用性

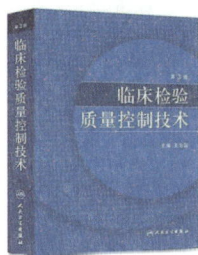

《临床检验质量控制技术》（第 3 版）

——让临床检验质量控制有章可循，有据可依

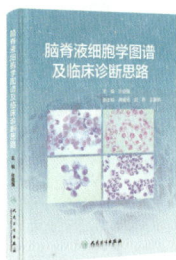

《脑脊液细胞学图谱及临床诊断思路》

——近千张高清细胞学图片，50 余例真实临床案例，系统阐述脑脊液细胞学

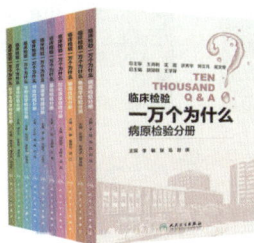

《临床检验一万个为什么丛书》

——囊括了几乎所有临床检验的经典问题

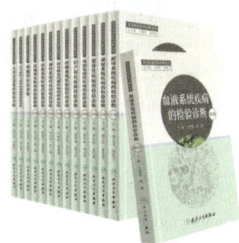

《常见疾病检验诊断丛书》

——临床医师与检验科医师沟通的桥梁

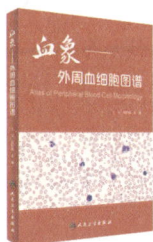

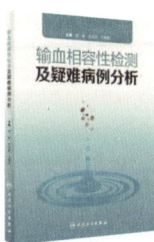

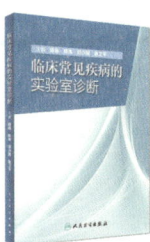

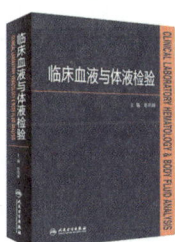

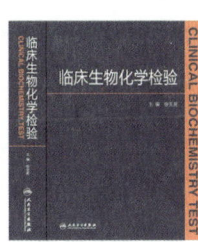

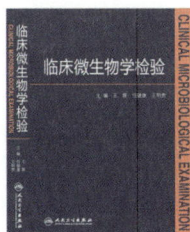

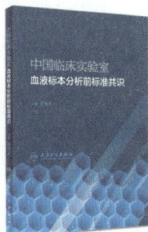

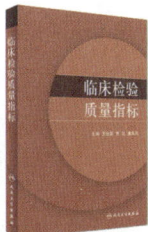

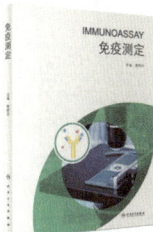

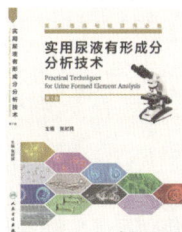

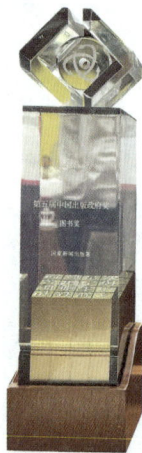

中华影像医学丛书·中华临床影像库

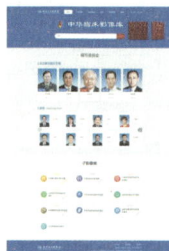

第五届中国出版政府奖获奖图书

编写委员会

顾　　问　刘玉清　戴建平　郭启勇　冯晓源　徐　克
主任委员　金征宇
副主任委员（按姓氏笔画排序）
　　　　　王振常　卢光明　刘士远　龚启勇

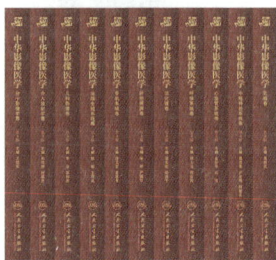

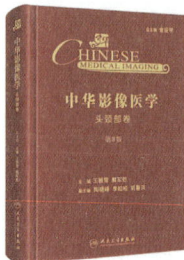

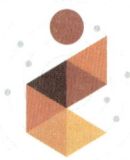

中华影像医学

中华临床影像库

分卷	主编
头颈部卷	王振常　鲜军舫
乳腺卷	周纯武
中枢神经系统卷	龚启勇　卢光明　程敬亮
心血管系统卷	金征宇　吕滨
呼吸系统卷	刘士远　郭佑民
消化道卷	梁长虹　胡道予
肝胆胰脾卷	宋彬　严福华
骨肌系统卷	徐文坚　袁慧书
泌尿生殖系统卷	陈敏　王霄英
儿科卷	李欣　邵剑波
介入放射学卷	郑传胜　程英升
分子影像学卷	王培军

子库	主编
头颈部疾病影像库	王振常　鲜军舫
乳腺疾病影像库	周纯武
中枢神经系统疾病影像库	龚启勇　卢光明　程敬亮
心血管系统疾病影像库	金征宇　吕滨
呼吸系统疾病影像库	刘士远　郭佑民
消化道疾病影像库	梁长虹　胡道予
肝胆胰脾疾病影像库	宋彬　严福华
骨肌系统疾病影像库	徐文坚　袁慧书
泌尿生殖系统疾病影像库	陈敏　王霄英
儿科疾病影像库	李欣　邵剑波

了解更多图书
请关注我们的公众号

关注公众号
开启影像库7天免费体验

4. SIVAKUMARAN S, KRAHN AD, KLEIN GJ, et al. A prospective randomized comparison of loop recorders versus Holter monitoring in patients with syncope or presyncope[J]. Am J Med, 2003, 115: 1-5.

5. SCHUCHERT A, KRAHN AD, KLEIN GJ, et al. Diagnostic yield of external loop recorders in patients with recurrent syncope and negative tilt table test[J]. Pacing Clin Electrophysiol, 2003, 26: 1837-1840.

6. LINZER M, PRITCHETT EL, PONTINEN M, et al. Incremental diagnostic yield of loop electrocardiographic recorders in unexplained syncope[J]. Am J Cardiol, 1990, 66: 214-219.

7. ROTHMAN S, ROTHMAN SA, LAUGHLIN JC, et al. The diagnosis of cardiac arrhythmias: a prospective multicenter randomized study comparing mobile cardiac outpatient telemetry versus standard loop event monitoring[J]. J Cardiovasc Electrophysiol, 2007, 18: 241-247.

8. OLSON JA, FOUTS AM, PADANILAM BJ, et al. Utility of mobile cardiac outpatient telemetry for the diagnosis of palpitations, presyncope, syncope and the assessment of therapy efficacy[J]. J Cardiovasc Electrophysiol, 2007, 18: 473-477.

9. KRAHN A, KLEIN GJ, NORRIS C, et al. The etiology of syncope in patients with negative tilt table and electrophysiologic testing[J]. Circulation, 1995, 92: 1819-1824.

10. KRAHN AD, KLEIN GJ, YEE R, et al. Use of an extended monitoring strategy in patients with problematic syncope. Reveal Investigators[J]. Circulation, 1999, 26(99): 406-410.

11. NIEROP PR, VAN MECHELEN R, VAN ELSÄCKER A, et al. Heart rhythm during syncope and presyncope[J]. Pacing Clin Electrophysiol, 2000, 23: 1532-1538.

12. BOERSMA L, MONT L, SIONIS A, et al. Value of implantable loop recorder for the management of patients with unexplained syncope[J]. Europace, 2004, 6: 70-76.

13. LOMBARDI F, CALOSSO E, MASCIOLI G, et al. Utility of implantable loop recorder (Reveal Plus) in the diagnosis of unexplained syncope[J]. Europace, 2005, 7: 19-24.

14. MOYA A, BRIGNOLE M, MENOZZI C, et al. Mechanism of syncope in patients with isolated syncope and in patients with tilt-positive syncope[J]. Circulation, 2001, 104: 1261-1267.

15. MENOZZI C, BRIGNOLE M, GARCIA-CIVERA R, et al. Mechanism of syncope in patients with heart disease and negative electrophysiologic test[J]. Circulation, 2002, 105: 2741-2745.

16. BRIGNOLE M, MENOZZI C, MOYA A, et al. Mechanism of syncope in patients with bundle branch block and negative electrophysiologic test[J]. Circulation, 2001, 104: 2045-2050.

17. PIERRE B, FAUCHIER L, BREARD G, et al. Implantable loop recorder for recurrent syncope: influence of cardiac conduction abnormalities showing up on resting electrocardiogram and of underlying cardiac disease on follow-up developments[J]. Europace, 2008, 10: 477-481.

18. BRIGNOLEM, MENOZZI C, MAGGI R, et al. The usage and diagnostic yield of the implantable loop-recorder in detection of the mechanism of syncope and in guiding effective antiarrhythmic therapy in older people[J]. Europace, 2005, 7: 273-279.

19. SOLANO A, MENOZZI C, MAGGI R, et al. Incidence, diagnostic yield and safety of the implantable loop-recorder to detect the mechanism of syncope in patients with and without structural heart disease[J]. Eur Heart J, 2004, 25: 1116-1119.

20. BRIGNOLE M, SUTTON R, MENOZZI C, et al. Early application of an implantable loop recorder allows effective specific therapy in patients with recurrent suspected neutrally-mediated syncope[J]. Eur Heart J, 2006, 27: 1085-1092.

21. PEZAWAS T, STIX G, KASTNER J, et al. Implantable loop recorder in unexplained syncope: classification, mechanism, transient loss of consciousness and role of major depressive disorder in patients with and without structural heart disease[J]. Heart, 2008, 94: 17-24.

22. BRIGNOLE M, MOYA A, DE LANGE FJ, et al. 2018 ESC Guidelines for the diagnosis and management of syncope[J]. Eur Heart J, 2018, 39(21): 1883-1948.

23. FARWELL DJ, FREEMANTLE N, Sulke N, et al. The clinical impact of implantable loop recorders in patients with syncope[J]. Eur Heart J, 2006, 27: 351-356.

24. BRIGNOLE M, MOYA A, MENOZZI C, et al. Proposed electrocardiographic classification of spontaneous

syncope documented by an Implantable Loop Recorder[J]. Europace, 2005, 7: 14-18.

25. SUD S, KLEIN GJ, Skanes AC, et al. Implications of mechanism of bradycardia on response to pacing in patients with unexplained syncope[J]. Europace, 2007, 9: 312-318.

26. KRAHN AD, KLEIN GJ, FITZPATRICK A, et al. Predicting the outcome of patients with unexplained syncope undergoing prolonged monitoring[J]. Pacing Clin Electrophysiol, 2002, 25: 37-41.

27. BRIGNOLE M, BELLARDINE BLACK CL, THOMSEN PE, et al. Improved arrhythmia detection in implantable loop recorders[J]. J Cardiovasc Electrophysiol, 2008, 19: 928-934.

28. VITALE E, UNGAR A, MAGGI R, et al. Discrepancy between clinical practice and standardized indications for ILR in patients with unexplained syncope. A SUP substudy[J]. Europace, 2010, 12: 1475-1479.

29. BRIGNOLE M, MENOZZI C, BARTOLETTI A, et al. A new management of syncope: prospective systematic guideline-based evaluation of patients referred urgently to general hospitals[J]. Eur Heart J, 2006, 27: 76-82.

30. BRIGNOLEM, UNGAR A, CASAGRANDA I, et al. Prospective multicentre systematic guideline-based management of patients referred to the Syncope Units of general hospitals[J]. Europace, 2010, 12: 109-118.

31. SHEN WK, SHELDON RS, BENDITT DG, et al. 2017 ACC/AHA/HRS guideline for the evaluation and management of patients with syncope: A report of the American College of Cardiology/American Heart Association Task Force on Clinical Practice Guidelines and the Heart Rhythm Society[J]. Heart Rhythm, 2017, 14(8): e155-e217.

32. BRIGNOLE M, MOYA A, DE LANGE FJ, et al. Practical Instructions for the 2018 ESC Guidelines for the diagnosis and management of syncope[J]. Eur Heart J, 2018, 39(21): e43-e80.

33. TANNO K. Use of implantable and external loop recorders in syncope with unknown causes[J]. J Arrhythm, 2017, 33(6): 579-582.

第七节　晕厥的电生理检查

【关键点】

　　1. 超过一半的患者通过常规的检查并不能确诊晕厥原因。

　　2. 既往心肌梗死或存在心肌瘢痕的晕厥患者，伴双束支传导阻滞的晕厥患者，无症状性窦性心动过缓的患者，晕厥前突发短暂心悸患者，在无创检查后仍不能明确晕厥病因的推荐电生理检查。

　　3. 心电生理检查对严重心律失常能提供非常有用的信息，特别当其他检查都未能明确诊断时。

　　4. 同时注意电生理检查也有一定的局限性。

　　心律失常相关性晕厥诊断的"金标准"是可见到异常的心电图（ECG）并且有晕厥症状，一般可通过动态心电图、院内心电监测、事件记录仪、体外或体内植入式动态心电图和远程心电监测发现异常ECG。但是并不是所有的患者都能通过上述手段确诊，至少有50%的晕厥患者经过上述检查仍不能明确晕厥原因，而且一些恶性心律失常晕厥一旦发作可能会危及患者的生命，所以对于无法确定病因的患者行电生理检查就非常必要，而且同时可以避免某些再次晕厥带来的灾难性后果，尤其适用于心电图已经异常或有结构性心脏病的患者。

一、电生理检查的定义

　　心脏电生理检查是以整体心脏或心脏的一部分为对象，记录心内心电图、标测心电图和应用各种特定的电脉冲刺激,借以诊断和研究心律失常的一种方法。对于窦房结、房室结功能评价,预激综合征旁路定位、室上性心动过速和室性心动过速的机制研究,以及明确晕厥原因、筛选抗心律失常药物和拟定最佳治疗方案,均有实际重要意义。

晕厥患者心电图检查大多数是正常的,如果出现异常(不包括非特异性 ST-T 改变),提示晕厥可能与心律失常有关,心电图异常是心源性晕厥和病死率增加的独立预测指标,因此需要重视,进行相应的心脏检查以明确是否为心源性晕厥。

二、电生理检查的适应证

在住院和急诊室晕厥患者中,约 30% 为心源性晕厥,而其中约一半有心律失常,尽管心律失常可能并不是晕厥的原因。因为晕厥呈间歇性发作特点,并且症状持续时间短暂,因此,患者接受检查时往往缺乏症状,常规检查如心电图、动态心电图等对心律失常性晕厥的诊断率很低,为 1%~2%。心电生理检查的目的在于辨明晕厥的可能病因,并对将来事件的发生做出危险性评估,以指导治疗。一般来说,合并有心律失常的多数患者均有器质性心脏病,而器质性心脏病晕厥患者与心脏结构正常者相比,有更高的电生理检查阳性结果。心电生理检查对提示严重心律失常能提供非常有用的信息,特别当其他检查都未能明确诊断时,心电生理检查则更显示其重要地位。

尽管心电生理检查结果正常者并不能完全排除心律失常性晕厥,但至少可以推断心律失常性晕厥的可能性较小。当怀疑心律失常引起晕厥时,首先行电生理检查。提示晕厥可能是心律失常引起的因素包括心电图异常(不包括非特异性 ST-T 改变)、器质性心脏病、晕厥发作前伴心悸及猝死家族史。其中可能与心律失常性晕厥有关的心电图异常包括:①双分支阻滞(左束支或右束支传导阻滞合并左前分支或右前分支阻滞);②其他的室内传导阻滞(QRS 时限≥120ms);③二度莫氏 I 型房室传导阻滞;④无症状的窦性心动过缓或窦房传导阻滞;⑤预激综合征;⑥QT 延长;⑦V_1~V_3 ST 抬高伴右束支传导阻滞;⑧右胸导联 T 波倒置,Epsilon 波和心室晚电位提示心律失常性右心室发育不良(ARVD);⑨Q 波提示心肌梗死。

《2018 ESC 指南:晕厥的诊断与管理》建议,晕厥患者行心内电生理检查的适应证为:①缺血性心脏病患者初步评估提示心律失常为晕厥的原因,已经明确有植入 ICD 指征者除外;②伴束支传导阻滞,无创性检查不能确诊的患者;③晕厥前伴有突发、短暂的心悸,其他无创性检查不能确诊的患者;④Brugada 综合征、致心律失常性右室心肌病(ARVC)和肥厚型心肌病患者应选择性进行电生理检查;⑤高危职业患者,应尽可能排除心血管疾病所致晕厥,应选择性进行电生理检查;⑥正常心电图、无心脏病史、无心悸史者不建议行电生理检查。

不建议左室射血分数(left ventricular ejection fraction, LVEF)严重减低的患者进行电生理检查,这种情况一致认为应使用植入型心律转复除颤器(ICD),而不必考虑晕厥的机制。

三、电生理检查技术

1. **基本电生理检查方法** 局麻下穿刺右侧股静脉放置一根 6F 两极及一根 6F 四极电生理导管,两极导管用于心房及心室刺激,四极导管放置于房室束部位,测定基础状态下 AH 间期、HV 间期及 H 波宽度,心房起搏测定窦房结恢复时间(sinus node recovery time, SNRT)、校正窦房结恢复时间(corrected sinus node recovery time, CSNRT)、房室结前传文氏点及 2 : 1 阻滞点,评定窦房结功能,评定房室结功能,评定希浦系统功能,评定房室旁路的特征,诱发快速性心律失常(室上性心动过速、心房扑动或颤动、室性心动过速)。大部分穿刺股静脉足以满足电生理检查需要,但某些情况需穿刺动脉,比如某些左室室速及小部分阵发性室上性心动过速(paroxysmal supraventricular tachycardia, PSVT)。有时候会用到穿间隔的方法,比如左房房性心动过速、房颤及左侧房室折返性心动过速(A-V reentry tachycardia, AVRT)。检查前停用所有抗心律失常药 5 个半衰期以上。供参考的诊断晕厥的电生理检查方法:①窦房结功能测定,测量窦房结恢复时间和校正窦房结恢复时间。②在基础状态和心房递增刺激下测量 HV 间期,评价希氏束-浦肯野纤维系统功能。如果基础评估不能得出结论,应用阿义吗啉(1mg/kg)、普鲁卡因胺(10mg/kg)或丙吡胺(2mg/kg)缓慢静脉输入进行药物诱发,目前常用异丙肾上腺素 1～5μg/min。③应用心室程序刺激诱发室性心律失常。在右心室两个部位(心尖部和流出道)以两个基础周长(100 或 120 次/min 和 140 或 150 次/min),增至两个额外刺激进行刺激。④应用心房刺激方法诱发室上性心动过速。

2. 窦房结功能评估 对于持续心率小于 50 次/min、窦性停搏大于 3s 或者房颤自发或复律后出现长间歇并且伴有晕厥症状都应该评价窦房结功能。一般先记录房室束电图,并用期前刺激和超速起搏测量校正窦房结恢复时间(CSNRT)和窦房传导时间(sinoatrial conduction time, SACT),然后进行程序刺激。值得注意的是,对于没有晕厥表现的上述患者,窦房结功能评估只是一个推论性参考,事件记录仪、体外或体内植入式动态心电图和远程心电监测往往更能有效发现心电图异常与晕厥的关系。

3. 传导系统疾病电生理检查 无晕厥的双束支传导阻滞患者不必做电生理检查,伴有晕厥者,电生理检查可帮助决定是否需要永久起搏,抗心律失常药物治疗,或两者兼用。束支传导阻滞伴晕厥者,电生理检查的主要异常是 HV 间期延长和室速。双束支传导阻滞伴 HV 间期明显延长者,进展为高度房室传导阻滞(atrioventricular block, AVB)的发病率高,可通过心房调搏期间房室结内阻滞所识别,为不明原因晕厥和束支传导阻滞者(HV 间期 >100ms)进行起搏治疗提供了依据。反复晕厥患者仅见 HV 间期明显延长(>80ms)而未查出其他异常,也可以作为心室起搏的指征。然而对于无晕厥者,即使 HV 间期 >80ms 也不是预防起搏的绝对指征。尽管有学者认为双束支传导阻滞伴 HV 间期延长并不增加高度 AVB 或猝死的发生率,但多数学者认为,双束支传导阻滞伴 HV 间期明显延长是安置起搏器的肯定指征。

房室传导阻滞位于房室束内或房室束下时,临床上最易观察到晕厥反复发作,位于房室结内的高度 AVB 也可引起晕厥。房室结阻滞在很大程度上受自主神经系统的影响,而后者在电生理检查中可不存在。因此,这些患者做电生理检查估价的房室传导可以完全正常。尽管如此,在房室结水平反复发作症状性 AVB 患者,心室起搏偶尔可使症状减少到最低程度。完全性 AVB 患者通常需要起搏治疗,仅极少数完全无症状并有稳定的结性心律者例外。

4. 室上性心动过速电生理检查 对于阵发性室上性心动过速(PSVT)伴有晕厥的患者,单凭经验治疗不一定奏效,其心动过速及晕厥可复发。对于这些患者,药物电生理研究可迅速验证有效的治疗方法。无论有无房室旁道、快速的 PSVT 或房颤均可引起晕厥,尤其是有心衰者。因此,对不明原因晕厥者,进行电生理检查应力图诱发 SVT。预激综合征患者也可表现为晕厥,常与旁道下传的心律失常有关。快速心房颤动通过附加束下传可能是最常见的原因,快速房颤可变成心室颤动而危及生命。因此,对曾有快速房颤的患者应做电生理检查,以确定旁道的特性及药物反应情况。房颤、心房扑动常能用侵入性心房刺激所诱发。程序刺激还可在预激患者引起室速,后者也可能是预激患者晕厥的原因。

5. **室性心动过速电生理检查**　在器质性心脏病的不明原因晕厥患者中,50%~70%可诱发出室速,冠心病有室速病史的患者,95%可诱发室速。在无冠心病的患者中,检查结果变异大,故程序刺激结果阴性也不能排除晕厥的原因是室速。特别是用抗心律失常药抑制室速以后,晕厥不再复发,更支持室速是上述患者晕厥的原因。

四、晕厥相关心律失常电生理检查后的处理方法

1. **窦房结功能异常**　晕厥伴校正窦房结恢复时间异常(CSNRT＞525ms)时,应植入心脏起搏器。长期随访中仍有不到20%起搏治疗后的患者仍有晕厥发生,其原因是与窦房结异常相关的反射性减压机制。对于需要心房起搏的患者建议用最新的基于心房、最小心室起搏的模式来代替传统的双腔频率适应性起搏器起搏。

停用加重或诱发心动过缓的药物。如果没有合适的替代药物,必须进行心脏起搏。消融治疗可应用于以快慢综合征为主要表现的病态窦房结综合征,但仅有少数患者用于晕厥的一级预防。

2. **房室传导系统疾病**　与晕厥相关的房室传导阻滞应行心脏起搏治疗。近期关于起搏的指征以及优选模式已经更新。对于那些合并 LVEF 低下、心力衰竭及完全性左束支传导阻滞或无左束支传导阻滞 QRS 时限≥150ms 的房室传导阻滞患者,应进行双心室起搏。

3. **阵发性室上性心动过速和室性心动过速**　对房室结折返性心动过速、房室折返性心动过速以及典型心房扑动相关的晕厥患者首选导管消融。药物治疗仅限于准备消融前或者消融失败的患者。对于与心房颤动或者非典型左心房扑动相关的晕厥患者的治疗应个体化。

尖端扭转型室性心动过速导致的晕厥并不少见,如果是药物引起的获得性 QT 间期延长,应立即终止应用可疑药物。对心脏正常或仅有心功能轻度受损的心脏病患者,室性心动过速引起的晕厥可选择导管消融和/或药物治疗。对于心功能受损且有晕厥的患者、非可逆性原因导致的室性心动过速或心室颤动(简称室颤,ventricle fibrillation,VF)的患者,应植入ICD。尽管植入ICD不能防止晕厥的复发,但可减少心源性猝死。

4. **电生理检查阴性**　电生理检查阴性的不明原因晕厥患者,晕厥自行恢复率高,70%不经特殊处理,只采用安慰剂治疗也可获益,可能其晕厥系癔症或精神性因素所致。但应注意到,电生理检查阴性的患者也有可能发生猝死,可能是这些患者引起晕厥的恶性室性心律失常不能为程序刺激或异丙肾上腺素滴注激发。因此,电生理检查阴性的患者可重复进行神经系统检查和长时间的动态心电图监测,以揭示晕厥的心律失常原因。对于电生理检查阴性的患者,起搏治疗通常无效,除非严重的心动过缓是晕厥的原因,一般不应该安置永久起搏器。

五、结果评价与临床应用前景

当怀疑晕厥是由于严重心律失常引起,但常规心电图及动态心电图检查又不能发现证据时,可进行心内电生理检查。尽管电生理检查在心律失常晕厥的诊断中有重要地位,但是对于电生理检查的诊断价值应准确评价。正常的电生理检查结果并不能完全除外心律失

常引起的晕厥,此时可行植入式循环记录仪(ILR)检查有助于发现晕厥的原因。另外,异常的电生理检查结果并不一定是晕厥的原因,还需进一步随访观察。

诊断标准:

(1)下列情况电生理检查具有诊断价值:①窦性心动过缓和校正窦房结恢复时间(CSNRT)>525ms;②束支传导阻滞和基线 H 波与心室电位 V 波之间的间期(HV 间期)≥100ms,或递增型心房起搏或药物激发证实为二度或三度希氏束 - 浦肯野纤维系统传导阻滞;③陈旧性心肌梗死患者诱发出持续性单形性室性心动过速;④诱发出快速性室上性心动过速,反复出现低血压或自主神经症状。

(2)HV 间期为 70～100ms 应考虑诊断。

(3)Brugada 综合征、ARVC 和心搏骤停复苏的患者诱发出室性心动过速或心室颤动应考虑诊断。

(4)缺血性心肌病或扩张型心肌病患者诱发出多形性室性心动过速或心室颤动不能作为诊断依据。

同时注意电生理检查也有一定的局限性:①少数患者可出现假阳性,尽管采用特异性抗心律失常治疗,仍有晕厥复发,这类患者的晕厥可能系非心律失常原因。②电生理检查也可出现假阴性结果,因此,电生理检查正常不能完全排除阵发性心律失常的发生。③除非在电生理检查时准确地复制出晕厥,否则不能肯定电生理检查的异常一定是临床上晕厥的原因。④心电图及动态心电图均正常的无明显器质性心脏病患者,电生理检查的作用小于有器质性心脏病者。

临床上要有效利用电生理检查发现晕厥的原因,同时对电生理结果有个清醒的认识,这样才能发挥电生理检查这把利剑,指导晕厥原因的诊断及晕厥的治疗。

(吴永全)

参考文献

1. BRIGNOLE M, ALBONI P, BENDITT DG, et al. Guidelines on management(diagnosis and treatment)of syncope:Update 2004[J]. Europace, 2004, 6:467-537.

2. MOYA A, SUTTON R, AMMIRATI F, et al. Guidelines for the diagnosis and management of syncope(version 2009)[J]. Eur Heart J, 2009, 30(21):2631-2671.

3. BENDITT DG, GORNICK CC, DUNBAR D, et al. Indications for electrophysiological testing in diagnosis and assessment of sinus node dysfunction[J]. Circulation, 1987, 75(suppl Ⅲ):93-99.

4. SCHEINMAN MM, PETERS RW, SUAVÉ MJ, et al. Value of the H-Q interval in patients with bundle branch block and the role of prophylactic permanent pacing[J]. Am J Cardiol, 1982, 50:1316-1322.

5. KAUL U, DEV Ⅴ, NARULA J, et al. Evaluation of patients with bundle branch block and "unexplained" syncope:a study based on comprehensive electrophysiologic testing and ajmaline stress[J]Pacing Clin Electrophysiol, 1988, 11:289-297.

6. GAGGIOLI G, BOTTONI N, BRIGNOLE M, et al. Progression to 2d and 3d grade atrioventricular block in patients after electrostimulation for bundle-branch block and syncope:a long-term study[J]. G Ital Cardiol, 1994, 24(4):409-416.

7. ENGLUND A, BERGFELDT L, REHNQVIST N, et al. Diagnostic value of programmed ventricular stimulation in patients with bifascicular block:a prospective study of patients with and without syncope[J]. J Am Coll Cardiol, 1995, 26:1508-1515.

8. OLSHANSKY B, HAHN EA, HARTZ VL, et al. Clinical significance of syncope in the electrophysiologic

study versus electrocardiographic monitoring (ESVEM) trial [J]. Am Heart J, 1999, 137: 878-886.

9. LINK MS, COSTEAS XF, GRIFFITH JL, et al. High incidence of appropriate implantable cardioverter-defibrillator therapy in patients with syncope of unknown etiology and inducible ventricular tachycardia [J]. J Am Coll Cardiol, 1997, 29: 370-375.

10. PIRES L, MAY LM, RAVI S, et al. Comparison of event rates and survival in patients with unexplained syncope without documented ventricular tachyarrhythmias versus patients with documented sustained ventricular tachyarrhythmias both treated with implantable cardioverter-defibrillator [J]. Am J Cardiol, 2000, 85: 725-728.

11. ANDREWS N, FOGEL RI, PELARGONIO G, et al. Implantable defibrillator event rates in patients with unexplained syncope and inducible sustained ventricular tachyarrhythmias [J]. J Am Coll Cardiol, 1999, 34: 2023-2030.

12. BRILAKIS E, SHEN WK, HAMMILL SC, et al. Role of programmed ventricular stimulation and implantable cardioverter defibrillators in patients with idiopathic dilated cardiomyopathy and syncope [J]. Pacing Clin Electrophysiol, 2001, 24: 1623-1630.

13. KUCK KH, KUNZE KP, SCHLÜTER M, et al. Programmed electrical stimulation in hypertrophic cardiomyopathy. Results in patients with and without cardiac arrest or syncope [J]. Eur Heart J, 1988, 9: 177-185.

14. CORRADO D, LEONI L, LINK MS, et al. Implantable cardioverter-defibrillator therapy for prevention of sudden death in patients with arrhythmogenic right ventricular cardiomyopathy/dysplasia [J]. Circulation, 2003, 108: 3084-3091.

15. ANTZELEVITCH C, BRUGADA P, BORGGREFE M, et al. Brugada syndrome: report of the second consensus conference: endorsed by the heart rhythm society and the European heart rhythm association [J]. Circulation, 2005, 111: 659-670.

16. PAUL M, GERSS J, SCHULZE-BAHR E, et al. Role of programmed ventricular stimulation in patients with Brugada syndrome: a meta-analysis of worldwide published data [J]. Eur Heart J, 2007, 28: 2126-2133.

17 SACHER F, PROBST V, IESAKA Y, et al. Outcome after implantation of a cardioverter-defibrillator in patients with Brugada syndrome: a multicenter study [J]. Circulation, 2006, 114: 2317-2324

18. PROBST V, VELTMANN C, ECKARDT L, et al. Long-term prognosis of patients diagnosed with Brugada syndrome: Results from the FINGER Brugada Syndrome Registry [J]. Circulation, 2010, 121: 635-643.

第八节　三磷酸腺苷试验

【关键点】

1. 可疑不明原因的晕厥患者，当其各项常规检查结果均为阴性时，可以积极考虑进行腺苷或三磷酸腺苷 (ATP)试验，以帮助明确晕厥的原因。

2. 在持续血流动力学和 ECG 监测情况下，予以腺苷或三磷酸腺苷 20mg 注射产生心脏停搏≥6s 或高度房室传导阻滞 (AVB)≥10s 定义为阳性。

3. 三磷酸腺苷试验在晕厥的临床诊断中的应用仍受到限制。

ATP 是人体重要的高能磷酸化合物，广泛存在于细胞中并提供能量，外源性 ATP 在体内 5～10s 经高能磷酸酶二次分离而迅速水解为腺苷，并发挥其生物学效应。人体多数细胞的胞膜存在腺苷受体，具有多种生理效应。对心率、血压、平滑肌张力、糖酵解和脂代谢调节、血液和内皮细胞功能调节，以及神经传递的调节均有不同作用。目前已知腺苷受体有 4 种亚型，即 A1、A2a、A2b、A3 受体，其中 A1 和 A2a 受体与心血管系统有密切关联。A1 受体的信号通路主要抑制腺苷酸环化酶,导致细胞内环腺苷酸(cyclic adenylic acid,cAMP)水平下降,引起细胞的外向钾离子流增加,并抑制 I_f 起搏电流。因窦房结和房室结细胞含有丰富的 A1 受体,故 A1 受体激活时可使细胞的动作电位时程缩短、静息膜电位超极化、自动除极化速率减慢,产生的负性频率作用可引起窦性停搏,同时产生的负性传导作用可引起窦房传导阻滞或高度房室传导阻滞。最终,引起极缓慢的心律失常。Brignole 和 Flammang 等学者在 1997 年最早提出"腺苷敏感性晕厥"的概念,是指经过详尽的临床与各项检查,常见的晕厥原因均为阴性,而 ATP 试验却为阳性的晕厥患者,占不明原因晕厥患者的 20%～40%。在近些年来,随着循证医学的发展,《2018 ESC 指南:晕厥的诊断与管理》特别强调了腺苷 ATP 试验在不明原因晕厥患者中的诊断价值。与电生理检查相比,ATP 试验在简便与安全方面具有相当的优势,《2018 ESC 指南:晕厥的诊断与管理》中建议,患者在持续血流动力学和 ECG 监测情况下,予以三磷酸腺苷 20mg 注射产生心脏停搏≥6s 或高度房室传导阻滞(AVB)≥10s 定义为阳性(图 4-8-1)。

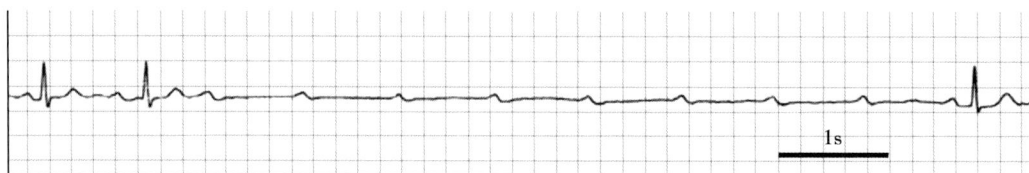

图 4-8-1　腺苷试验阳性

三磷酸腺苷 20mg 注射产生高度房室传导阻滞并伴有 6s 以上的心脏停搏。

一、适应证及注意事项

在不明原因晕厥的患者中很多为老年患者,尤其是高龄女性患者,且常为间歇性发作,这类患者大约 28% ATP 试验阳性。尽管目前关于 ATP 试验的相关研究的样本规模、试验设计缺陷以及不同研究结果之间的不一致性使得 ATP 试验在晕厥的临床诊断中的应用仍受到限制。但是,凡属可疑晕厥患者,当各项常规检查结果均为阴性时,可以积极考虑进行 ATP 试验,以帮助明确晕厥的原因。

ATP 试验的主要不良反应包括:负性心率和负性传导、头痛、面红、恶心、气喘、胸部压迫感、晕厥等。少部分患者可能还有出汗、视力模糊等。由于 ATP 代谢降解迅速,因此不良反应常常很快消失。支气管哮喘和慢性阻塞性肺疾病患者可能会诱发气道痉挛;双嘧达莫增强 ATP 效应,而甲基黄嘌呤类(如茶碱和咖啡因)减弱 ATP 效应;地高辛与 ATP 联用时增加室性快速心律失常的发生率。尚无关于妊娠期和哺乳期妇女中安全性的研究资料。《2018 ESC 指南:晕厥的诊断与管理》强调了避免给予严重冠脉疾病患者注射 ATP,以免诱发"窃血"现象,同样在严重脑血管疾病中也要慎用。

二、结果评判

1. **ATP 试验在血管迷走性晕厥(VVS)中的诊断价值**　动物和人体试验已经对 ATP 在血管迷走反射中的作用进行了深入的研究。Saadjian 等研究证实,直立倾斜试验阳性的 VVS 患者中的 ATP 水平较高,且血浆中 ATP 浓度与晕厥发作的速度呈正相关。另一些研究直接检验了 ATP 在直立倾斜试验诊断 VVS 中作为诱发剂的作用。Shen 等的小样本研究显示,在对 85 例 VVS 患者进行直立倾斜试验中使用 ATP 和异丙肾上腺素的灵敏度分别为67%、88%,而对照组中仅有 1 例在注射 ATP 后发生 VVS。

Flammang 等的一项非对照研究结果显示,80 例 ATP 试验阳性的不明原因晕厥患者 7d重复 ATP 试验阳性率为 88%,3.7 年重复 ATP 试验阳性率为 78%。随后该试验的后续研究结果显示,对其中 72 例患者分别行直立倾斜试验和 ATP 试验,41 例(57%)直立倾斜试验阳性,8 例(11%)ATP 试验阳性,仅有 3 例两者均阳性。而 Brignole 等的两项小样本研究结果显示,无论是反射性晕厥组(包括直立倾斜试验阳性的血管迷走性晕厥和颈动脉窦综合征),还是窦房结病变组,或两者兼有组,ATP(20mg)试验阳性发生率相同。因此,ATP 试验不能替代直立倾斜试验在诊断 VVS 中的地位。

2. ATP 试验在病态窦房结综合征(SSS)高度房室传导阻滞(AVB)中的诊断价值
Burnett 等的对照研究显示,与直立倾斜试验相比,腺苷试验诊断 SSS 的灵敏度为 80%,特异度为 97%。而 Nikolaos 等的研究结果也显示,以 525ms 作为窦房结功能异常的临界值,校正窦房结恢复时间(CSNRT)诊断 SSS 的灵敏度为 74%,特异度为 100%;而 ATP 给药后的校正窦房结恢复时间诊断 SSS 的灵敏度为 94%,特异度为 84%。

Brignole 等的早期研究结果显示,对 ATP 敏感的不明原因晕厥患者进行 ATP 试验,可以识别那些阵发性 AVB 的患者。而另一项由 Donateo 等进行的研究显示,在对 ATP 试验阳性患者进行植入式连续心电监测显示,ATP 试验阳性并无预测持续性AVB 的价值。

2012 年,Flammang 的多中心研究显示,起搏治疗可使 ATP 敏感性晕厥的复发率显著下降。该研究入选 80 例 ATP 敏感性晕厥患者而植入永久双腔起搏(dual chamber pacing,DDD)起搏器,患者进而随机分为起搏治疗组(起搏的下限频率为 70 次/min)及非起搏治疗组(起搏器的下限频率为 30 次/min),随访 16 个月中,起搏治疗组晕厥复发率为 21%,非起搏治疗组高达 66%。非起搏治疗组复发晕厥 27 例,打开起搏器的正常功能后,仅 1 例再发晕厥。

因此在人工心脏起搏器的治疗指南中,ATP 敏感性晕厥已列入起搏器治疗的适应证。

(孙志军　吴永全)

参考文献

1. FLAMMANG D, CHURCH T, WAYNBERGER M, et al. Can adenosine 5'-triphosphate be used to select treatment in severe vasovagal syndrome?[J]. Circulation, 1997, 96(4): 1201-1208.

2. MOYA A, SUTTON R, AMMIRATI F, et al. Guidelines for the diagnosis and management of syncope(version 2009)[J]. Eur Heart J, 2009, 30(21): 2631-2671.

3. SAADJIAN AY, ALAIN Y, LÉVY S, et al. Role of endogenous adenosine as a modulator of syncope induced during tilt testing[J]. Circulation, 2002, 106(5): 569-574

4. SHEN WK, HAMMILL SC, MUNGER TM, et al. Adenosine: potential modulator for vasovagal syncope[J]. J Am Coll Cardiol, 1996, 28(1): 146-154.

5. FLAMMANG D, CHASSING A, DONAL E, et al. Reproducibility of the adenosine 5'-triphosphate test in vasovagal syndrome[J]. J Cardiovasc Electrophysiol, 1998, 9(11): 1161-1166.

6. FLAMMANG D, ERICKSON M, MCCARVILLE S, et al. Contribution of head-up tilt testing and ATP testing in assessing the mechanisms of vasovagal syndrome. Preliminary results and potential therapeutic implications[J]. Circulation, 1999, 99(18): 2427-2433.

7. BRIGNOLE M, MENOZZI C, ALBONI P, et al. The effect of exogenous adenosine in patients with neurally-mediated syncope and sick sinus syndrome[J]. Pacing Clin Electrophysiol, 1994, 17(11 Pt 2): 2211-2216.

8. BRIGNOLE M, GAGGIOLI G, MENOZZI C, et al. Clinical features of adenosine sensitive syncope and tilt induced vasovagal syncope[J]. Heart, 2000, 83(1): 24-28.

9. BURNETT D, ABI-SAMRA F, VACEK JL. Use of intravenous adenosine as a non-invasive diagnostic test for sick sinus syndrome[J]. Am Heart J, 1999, 137: 435-438.

10. NIKOLAOS F, ILIAS I, EMMANOUIL S, et al. The value of adenosine test in the diagnosis of sick sinus syndrome: susceptibility of sinus and atrioventricular node to adenosine in patients with sick sinus syndrome and unexplained syncope[J]. Europace, 2007, 9(8): 559-562

11. BRIGNOLE M, GAGGIOLI G, MENOZZI C, et al. Adenosine-induced atrioventricular block in patients with unexplained syncope: the diagnostic value of ATP testing[J]. Circulation, 1997, 96(11): 3921-3927.

12. DONATEO P, BRIGNOLE M, MENOZZI C, et al. Mechanism of syncope in patients with positive adenosine triphosphate tests[J]. J Am Coll Cardiol, 2003, 41(1): 93-98.

13. FLAMMANG D, CHURCH TR, DE ROY L, et al. ATP Multicenter Study. Treatment of unexplained syncope: a multicenter, randomized trial of cardiac pacing guided by adenosine 5'-triphosphate testing[J]. Circulation, 2012, 125(1): 31-36.

第九节　超声心动图在晕厥诊断中的应用

【关键点】

1. 超声心动图对诊断结构性心脏病导致的晕厥很有价值。

2. 超声心动图有助于评估疾病的严重程度及危险分层。

3. 器质性心血管疾病导致的晕厥主要见于急性心肌梗死/缺血、严重的主动脉瓣狭窄、梗阻性肥厚型心肌病、左房黏液瘤、急性心脏压塞、主动脉夹层、急性肺动脉栓塞和致心律失常性右室心肌病等。

一、超声心动图在某些原因晕厥中的价值

心源性晕厥主要包括心律失常性晕厥和器质性心血管病性晕厥，为晕厥原因的第 2 位，也是危险性最高、预后较差的一类晕厥。超声心动图的核心价值包括显示心脏结构、观察心内血流状态、估测心内压力以及评估心脏功能，它既可以用于心源性晕厥的筛查，也可以用于心源性晕厥的诊断与排除诊断，尤其是对器质性心血管疾病性晕厥具有重要的诊断价值。

器质性心血管疾病性晕厥主要见于急性心肌梗死/缺血、严重的主动脉瓣狭窄、梗阻性肥厚型心肌病、左房黏液瘤、急性心脏压塞、主动脉夹层、急性肺动脉栓塞和致心律失常性右室心肌病等。对疑似心脏疾病的患者，超声心动图不但有重要诊断价值且能够辅助危险分层。

超声心动图可明确少数患者的晕厥原因（如主动脉瓣狭窄、阻塞性心脏肿瘤或血栓、心脏压塞、主动脉夹层等），不需进行其他更多检查。有晕厥史、静息或激发下左室流出道瞬时压力阶差<50mmHg 的肥厚型心肌病患者，推荐在运动过程中采用二维和多普勒超声心动图，检测直立、坐位和半卧位下激发的左室流出道梗阻情况。

二、各种导致晕厥的结构性心脏病的超声心动图改变

1. **急性心肌梗死/缺血**　急性心肌梗死如果出现机械并发症如腱索断裂或乳头肌断裂，可导致急性二尖瓣关闭严重不全（图 4-9-1，图 4-9-2），急性左心衰、低血压、晕厥等。超声心动图可以评估心脏功能，同时也可以观察到腱索或乳头肌断裂等心脏结构变化，帮助临床确定病因，快速诊断和治疗决策。

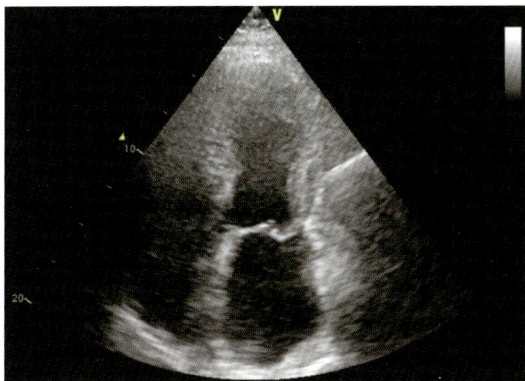

图 4-9-1　二尖瓣后叶腱索断裂

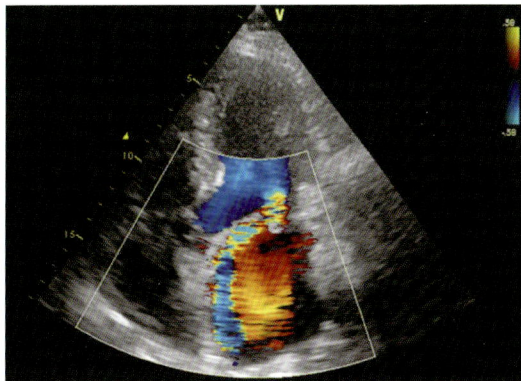

图 4-9-2　二尖瓣中重度反流

2. **主动脉瓣狭窄**　严重的主动脉瓣狭窄患者在运动时由于心排血量不能相应地增加，导致脑血流量显著减少，可能出现晕厥。超声心动图可以评估主动脉瓣狭窄程度鉴别主动脉瓣狭窄的病因等。主动脉瓣狭窄的常见病因包括先天性二叶主动脉瓣（图 4-9-3）、老年性退行性变（图 4-9-4）以及风湿性主动脉瓣狭窄。主动脉瓣狭窄血流改变见图 4-9-5，图 4-9-6。严重主动脉瓣狭窄主动脉瓣显著增厚，瓣叶结构有时难以显示清晰，导致病因诊断困难。

3. **肥厚型心肌病**　大多数肥厚型心肌病患者无明显临床症状，成人及青少年肥厚型心肌病患者症状可有乏力、呼吸困难、胸痛、心悸和晕厥等。肥厚型心肌病引起晕厥的原因主要包括低血容量、完全性心脏传导阻滞、持续性室性心动过速、左室流出道梗阻和血管反射异常等。超声心动图可以测量室壁厚度、房室腔大小，评估左室流出道狭窄程度（图 4-9-7，图 4-9-8）；心脏磁共振成像能够更加准确地测量室壁厚度，并可以通过心肌延迟成像评估心肌纤维化程度和范围，对评估患者的临床预后有一定帮助。

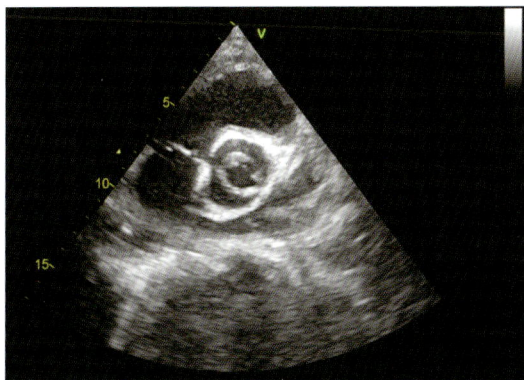

图 4-9-3　先天性二叶主动脉瓣

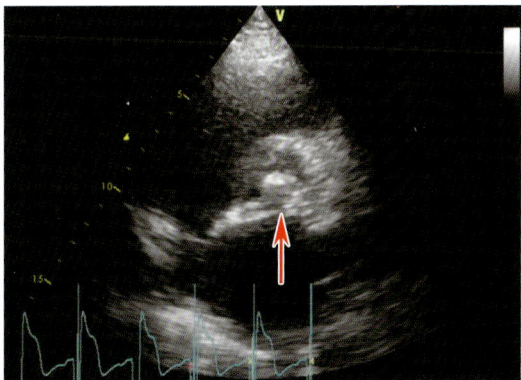

图 4-9-4　主动脉瓣呈团块样增厚、钙化（箭头）

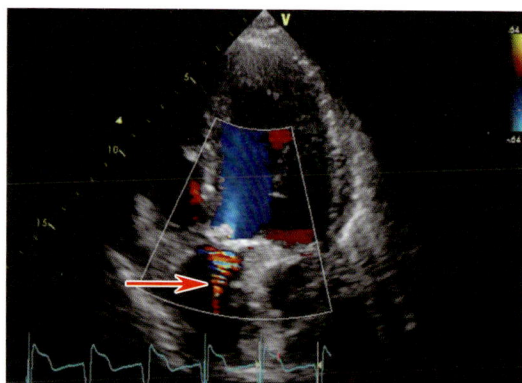

图 4-9-5　收缩期跨主动脉瓣血流减少，流速增快

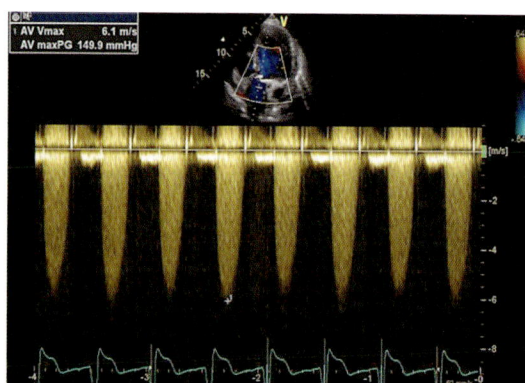

图 4-9-6　主动脉瓣上峰值流速高达 6.1m/s

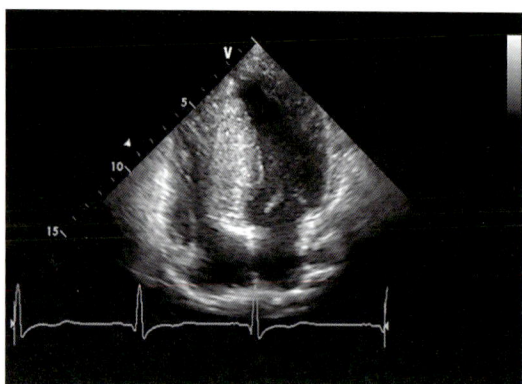

图 4-9-7　室间隔显著肥厚，导致左室流出道狭窄

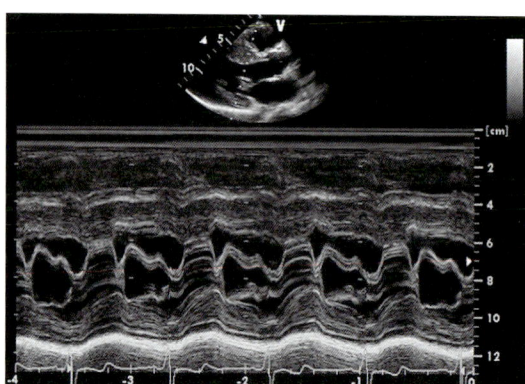

图 4-9-8　二尖瓣收缩期前叶前移，即"SAM"征

4. **左心房黏液瘤**　黏液瘤是成年人中最常见的心脏良性肿瘤，其好发于左房，也可起源于任何其他心房或心室腔的内膜，罕见于心脏瓣膜。心脏黏液瘤可于体检时发现，也可引起一些非特异性症状，包括瓣膜阻塞、心功能不全、瘤体脱落引起的栓塞和肿瘤本身引起的发热、体重减轻等。临床报道以晕厥为首发症状的黏液瘤多为左心房黏液瘤，其引起晕厥的机制可能是舒张期瘤体进入左室，导致二尖瓣口血流显著减少。经胸超声心动图可以显示黏液瘤的大小、活动度，以及对二尖瓣血流的影响等（图 4-9-9，图 4-9-10），经食管超声心动图可以清晰地显示瘤体与心房壁的附着情况，有助于心房黏液瘤与其他占位的鉴别诊断。

5. **急性心脏压塞**　各种原因引起急性大量心包积液，压迫心脏（图 4-9-11，图 4-9-12），导致心排血量显著减低，可以出现晕厥、低血压等症状和体征。超声心动图可以快速进行诊断和治疗决策。

6. **主动脉夹层**　主动脉夹层的典型临床表现为突发的、撕裂样的、胸背部或腹部疼痛，然而主动脉夹层的症状是多种多样的，大约有 6.4% 的主动脉夹层患者缺乏疼痛症状。以间断晕厥为首发症状的无痛性主动脉夹层目前多为个案报道，其主要见于升主动脉的夹层（Stanford A 型），其引起晕厥的主要机制为主动脉夹层破入心包并发心脏压塞导致心排血量不足，进而引起脑血流灌注不足，主动脉夹层缺乏疼痛症状的可能机制为主动脉夹层撕裂速度较慢及神经分布稀疏等。床旁超声心动图能够探及升主动脉增宽和 / 或撕裂的主动脉内膜回声（图 4-9-13，图 4-9-14），并能发现心脏压塞 X 线检查可见中纵隔增宽、心影增大，

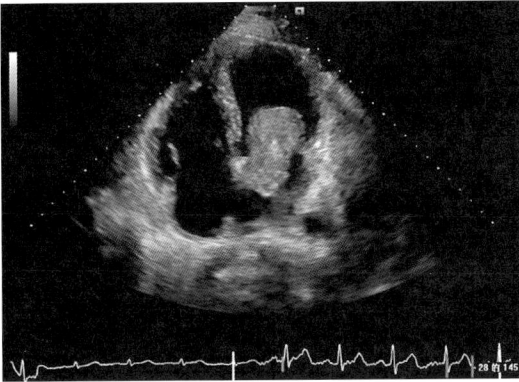

图 4-9-9 舒张期黏液瘤进入左室

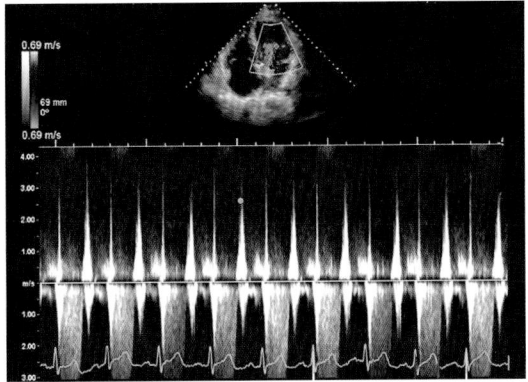

图 4-9-10 频谱多普勒显示舒张期二尖瓣前向血流受阻

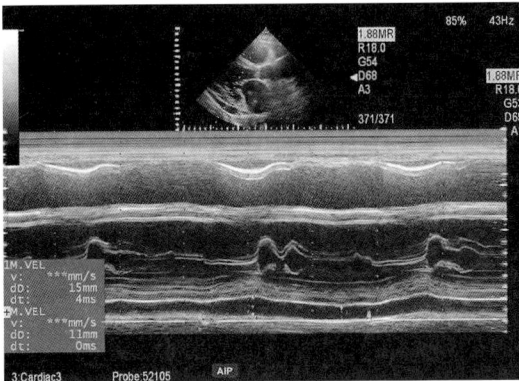

图 4-9-11 "M"型超声测量后壁心包腔积液

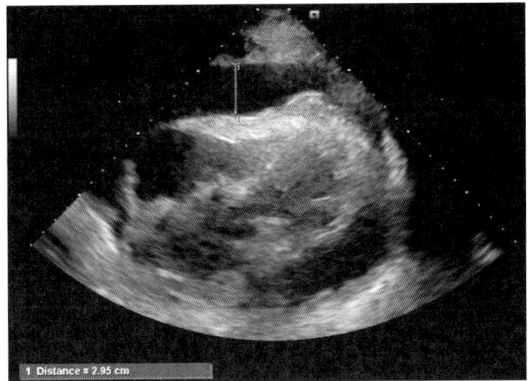

图 4-9-12 剑下四腔切面显示大量心包积液

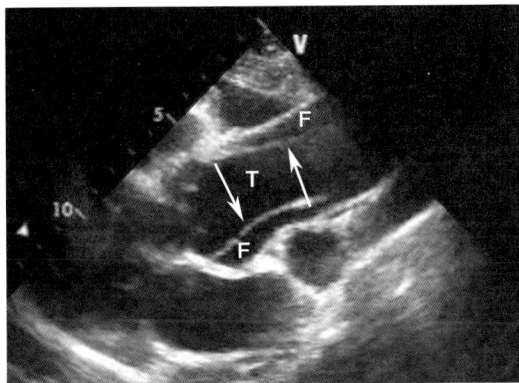

图 4-9-13 升主动脉夹层形成真腔和假腔

箭头示撕裂的血管内膜。

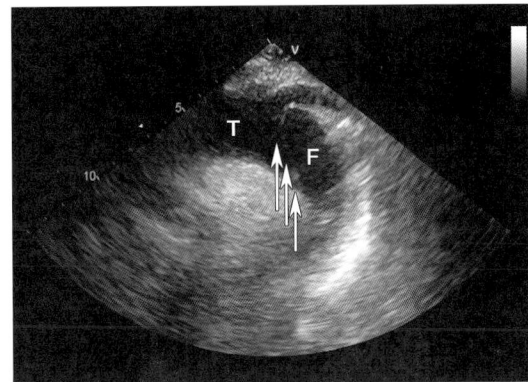

图 4-9-14 主动脉弓夹层形成真腔(T)和假腔(F)

T:真腔;F:假腔;箭头示心内膜。

有助于主动脉夹层的早期诊断,而螺旋计算机断层成像(computed tomog-raphy,CT)和心脏 MR 能够观察主动脉的全程,完整显示主动脉夹层的特征,有助于外科手术的决策。

7. 急性肺动脉栓塞 急性肺栓塞时由于肺组织的坏死释放大量的肾素进入肺循环,后者在血管紧张素转换酶的作用下转变成血管紧张素,进而引起肺血管剧烈收缩,前向血流减少,心排血量降低,可出现低血压和晕厥等症状。

　　由于肺动脉剧烈收缩,可导致肺动脉高压,超声心动图可以评估由于肺动脉高压所致的右心结构和功能变化(图4-9-15),并可以对肺动脉栓塞进行危险分层。肺动脉造影是诊断肺动脉栓塞的"金标准",能够显示肺段或肺段以下肺动脉的栓塞(图4-9-16),肺灌注通气扫描通过显示肺灌注和通气的不匹配,而诊断肺动脉栓塞,由于超声心动图可以快速对怀疑肺栓塞患者进行危险分层,而肺部螺旋CT可以显示完整肺动脉,评估肺动脉栓塞,目前肺灌注通气扫描逐渐减少。

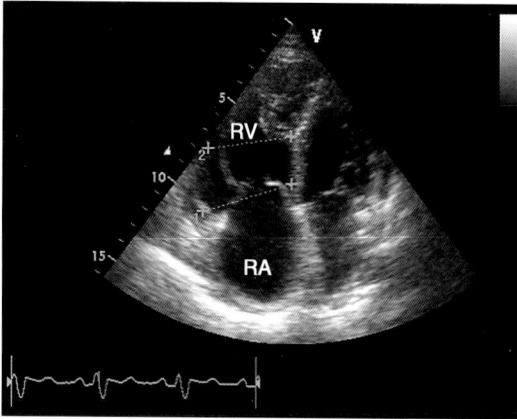

图4-9-15　肺栓塞患者超声心动图显示右心扩大

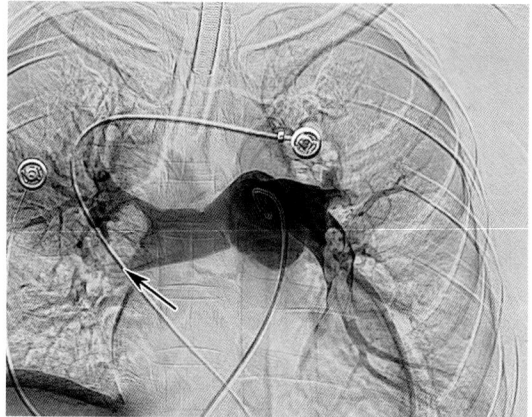

图4-9-16　肺动脉血管造影显示右肺动脉栓塞
箭头处充盈缺损。

　　对于不明原因的晕厥患者,需要进行超声心动图检查,以排除心脏器质性病变所致的晕厥,根据不同的病因和病理生理改变,可选择合适的其他影像技术进一步检查,以帮助临床诊断和治疗决策。

（朱天刚）

参考文献

1. SHEN WK, SHELDON RS, BENDITT DG, et al. 2017 ACC/AHA/HRS guideline for the evaluation and management of patients with syncope: A report of the American College of Cardiology/American Heart Association Task Force on Clinical Practice Guidelines and the Heart Rhythm Society[J]. Heart Rhythm, 2017, 14(8): e155-e217.

2. 刘文玲,胡大一,郭继鸿,等. 晕厥诊断与治疗中国专家共识(2014年更新版)[J]. 中华内科杂志,2014, 53(11): 916-925.

3. ELLIOTT PM, ANASTASAKIS A, BORGER MA, et al. 2014 ESC Guidelines on diagnosis and management of hypertrophic cardiomyopathy[J]. Eur Heart J, 2014, 35(39): 2733-2779.

4. PINEDE L, DUHAUT P, LOIRE R. Clinical presentation of left atrial cardiac myxoma. A series of 112 consecutive cases[J]. Medicine(Baltimore), 2001, 80(3): 159-172.

5. RAJANI AR, MUAZ RN, GOVINDASWAMY PR, et al. Arrhythmias are not to blame for all cardiac syncope patients: left atrial myxoma causing syncope in a middle-aged man[J]. Case Reports, 2015, 2015(2015): bcr2014209119.

6. BUTANY J, NAIR V, NASEEMUDDIN A, et al. Cardiac tumours: diagnosis and management[J]. Lancet Oncol, 2005, 6(4): 219-228.

7. REYNEN K. Cardiac myxomas[J]. N Engl J Med, 1995, 333(24): 1610-1617.

8. GOSWAMI KC, SHRIVASTAVA S, BAHL VK, et al. Cardiac myxomas：clinical and echocardiographic profile[J]. Int J Cardiol, 1998, 63(3): 251-259.

9. RASHIDI N, MONTAZERI M, MONTAZERI M. Large Left Atrial Myxoma Causing Mitral Valve Obstruction：A Rare Cause of Syncope[J]. J Cardiovasc Echogr, 2014, 24(4): 125-127.

10. SAMOS M, KNAZEJE M, DVORSKY J, et al. Syncope as first and only sign of left atrial myxoma[J]. Vnitr Lek, 2013, 59(2): 132-135.

11. NOGUEIRA DC, BONTEMPO D, MENARDI AC, et al. Left atrial myxoma as the cause of syncope in an adolescent[J]. Arq Bras Cardiol, 2003, 81(2): 206-209, 202-205.

12. HAGAN PG, NIENABER CA, ISSELBACHER EM, et al. The International Registry of Acute Aortic Dissection(IRAD): new insights into an old disease[J]. JAMA, 2000, 283(7): 897-903.

13. KUHLMANN TP, POWERS RD. Painless aortic dissection：an unusual cause of syncope[J]. Ann Emerg Med, 1984, 13(7): 549-551.

14. SHEN YS, CHEN WL, CHEN JH, et al. Painless acute aortic dissection presenting as intermittent syncope[J]. Am J Emerg Med, 2010, 28(4): 535.

15. CHEN C, LIU K. A case report of painless type A aortic dissection with intermittent convulsive syncope as initial presentation[J]. Medicine, 2017, 96(17): e6762.

16. COHEN S, LITTMANN D. Painless dissecting aneurysm of the aorta[J]. N Engl J Med, 1964, 271: 143-145.

17. 中华医学会心血管病分会肺血管病学组. 急性肺栓塞诊断与治疗中国专家共识[J]. 中华心血管病杂志, 2015, 44(3): 197-211.

第十节　运动负荷试验在晕厥中的诊断价值

【关键点】
1. 运动时或运动后发生的晕厥，可通过负荷试验复制晕厥发生情境。
2. 在运动负荷试验过程中出现晕厥很可能是心源性晕厥。
3. 运动后出现的晕厥可能为反射性晕厥。

一、适应证

运动负荷试验是通过一定量的运动增加心脏负荷使心肌耗氧量增加，观察心电图变化，用于已知或怀疑患有心血管疾病尤其是冠状动脉粥样硬化性心脏病的诊断、鉴别诊断以及评估。

对于劳力性晕厥或先兆晕厥的患者，运动负荷试验在选择性患者中有助于明确晕厥的病因，包括结构性病变，如肥厚型梗阻性心肌病和主动脉瓣狭窄；冠状动脉异常和肺动脉高压；离子通道病如长QT间期综合征(1型)和儿茶酚胺敏感性多形性室性心动过速(catecholaminergic polymorphic ventricular tachycardia, CPVT)。与运动无关的晕厥患者不推荐行该项检查。

此检查方法简便实用、费用低廉、无创、相对安全，是一项重要的临床心血管疾病检查手段。心肌缺血引起的晕厥并不多，运动试验引起的晕厥也很少见，运动负荷试验并不作为晕厥的主要检查手段。运动负荷试验主要用于在运动中或运动后有短暂晕厥的患者，因为晕厥会在运动过程中或之后即刻发生，运动过程中及恢复期要密切监测心电图和血压变化。

二、结果评价

典型的心肌缺血发作时,面向缺血部位的导联常显示缺血型 ST 段压低和 / 或 T 波倒置。运动试验可以诱发心肌缺血。

运动时或运动后发生的晕厥,可通过负荷试验复制晕厥发生情境。离子通道病如长 QT 间期综合征(1 型)和儿茶酚胺敏感性多形性室性心动过速运动中可发生室性心动过速。运动后即刻出现晕厥伴严重的低血压即可诊断为反射性晕厥。

在运动负荷试验过程中出现晕厥,可能是由于心脏传导系统的问题导致,如预激综合征、房室传导阻滞等。《2012 PACES/HRS 年轻无症状预激综合征(WPW 综合征)患者管理专家共识》指出,患儿年龄较大,测试依从性较好,选择进行运动负荷试验可以观察其是否存在持续性预激表现。患儿运动后生理心率增快时,由旁路导致的预激表现消失者,其发生猝死的风险较低;当运动负荷试验结果显示患儿的预激表现为持续性或不能确定其是否会消失时,可以选择行经食管超声心动图检查和心内电生理检查进行诊断。运动试验过程中出现心动过速或由于二度及三度房室传导阻滞也可导致晕厥。产生阻滞的原因与心脏传导系统中的浦肯野纤维系统密切相关。运动诱发的、心动过速之后的二度和三度房室传导阻滞表明病变可能位于房室结末端,并预示着可能进展为永久性房室传导阻滞。竞技运动员通常被认为是预激综合征高风险人群,因此提倡对其进行额外的电生理学检查。运动负荷试验可以检测无症状患者传导阻滞时的心率。虽然运动负荷试验无法完全模拟运动员的身体和精神压力,但仍可以帮助识别运动过程中出现的阻滞趋向,并降低运动风险。

在运动负荷试验之后出现短暂的晕厥,几乎都是由于反射机制所导致。在运动负荷试验过程中可出现低血压晕厥,与健康受试者相比,这类患者多出现血管的反射性扩张。

综上所述,运动性晕厥并不常见。因此,在晕厥的评估中很少需要进行运动负荷试验。然而,如果运动试验能使晕厥重现,可能有利于针对性地治疗晕厥。

三、注意事项

多种疾病可导致劳力性晕厥,包括结构性病变,如肥厚型梗阻性心肌病和主动脉瓣狭窄;冠状动脉异常和肺动脉高压;离子通道病如长 QT 间期综合征(1 型)和儿茶酚胺敏感性多形性室性心动过速。为了复制症状或评价劳力时血流动力学反应(如低血压)进行平板运动试验必须非常小心,并在有恰当的高级生命支持的条件下进行。

运动负荷试验虽然相对安全,但在检查中可能诱发晕厥、心绞痛、急性心肌梗死、急性左心衰、严重心律失常、甚至猝死等心血管急症,因此需要临床医师严格掌握适应证,并且在检查中密切观察,适时终止检查,并严格掌握运动负荷试验禁忌证。绝对禁忌证:①急性心肌梗死(2d 内);②高危的不稳定型心绞痛;③未控制的伴有临床症状或血流动力学障碍的心律失常;④有症状的严重主动脉狭窄;⑤临床未控制的心力衰竭;⑥急性心肌炎或心包炎;⑦急性主动脉夹层;⑧急性肺栓塞或肺梗死;⑨急性非心脏性功能失调影响运动试验或被运动试验加剧;⑩躯体障碍影响安全性或运动量。相对禁忌证:①冠状动脉左主干狭窄;②中度狭窄的瓣膜性心脏病;③严重高血压(收缩压＞200mmHg 和 / 或舒张压＞110mmHg);④快速性心律失常或缓慢性心律失常;⑤肥厚型心肌病或其他流出道梗阻性心脏病；⑥高度房室传导阻滞；⑦精神或体力障碍而不能进行运动负荷试验。

（陈步星　郭彩霞）

参考文献

1. SHEN WK, SHELDON RS, BENDITT DG, et al. 2017 ACC/AHA/HRS Guideline for the Evaluation and Management of Patients With Syncope: A Report of the American College of Cardiology/American Heart Association Task Force on Clinical Practice Guidelines, and the Heart Rhythm Society［J］. J Am Coll Cardiol, 2017, 68(13): 1476-1488.
2. SHEN WK, SHELDON RS, BENDITT DG, et al. 2017 ACC/AHA/HRS guideline for the evaluation and management of patients with syncope: A report of the American College of Cardiology/American Heart Association Task Force on Clinical Practice Guidelines and the Heart Rhythm Society［J］. Heart Rhythm, 2017, 14(8): e155-e217.
3. BRIGNOLE M, MOYA A, DE LANGE FJ, et al. 2018 ESC Guidelines for the diagnosis and management of syncope［J］. Eur Heart J, 2018, 39(21): 1883-1948.
4. COHEN MI, TRIEDMAN JK, CANNON BC, et al. PACES/HRS expert consensus statement on the management of the asymptomatic young patient with a Wolff-Parkinson-White (WPW, ventricular preexcitation) electrocardiographic pattern: developed in partnership between the Pediatric and Congenital Electrophysio［J］. Heart Rhythm, 2012, 9(9): 1006-1024.

第十一节　心导管检查在晕厥中的诊断价值

【关键点】
1. 心导管检查对晕厥的评估几乎无作用。
2. 对于可疑心肌缺血或心肌梗死的患者应行心导管检查即冠状动脉造影，除外心肌缺血导致的心律失常。

一、适应证

晕厥患者怀疑合并有心肺血管疾病时可行心导管检查。患者有心肺血管疾病时，当供血的需求超过心脏的代偿能力时，心排血量不能相应增加，有可能导致晕厥，如心脏瓣膜疾病、急性心肌缺血及梗死、梗阻性心肌病、锁骨下动脉盗血综合征、心脏压塞、肺栓塞、原发性肺动脉高血压、急性主动脉夹层。心导管检查是指从外周血管插入导管、送至心腔及大血管各处以获取信息，达到检查目的。对于可疑心肌缺血或心肌梗死的患者应行心导管检查即冠状动脉造影，除外心肌缺血导致的心律失常。

二、左心导管检查

左心导管检查是指经外周动脉插入导管，逆行至主动脉、左心室等处进行压力测定和心血管造影，可了解左心室功能、室壁运动及心腔大小、主动脉瓣和二尖瓣功能，并可发现主动脉、颈动脉、锁骨下动脉、肾动脉及髂总动脉的血管病变。选择性冠状动脉造影是指将造影导管插到冠状动脉开口内注入少量对比剂用以显示冠状动脉情况。利用电影或录像记录，动态观察冠状动脉血流及解剖情况，了解冠状动脉病变的性质、部位、范围、程度等，观察冠状动脉有无畸形、钙化及有无侧支循环形成。为了清晰反映病变,冠状动脉造影需采取多角度投照;必要时为鉴别器质性狭窄和冠状动脉痉挛还需进行硝酸甘油试验。

三、右心导管检查

1929 德国医师 Werner Forssmann 是世界上第一个通过静脉成功地把导管插到自己心脏的右心室,他的初衷是想通过该技术直接把药注射到心脏,却施行了世界上首例右心导管术,从此开创了心导管术的历史。右心导管检查是在 X 线下,从周围静脉插入导管,到达中央静脉、右心房、右心室及肺动脉,通过血氧和压力测定、血管或心腔造影,了解心血管解剖变化及血流动力学异常。

四、结果评价

目前诊断性导管检查术仍适用于明确或疑似急性冠脉综合征、择期血管手术、术前冠脉评估、症状性重度瓣膜心脏病且临床与无创性影像学检查结果不一致患者。《2017 ACC/AHA/HRS 晕厥诊断与处理指南》指出,心导管检查对晕厥的评估几乎无作用,但对可疑心肌缺血或梗死的晕厥患者应行冠状动脉造影,评价冠脉狭窄程度。右心导管检查可以测定肺动脉压力和计算肺动脉阻力,判断有无肺动脉高压以及肺动脉高压的程度和性质。

五、注意事项

心导管检查是一项有创检查,即导管经外周血管进入心脏,对患者有一定的风险和痛苦。目前并没有指南推荐其用于晕厥的诊断,故在诊断晕厥原因行该项检查时应充分权衡利弊并在检查前应做好准备工作。体温 38℃以上的呼吸道感染者、有对比剂过敏史者、有出血性疾病者避免做此项检查。做完心导管检查后,应注意观察患者的心电、血压情况,并注意切口有无出血、渗血,血肿、肢体发凉等情况。导管检查可能出现的并发症:气胸、血胸、过敏性休克、血管穿孔、血管栓塞、心律失常、心脏破裂、心搏骤停等。

（陈步星　郭彩霞）

参考文献

1. SHEN WK, SHELDON RS, BENDITT DG, et al. 2017 ACC/AHA/HRS guideline for the evaluation and management of patients with syncope: A report of the American College of Cardiology/American Heart Association Task Force on Clinical Practice Guidelines and the Heart Rhythm Society[J]. Heart Rhythm, 2017, 14(8): e155-e217.
2. 李占全,侯爱洁.心导管检查术的应用及评价[J].中国实用内科杂志,2001,21(5):261-263.

第十二节　心理评估在心因性假性晕厥中的应用

【关键点】

1. 怀疑为心因性假性晕厥的短暂性意识丧失(T-LOC)患者应进行心理评估。
2. 心因性假性晕厥的血压和心率不低,发作时的脑电图(EEG)不表现为 γ 活动或平坦波。

一、评估目的

晕厥和心理因素通过两种方式相互作用：一方面，各种精神类药物通过 OH 和延长 QT 间期导致晕厥。打乱精神类药物的服药计划会产生严重的精神后果，这种后果不请教相关的专家很难解决。另一方面的相互作用是"功能性发作"。"功能性"用于描述类似已知的躯体疾病却没有可解释躯体疾病表现的一种疾病状态，是假定的心理机制。在不同诊断的 T-LOC 中包括两类患者，这两类患者均表现为无反应且摔倒很常见。一种类型的大发作类似于癫痫发作，称为"假性癫痫""非癫痫发作""心理性非癫痫发作"或"非癫痫发作失调"。另一种类型没有大发作，类似于晕厥或持续较长时间的 LOC，称为"心理性晕厥""假性晕厥""精神源性晕厥"或"医学难以解释的晕厥"。需注意这些名称与晕厥定义矛盾，因为它是功能性 T-LOC 而没有脑灌注不足。

功能性 T-LOC 及其类似发作的重要鉴别点是无躯体因素：假性癫痫没有癫痫样的脑活动，假性晕厥的血压和心率不低，发作时的脑电图（EEG）不表现为 γ 活动或平坦波。

这些发作的频率不得而知，随情况变化而改变。在癫痫专科门诊有 15%～20% 的病例发生功能性 T-LOC 类似癫痫发作，晕厥门诊的比例为 6%。

心理评估的适应证：怀疑为心因性假性晕厥的一过性意识丧失患者进行心理评估。

二、诊断方法

一般患者发作假性晕厥的时间比晕厥持续时间长：患者可能会躺在地板上数分钟，甚至达 15min。其他特点是在一天之内频繁发作包括大发作，但缺乏可辨别的诱因。创伤不能除外功能性 T-LOC，＞50% 的假性癫痫患者发生创伤。在癫痫发作和晕厥时眼睛通常是睁开的，而功能性 T-LOC 时是闭着的。记录发作过程对鉴别非常有用，评价的参数包括姿势和肌肉张力（根据录像记录或神经系统检查）、血压、心率和脑电图。后者简单易行，对于功能性紊乱会有所提示从而有助于作出比较准确的诊断。在直立倾斜试验中，可以出现明显的意识丧失伴运动控制失调，血压、心率和脑电图正常可除外晕厥和大多数形式的癫痫。

直立倾斜试验同时记录脑电图和录像监测可用于诊断类似晕厥（假性晕厥）或癫痫的短暂性意识丧失。探究发作特点对于确定诊断是有用的。将患者诊断为"精神性晕厥"较为困难，但如不诊断该病，就不会请相应科室会诊。对患者进行心理暗示，告知他们自身负有责任。尽量避免将这种发作强调为晕厥或癫痫发作，避免责备患者，避免因达不到预期目标引起的冲突，从而提供一种具有治疗作用的良好开端。

（曲姗）

参考文献

1. BASCHIERI F, CALANDRA-BUONAURA G, DORIA A, et al. Cardiovascular autonomic testing performed with a new integrated instrumental approach is useful in differentiating MSA-P from PD at an early stage[J]. Parkinsonism Relat Disord, 2015, 21: 477-482.
2. BRIGNOLE M, MOYA A, DE LANGE FJ, et al. 2018 ESC Guidelines for the diagnosis and management of syncope[J]. Eur Heart J, 2018, 39(21): 1883-1948.

第十三节 神经系统检查在晕厥鉴别诊断中的应用

【关键点】

1. 神经源性的直立性低血压可导致晕厥,自主神经功能评估可以协助诊治和评估预后。

2. 晕厥要注意与短暂性脑缺血发作、癫痫、发作性睡病等神经系统疾病相鉴别。

3. 脑电图、头颅 CT、MRI 及颈动脉超声不应常规用于晕厥评估。

虽然神经系统疾病引发的晕厥很少见,但由于神经系统疾病可引起多种形式的意识改变,因此其与晕厥之间的鉴别诊断也较复杂。

一、自主神经功能评估

对于神经源性的直立性低血压导致晕厥的患者,进行自主神经功能评估可以协助诊治和评估预后。这类患者的治疗较为复杂,许多原发病的对症治疗可致直立性低血压病情恶化,使直立性低血压导致晕厥的风险增加。而如果不对症治疗,那么原发病变有可能恶化,治疗上应权衡利弊。自主神经功能评估可以确定神经源性直立性低血压的原因,提供预后信息,指导治疗。自主神经功能评估包括详细了解病史,全面体格检查,卧立位血压及心率检查,直立倾斜试验,清晨类固醇激素水平,甲状腺功能,胃肠、尿流动力学检查,24h 血压监测,肛门括约肌肌电图,皮肤交感反应等。

二、脑电图

晕厥患者脑电图是正常的,但癫痫患者发作间期的脑电图也是正常的,所以要详细了解患者的临床资料。但是脑电图不应常规用于评估晕厥。7 项对晕厥患者的调查研究显示,2 084 例患者中,52% 行脑电图检查,但诊断率仅为 0.7%。当晕厥很可能是意识丧失的原因时并不建议做脑电图,但临床资料怀疑癫痫的可能性时需做脑电图检查。癫痫发作时能够记录到癫痫样放电过程,脑电图常有异常表现。典型的波形有助于诊断癫痫,其中棘波样的复合波最具诊断价值。此外,异常波形的部位和形态有助于鉴别癫痫的类型。心因性假性晕厥发作时,脑电图正常。

三、头颅 CT 和 MRI

若神经系统查体未发现局灶性神经功能缺损时,不建议对晕厥患者做头颅 CT 和 MRI 检查。5 项对晕厥患者的调查研究显示,397 例患者中,11% 进行了头部 MRI 检查,但仅有 0.24% 的患者明确了诊断。类似地,10 项对晕厥患者的调查研究显示,2 728 例患者中,57% 进行了头颅 CT 检查,诊断率仅为 1%。

四、脑血管检查

若无局灶性神经功能缺损的表现,则不建议对晕厥患者行脑血管检查。在 5 项对晕厥患者的调查研究中，551 例患者中，58% 进行了颈动脉超声检查，但诊断率仅为 0.5%。脑血管检查不应常规用于晕厥评估。

（崔倜）

参考文献

1. SHEN WK, SHELDON RS, BENDITT DG, et al. 2017 ACC/AHA/HRS guideline for the evaluation and management of patients with syncope：A report of the American College of Cardiology/American Heart Association Task Force on Clinical Practice Guidelines and the Heart Rhythm Society［J］. Heart Rhythm, 2017, 14(8): e155-e217.

2. BRIGNOLE M, MOYA A, DE LANGE FJ, et al. 2018 ESC Guidelines for the diagnosis and management of syncope［J］. Eur Heart J, 2018, 39(21): 1883-1948.

第五章　急诊晕厥的处理

第一节　急诊晕厥的结构化评估

【关键点】

1. 掌握急诊晕厥患者结构化评估流程。
2. 急诊晕厥患者通过进行结构化评估尽早筛查出晕厥高危患者。

一、评估目的

临床上对来急诊就诊的短暂性意识丧失的患者,首先要明确其是否是晕厥,意识丧失并不等于就是晕厥,要鉴别真正晕厥与其他非晕厥引起的意识丧失(如低血糖、癔症、癫痫等)是晕厥诊断过程中最重要的一步。其次,如果是晕厥其原因明确的则进行相应治疗,对于原因不明的晕厥,关注的重点是晕厥患者发生心源性猝死和心血管事件的可能性大小,这就需要进行危险分层,识别出哪些是高危的患者要尽快进行早期评估并进行治疗。风险评估是初始评估中不可或缺的重要部分,对指导治疗和减少恶性事件的发生都非常重要。概括而言,初始评估目的是要明确 3 个重要问题:①明确是否是晕厥;②是否能确定晕厥的病因;③是否是高危患者。

二、评估内容

2015 年《急诊科晕厥的临床管理:第一届急诊科晕厥危险分层国际研讨会共识》提出了急诊晕厥诊断的结构化评估,包括 4 个步骤:①是晕厥吗? ②存在潜在的风险吗? ③如果原因不明,造成严重后果的风险有多大? ④根据危险分层,对晕厥患者在急诊科如何得到最佳处理及需要做什么检查和哪些限制? 如图 5-1-1 所示。

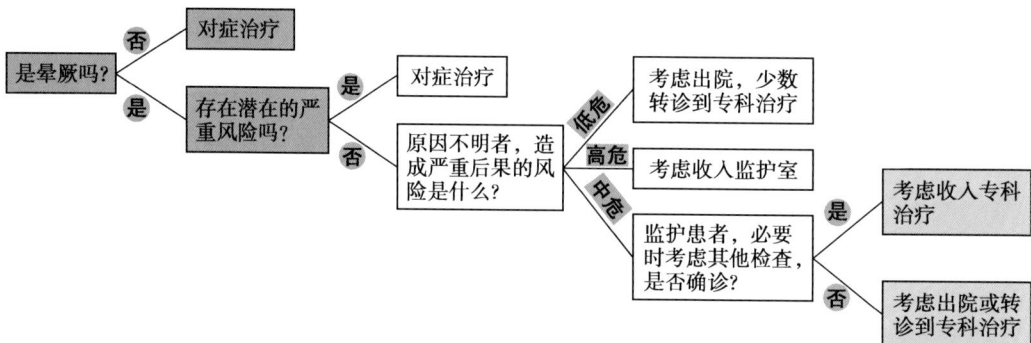

图 5-1-1　急诊晕厥诊断的结构化评估

1. **病史询问**　对晕厥患者和/或目击者进行详细的病史询问,其目的在于了解疾病的预后、诊断。发生意识丧失时准确的情境描述有助于明确晕厥的诊断和病因分析,因此,在采集病史时既要问询其意识丧失时是否具有晕厥的临床特征,也要问询晕厥前及晕厥后的症状,如晕厥前有大笑、吞咽、咳嗽、排尿或排便这些特定动作的,可能是情境性晕厥;血管迷走性晕厥是晕厥最常见的病因,晕厥发作前常常存在某些促发因素,如持久站立、精神紧张、悲伤情绪、恐惧、疼痛、脱水、清晨起床后等,典型特征具有出汗、恶心、皮肤发热、苍白的前驱症状,发作后往往感到疲劳和乏力。发病是在进餐后、运动中或运动后、处于卧位、刚从坐姿或卧位改为站立、转头时等,是否伴有头晕、心悸、周身乏力、视物模糊等症状,对判断是直立不耐受综合征、直立性低血压、颈动脉窦综合征都是非常重要的信息。此外,患者既往有无心脏病、有无心源性猝死家族史,安装起搏器的患者应注意咨询安装时间,对老年患者特别需要注意患者药物应用情况,尤其是抗心律失常药物或降压药物、三环类抗抑郁药、吩噻嗪类抗精神病药。

2. **体格检查**　体格检查也是晕厥初始评估中的重要内容,甲床、睑结膜和皮肤苍白是贫血的重要体征;测量双上肢、卧位、坐位、站立位和直立 3min 后血压和心率的变化有助于识别直立性低血压、自主神经功能紊乱和有些器质性心脏病;听诊颈动脉有杂音提示脑血流量减少和潜在的冠心病;心脏查体可以发现心率、心律及心音有无异常和心脏杂音,提示可能存在器质性心脏病;复视、视野缺损、口角歪斜、认知和言语能力下降、肢体肌力和感觉功能减退、步态异常提示神经系统疾患,意识丧失可是首发症状,而不是真正的晕厥。

3. **心电图检查**　心电图检查简单易行且价格低廉,指南将静息时 12 导联心电图在晕厥初始评估作为 I 类推荐,可见其重要性。临床上晕厥患者就诊时的心电图检查多是正常的,如果发现晕厥患者的心电图异常则高度怀疑是与心律失常相关的晕厥,如缓慢性心律失常伴窦性停搏、完全性或高度房室传导阻滞、室性心律失常等,心电图也能帮助我们判断患者是否有预激综合征、长 QT 间期综合征、Brugada 综合征以及右室心肌病等威胁生命的心律失常,提示心源性晕厥和预示死亡的危险性,从而识别出高危晕厥患者得到进一步检查和治疗。心源性和非心源性晕厥的临床表现见表 5-1-1。

表 5-1-1　心源性和非心源性晕厥的临床表现

心源性晕厥相关的临床表现
老年(＞60 岁)多见
男性多见
存在已知的缺血性心脏病、结构性心脏病,既往有心律失常或心室功能下降
短暂的前驱症状(如心悸)或无前驱症状突发意识丧失
运动中发生晕厥
仰卧位发生晕厥
晕厥发作次数少(1 次或 2 次)
心脏检查结果异常
有遗传性疾病或早发(＜50 岁)心源性猝死家族史
存在已知先天性心脏病
非心源性晕厥相关的临床表现
年轻多见

续表

无心脏疾病病史

晕厥仅发生在站立

从卧位或坐位到站立位的体位改变时发生

存在前驱症状：恶心、呕吐、发热感

存在特定诱因：脱水、疼痛、痛苦刺激、医疗操作

情境因素：咳嗽、大笑、排尿、排便、吞咽

频繁发作，有长期晕厥发作的病史且临床特征相似

总而言之，临床医师需要通过详细询问病史、仔细查体和基线心电图检查去发现导致晕厥的蛛丝马迹，作出初步评判患者的晕厥可能是良性的，还是威胁生命的，识别出高危的患者对指导治疗和减少复发率和病死率都非常重要。《2017 ACC/AHA/HRS 晕厥诊断与处理指南》建议把目前研究数据分为短期危险（关系到急诊及晕厥发生后 30d 内的预后）和长期危险（随访到 12 个月），见表 2-2-1。

（覃秀川）

参考文献

1. COSTANTINO G, SUN BC, BARBIC F, et al. Syncope clinical management in the emergency department: a consensus from the first international workshop on syncope risk stratification in the emergency department[J]. Eur Heart J, 2016, 37: 1493-1498.

2. SHEN WK, SHELDON RS, BENDITT DG, et al. 2017 ACC/AHA/HRS guideline for the evaluation and management of patients with syncope: A report of the American College of Cardiology/American Heart Association Task Force on Clinical Practice Guidelines and the Heart Rhythm Society[J]. Heart Rhythm, 2017, 14(8): e155-e217.

3. BRIGNOLE M, MOYA A, DE LANGE FJ, et al. ESC Scientific Document Group. 2018 ESC Guidelines for the diagnosis and management of syncope[J]. Eur Heart J, 2018, 39(21): 1883-1948.

第二节　急诊晕厥评估后的处理策略

【关键点】

1. 急诊晕厥患者根据危险分层规范处理患者。

2. 不明原因的中高危急诊晕厥患者心电监测十分重要。

急诊晕厥患者初始评估后根据危险分层决定患者是离院门诊继续随访或专科就诊，还是需要住院评估。住院评估的目的是治疗明确存在的严重疾病或病因不明确的晕厥患者需继续诊断性评估。

高危患者应在急诊科进行监测，或安排在能够进行心肺复苏的场所，以防止发生不测。低危患者无需额外检查，如考虑评估可在普通门诊、晕厥门诊或专科进行。主要是安慰、一般治疗和咨询。中危患者处理上十分困难，因为患者仍有一定的风险。心电图监测是处理的关

键。但是,没有循证医学证据和共识说明应该监测多长时间(大多数专家建议至少监测3h)。心电监测发现以下情况则升级为高危患者应积极处理:意识丧失3s以上;持续或非持续的室性心动过速,无论有无症状;高度房室传导阻滞;心动过缓,心率<30次/min,无论有无症状;心动过缓,心率<50次/min,有症状患者;心动过速,心率>120次/min,有症状患者。

1. **急诊晕厥的低危患者处理策略**　可以预测的或发作不频繁的反射性晕厥和直立不耐受综合征以及情境性晕厥而无严重疾病的患者可在门诊随诊或专科就诊,预后良好,治疗以非药物为主,对患者和家属进行相关宣教工作,尽量避免触发因素,认识前驱症状,一旦出现要采取肢体反压动作(physical counter-pressure manoeuvres,PCM),有助于防止晕厥发生,改善生活方式,预防复发,减少晕厥猝倒所致外伤。住院评估仅限于有受伤风险的反复晕厥发作或晕厥导致的受伤患者。

2. **急诊晕厥病因明确的中、高危患者处理策略**　对危险分层属中、高危的病因明确的晕厥患者应在急诊科进行监测,最好安排在能够进行心肺复苏的场所,以防发生不测。

与心律失常相关的晕厥的处理治疗目标为预防复发、改善生活质量和延长生存期。心电图记录有窦房结功能障碍、房室传导系统疾病与晕厥相关,且排除药物和神经介导的影响因素,永久性心脏起搏器植入是有效治疗。阵发性室上性和室性心动过速,药物和射频消融均为合适的治疗选择。对药物引起的QT间期延长所致尖端扭转型室性心动过速,要及时停药。植入型心律转复除颤器(ICD)患者由于延迟放电而引起晕厥,应程控ICD,给予及时的放电。

与器质性心脏病相关晕厥的处理治疗目标为预防晕厥复发,治疗基础疾病,以及降低心源性猝死风险。如先心病、瓣膜病等,有条件者首选外科手术。缺血性心脏病、肺栓塞针对病理生理过程处理。致心律失常性右室心肌病、肥厚型心肌病主要针对心律失常处理,快速室性心律失常时应考虑植入ICD。

(覃秀川)

参考文献

1. 刘文玲,胡大一,郭继鸿,等. 晕厥诊断与治疗中国专家共识(2014年更新版)[J]. 中华内科杂志,2014,53(11):916-925.
2. SHEN WK,SHELDON RS,BENDITT DG,et al. 2017 ACC/AHA/HRS guideline for the evaluation and management of patients with syncope:A report of the American College of Cardiology/American Heart Association Task Force on Clinical Practice Guidelines and the Heart Rhythm Society[J]. Heart Rhythm,2017,14(8):e155-e217.
3. NICKS BA,HIESTAND BC. Syncope Risk Stratification in the ED:Another Step Forward[J]. Acad Emerg Med,2016,23(8):949-951.
4. SACCILOTTO RT,NICKEL CH,BUCHER HC,ET AL. San Francisco Syncope Rule to predict short-term serious outcomes:a systematic review[J]. CMAJ,2011,183(15):E1116-E1126
5. 雷寒,吕斐,BENDITT DG. 晕厥的评估和处理策略[J]. 第三军医大学学报,2013,35(22):2385-2389.
6. FIGUEROA JJ,BASFORD JR,LOW PA. Preventing and treating orthostatic hypotension:As easy as A,B,C[J]. Cleve Clin J Med,2010,77(5):298-306.
7. 程中伟,方全. 晕厥诊断和处理指南的解读[J]. 临床药物治疗杂志,2012,10(2):46-50.
8. COSTANTINO G,SUN BC,BARBIC F,et al. Syncope clinical management in the emergency department:a consensus from the first international workshop on syncope risk stratification in the emergency department[J]. Eur Heart J,2016,37:1493-1498.

第六章　反射性晕厥

第一节　反射性晕厥的概述

【关键点】

1. 反射性晕厥是指在受到外界刺激时，控制循环的心血管反射间断出现异常，导致血管扩张和／或心动过缓从而引起动脉血压下降和脑灌注减低导致短暂性意识丧失。

2. 反射性晕厥在临床上可表现为各种类型，包括血管迷走性晕厥、情境性晕厥、颈动脉窦综合征和不典型晕厥。

3. 反射性晕厥一般来说是一个良性过程，主要治疗是健康教育和物理治疗。

一、概念

反射性晕厥是指在受到外界刺激时，控制循环的心血管反射间断出现异常，导致血管扩张和／或心动过缓从而引起动脉血压下降和脑灌注减低这一类临床状况。

反射性晕厥常根据其涉及的传出路径而分为交感性或迷走性。当直立位血管收缩反应减低导致的低血压是主要病因时，即为血管抑制型，当心动过缓或心脏收缩能力减弱是主要病因时为心脏抑制型，这两种机制都存在时则为混合型。

二、分类

反射性晕厥也根据其触发因素不同即途径不同而分类（表6-1-1）。但应注意这只是简单的分类，因为在某种情况下可能存在许多不同的机制，如排尿或排便性晕厥。不同患者发生晕厥的触发因素有很大差别，大多数情况的发生机制并不与触发因素明显相关［如排尿性晕厥和血管迷走性晕厥（VVS）都可表现为心脏抑制型和血管抑制型晕厥］。了解不同的触发因素在临床很重要，将有助于晕厥的诊断。

表6-1-1　反射性晕厥的分类

血管迷走性晕厥	胃肠道刺激（吞咽、排便）
直立性 VVS：站立位，少数坐位	咳嗽、打喷嚏
情绪引起：恐惧、疼痛（躯体或内脏）、器械操作、	运动后
晕血	其他（如大笑、演奏铜管乐器）
情境性晕厥	颈动脉窦性晕厥
排尿	不典型晕厥（无明显诱发因和／或表现不典型）

- 血管迷走性晕厥（VVS）即常说的晕倒，是由情绪或体位刺激引起，常有自主神经兴奋的先兆症状（出汗、面色苍白、恶心）。
- 情境性晕厥是指与某些特定情节相关的反射性晕厥。运动后晕厥可以是年轻运动员出现的反射性晕厥的一种，也可以是中年或老年人群没有出现典型 OH 前的自主神经功能衰竭（ANF）的早期表现。
- 颈动脉窦性晕厥格外引起关注。它很少自发，颈动脉窦按摩可以引发。大多情况下没有机械刺激，颈动脉窦按摩（CSM）可以诊断。
- 不典型晕厥用于描述那些触发因素不确定甚至明显不存在的反射性晕厥。其诊断不能只依靠病史，更多依赖排除其他原因的晕厥（没有器质性心脏病）和直立倾斜试验能引起类似的症状。一些患者同时存在症状不典型和出现明确症状两种情况。

VVS 的典型类型常在年轻人出现，和其他类型有明显差异，常表现不典型。老年人出现的 VVS 常有心血管或神经异常，表现为直立位或餐后低血压。后一种情况时，神经介导性晕厥是病理的表现，主要和自主神经系统（ANS）代偿反射受损有关，因此会和 ANF 表现有所重叠。

三、治疗

表 6-1-2 为《2018 ESC 指南：晕厥的诊断与管理》推荐的反射性晕厥治疗的推荐意见。图 6-1-1 肢体反压动作（PCM）示意图，图 6-1-2 为反射性晕厥患者的起搏治疗策略。

表 6-1-2　反射性晕厥的治疗

推荐意见	建议类别	证据级别
教育和生活方式改变		
建议对所有患者解释诊断、告知晕厥复发的风险，建议避免诱发因素和环境	I	B
停用 / 减少降压药物		
如果可以，应对血管抑制型晕厥患者更改或停用降压药物	IIa	B
物理训练		
年龄<60 岁，有先兆症状的患者应进行等容 PCM 训练	IIa	B
年轻患者进行倾斜训练	IIb	B
药物治疗		
氟氢可的松用于 VVS 体位性晕厥的年轻患者、动脉血压偏低、没有用药禁忌证	IIb	B
盐酸米多君可用于 VVS 体位性晕厥患者	IIb	B
不建议使用 β 受体阻滞剂	III	A
心脏起搏		
心脏起搏用于减少下列患者的晕厥复发：年龄>40 岁、自发性有症状的心脏停搏（>3s）或因为窦房结疾病、房室传导阻滞导致的无症状心脏停搏（>6s）	I	B
心脏起搏用于减少下列患者的晕厥复发：年龄>40 岁的心脏抑制型颈动脉窦综合征患者、不可预测的晕厥反复发作	I	B
考虑进行心脏起搏减少晕厥复发：年龄>40 岁、反复发作不可预测的晕厥、直立倾斜试验诱发出心脏停搏	IIb	B
考虑进行心脏起搏减少晕厥复发：临床特征提示三磷酸腺苷敏感性晕厥	IIb	B
心脏起搏不应用于缺乏心脏抑制反射证据的患者	III	B

续表

其他建议和临床前景

- 总体说来，在长期的随访中，没有任何治疗能完全预防晕厥复发，晕厥发作减少是治疗的合理目标
- 起搏治疗有效不代表它总是必须的。值得强调的是，起搏器植入的决策应基于患者频繁发作晕厥的临床状况。因此，心脏起搏局限于高度选择的、反复发作严重晕厥的小部分人群。起搏治疗可能对下列老年晕厥患者有用：中老年发病、可能因为没有晕厥先兆而反复发作晕厥伴创伤。少部分晕厥患者植入起搏器后仍有晕厥发作
- 直立倾斜试验反应是起搏器有效性的最强预测因素。直立倾斜试验阴性患者有晕厥复发的风险，但风险较低，接近原发性房室传导阻滞患者起搏治疗后的晕厥风险。未来研究不太可能改变目前已经证实的起搏有效性。相反，直立倾斜试验阳性患者晕厥复发的高风险较大，使得起搏治疗的有效性仍不确定，未来需进一步研究证实

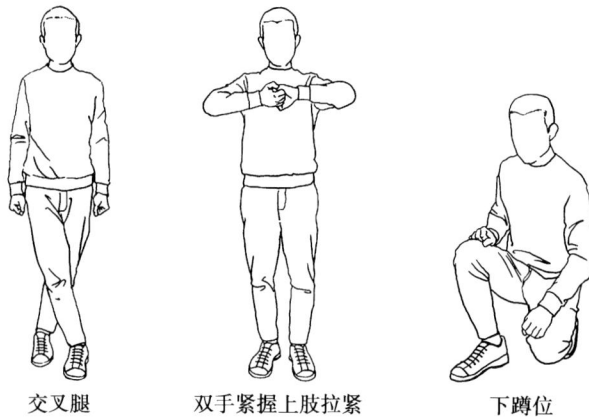

交叉腿　　　　双手紧握上肢拉紧　　　　下蹲位

图 6-1-1　肢体反压动作(PCM)示意图

制图：武睿

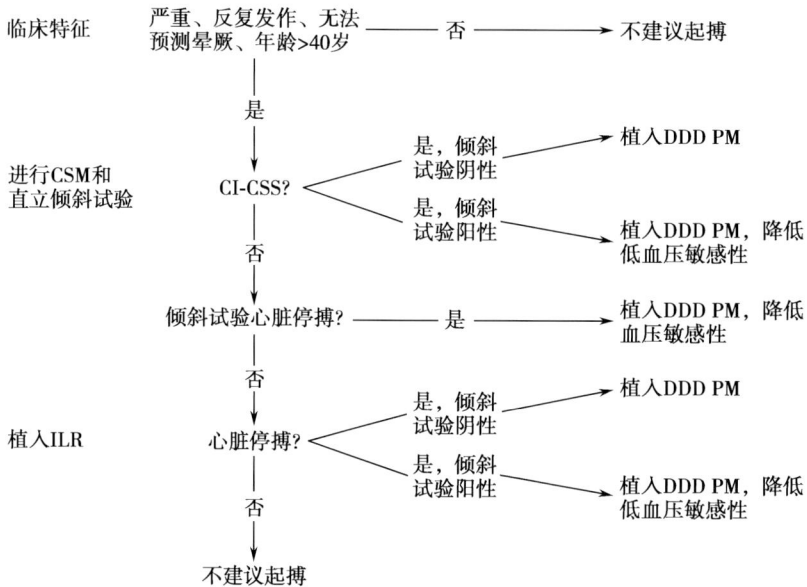

图 6-1-2　反射性晕厥患者的起搏治疗策略

CSM：颈动脉窦按摩；CI-CSS：心脏抑制型颈动脉窦综合征；DDD PM：DDD 型起搏器；ILR：植入式循环记录仪。

（陈宇　刘文玲）

参考文献

1. VAN. DIJK JG, SHELDON R. Is there any point to vasovagal syncope? [J]. Clin Auton Res, 2008, 18(4): 167-169.

2. TEA.SH, MANSOURATI J, L'HEVEDER G, et al. New insights into the pathophysiology of carotid sinus syndrome[J]. Circulation, 1996, 93(7): 1411-1416.

3. ALBONI P, ALBONI M, BERTORELLE G. The origin of vasovagal syncope: to protect the heart or to escape predation? [J]. Clin Auton Res, 2008, 18(4): 170-178.

4. BRIGNOLE M, MOYA A, DE LANGE FJ, et al. 2018 ESC Guidelines for the diagnosis and management of syncope[J]. Eur Heart J, 2018, 39(21): 1883-1948.

5. GLIKSON M, NIELSEN JC, KRONBORG MB, et al. 2021 ESC Guidelines on cardiac pacing and cardiac resynchronization therapy[J]. Eur Heart J, 2021, 42(35): 3427-3520.

第二节 血管迷走性晕厥

【关键点】

1. 血管迷走性晕厥一般为良性过程，患者教育和物理治疗是治疗基石。特殊治疗依赖于反射机制。

2. 起搏治疗对严重心脏抑制型或混合型颈动脉窦综合征和老年患者有效。

3. 盐酸米多君对严重血管抑制型神经介导性晕厥有效。

一、概念和临床特征

1. 概念 血管迷走性晕厥是由各种原因导致的交感神经抑制引起的血管扩张、迷走神经兴奋、心动过缓等各种神经调节失衡的结果，最终导致晕厥。

2. 临床特征 血管迷走性晕厥分为：①一过性心动过缓引起的晕厥发作的心脏抑制型；②不伴心动过缓，而是仅由一过性低血压引起晕厥发作的血管抑制型；③心动过缓与低血压同时存在的混合型。大多数此类患者都会在晕厥前不同程度地出现头重脚轻感、头痛、复视、恶心、呕吐、腹痛、黑矇等前驱症状。造成晕厥的心动过缓中，窦性心动过缓和窦性停搏占多数，但房室传导阻滞也并不少见。

血管迷走性晕厥主要由长时间保持立位或坐位姿势、疼痛刺激、失眠、疲劳、恐惧等精神、肉体方面的压力刺激，甚至由长时间置于嘈杂人群或幽闭空间等环境因素诱发，发病与自主神经调节相关。血管迷走性晕厥很少在运动时发生，而易在保持立位或坐位，维持同一姿势时发生。晕厥发作多在白天，尤其多在上午发生，其持续时间较短（1min 内），除跌倒引起的外伤外，并无后遗症状，预后良好。

二、病理生理

直立时末梢静脉淤血，静脉回心血量减少，心排血量降低，动脉压降低，通过颈动脉窦、主动脉的压力反射器，引起交感神经系统兴奋，迷走神经抑制。因此，心率、心收缩力、末梢血管抵抗力增加，代偿立位时的血压下降。如果继续保持立位姿势，容积的减少使左室收缩力增强，会刺激左心室的机械感受器，通过 C 纤维将信号传递到脑干（延髓孤束核），由此发出的纤维抑制血管运动中枢，兴奋迷走神经心脏抑制中枢，通过各条传出神经扩张血管、降低心率（图 4-4-1）。

部分情况下难以通过上述机制解释，此外，脑循环、心肺压力感受器反射、心理因素等，也与血管迷走性晕厥的发作相关。

1. **与脑循环的关系**　晕厥发病时的大脑中动脉血流速度多普勒超声观察研究中，可见与失神有关的平均血流速度低下、脑血管阻力上升。意识消失也可能在一过性心动过缓或低血压发作前出现，且前兆出现时常可检测到有左右差异的可逆性脑波。综上所述，本病中的晕厥发作，可能是由脑血管阻力上升，加重一过性心动过缓、一过性低血压，从而引起脑血流急剧下降而造成的。因此，即使进行人工心脏起搏（60～70 次 /min），可能也无法预防血管迷走性晕厥。

血管迷走性晕厥的先兆与偏头痛的先兆非常相似。从血管迷走性晕厥自然发作时和直立倾斜试验时的心电图中亦可看出，患者有先兆症状时，会出现一过性心率加快和血压上升。另一方面，偏头痛患者同样在出现症状时呈显著的心动过缓。这已被证明是脑循环异常引起的继发性心动过缓和低血压。因此，血管迷走性晕厥患者的病理生理可能无法仅凭上述反射通路解释。

血管迷走性晕厥的发病机制：除心脏和脑干部的反射通路外，还考虑与脑循环异常有关，但也有报告称，此类患者脑的自动调节机制与健康人并无差异。

2. **与心肺压力感受器反射的关系**　血管迷走性晕厥患者在保持直立位时可见心肺压力感受器反射亢进。尤其是直立位时，中心静脉压显著低下，引起心肺压力感受器反射亢进，交感神经功能过度亢进，这正是导致迷走神经过度亢进的原因。

3. **与心理因素的关系**　血管迷走性晕厥患者的直立倾斜试验中，阳性组与阴性组相比，其抑郁程度明显较高，尤其是在年轻患者和女性患者中，这种倾向较为明显。晕厥复发也呈现在精神异常的患者群体中有较高倾向。

三、诊断

血管迷走性晕厥的诊断主要依赖临床表现，特异性临床特征包括：①前兆性腹部不适感；②反复发作的病史；③意识恢复后出现恶心、出汗；④面色苍白；⑤有晕厥先兆症状。存在以上晕厥发作时，可怀疑为血管迷走性晕厥。直立倾斜试验对血管迷走性晕厥诊断和排除诊断有较高的辅助诊断价值。对于临床表现不典型怀疑为血管迷走性晕厥的患者可以进行直立倾斜试验。无结构性心脏病患者试验中出现反射性低血压 / 心动过缓伴有晕厥者可诊断为反射性晕厥，无晕厥发作者可考虑诊断为反射性晕厥。

直立倾斜试验阳性反应分类：

1 型：混合型。晕厥时心率减慢，但心室率不低于 40 次 /min 或低于 40 次 /min 的时间短于 10s，伴或不伴有时间短于 3s 的心脏停搏，心率减慢之前出现血压下降。

2A 型：无心脏停搏的心脏抑制型。心率减慢，心室率低于 40 次 /min，时间超过 10s，但无超过 3s 的心脏停搏，心率减慢之前出现血压下降。

2B 型：伴有心脏停搏的心脏抑制型。心脏停搏超过 3s，血压下降在心率减慢之前出现或与之同时出现。

3 型：血管抑制型。收缩压在 60～80mmHg。

4 型：体位性心动过速综合征阳性反应：在 HUT 的 10min 内心率较平卧位增加≥30 次 /min，同时收缩压下降＜20mmHg（即排除直立性低血压）。

直立倾斜试验的适应证、试验方法、注意事项等见第四章第四节。

四、治疗

按照晕厥发作的频率、轻重程度等情况选择治疗方案,还应该给予生活指导,避免诱因,适当将药物治疗和非药物治疗相结合。指导患者理解自身病情,尽可能避免诱发因素(脱水、长时间站立、过量饮酒等),在出现头晕、恶心、黑矇等晕厥前驱症状时迅速采取卧位。直立倾斜试验后诊断为血管迷走性晕厥的患者对自身病情了解得更多,精神压力就越小,有可能采取行动避免晕厥。这样一来,即使在不使用药物的情况下,也可以减少晕厥复发。直立性低血压的诱因:硝酸酯类药物、利尿剂、α受体阻滞剂、钙通道阻滞剂可能会促进晕厥发作,应尽可能减量或停用。

在这些患者经过健康指导、纠正不良因子的前提下,晕厥仍反复发作的病例,或心脏抑制型以及高龄者等缺乏前驱症状的突发性晕厥,外伤危险性高的病例,首先应考虑药物治疗。

1. 药物疗法 对于接受生活指导及消除不良诱因后仍频繁发作的病例和外伤危险性高的高龄患者,药物治疗是十分必要的。为预防心动过缓和低血压,应使用有血管收缩作用、循环血量增加作用、预防心动过缓作用的药物,结合各病例病因、相关程度进行选择。

(1)交感神经刺激药物(α受体激动剂):米多君在既往没有高血压、心衰或尿潴留的反复发作VVS患者中可以使用。米多君是一种前体药物,在体内代谢为desglymidodrine,desglymidodrine可以通过激活α受体改善VVS在静脉回流减低和血压降低情况下的外周交感神经调节作用。相关医学研究支持其临床应用,在成人和儿童的5个随机对照试验的荟萃分析中,米多君可有效减少43%的晕厥复发。

(2)盐皮质激素:如果没有禁忌证,反复发作的晕厥和对盐和液体摄入治疗效果不佳的患者可以考虑应用氟氢可的松。氟氢可的松具有盐皮质激素活性导致水钠潴留和钾排泄,使血容量增加。在儿童中,随机对照试验提示,氟氢可的松组与安慰剂组对比,其复发增多。应监测血清钾水平以减少潜在药物性低钾血症。POST Ⅱ(预防晕厥试验Ⅱ)报告指出在服用氟氢可的松2周达到稳定剂量后,患者发生晕厥的风险较安慰剂组显著降低了31%。

(3)5-羟色胺选择性再摄取抑制剂:反复发作晕厥的患者,可考虑应用5-羟色胺选择性再摄取抑制剂。5-羟色胺选择性重摄取抑制剂通过中枢神经对血压和心率产生影响以减少直立倾斜试验诱发的晕厥。但研究5-羟色胺选择性再摄取抑制剂的小型随机对照试验对氟西汀和帕罗西汀在预防晕厥的有效性上结果不一。

(4)β受体阻滞剂:β受体阻滞剂在VVS中的治疗价值存在争议,目前一般认为对年轻人无效,但对>40岁的人认为有效。随机对照试验提示,β受体阻滞剂在预防晕厥中没有效果。但是在固定条件的荟萃分析中提示其作用有年龄依赖性,与年轻患者相比,年龄≥42岁的患者能从β受体阻滞剂中获益。然而,对心脏抑制型β受体阻滞剂可加重症状。

2. 非药物疗法

(1)避免晕厥的方法:出现晕厥的前兆症状时,最有效的方法是就地下蹲或取卧位。此外,应采取:①站在原地,下肢不动;②盘腿而坐;③蜷缩下蹲;④两臂交叉紧抱。采取类似体位或类似运动数秒至1min,可使血压上升,避免晕厥发作,预防跌倒引起的事故或外伤。

(2)晕厥的预防和治疗:①起搏器治疗。双腔起搏器适用于40岁以上、有反复发作的VVS并且有长时间自发性心脏停搏的患者。因为VVS发作中患者存在心脏停搏或者心动过缓,心脏起搏器是一种治疗VVS的可行方法。许多观察性研究和随机对照试验对起搏器在防止晕厥的有效性中做了探究。需要注意的是,应对患者进行严格的筛选,明确其晕厥过程中有无心脏停搏,并且结合直立倾斜试验诱发明确无血管抑制或抑制轻微的患者,提高起搏器的疗效。直立倾斜试验可以区分 VVS 患者在晕厥过程中是否为血管抑制,这类患者对永久起搏没有反应。②倾斜训练。需要双脚离开墙壁 15～20cm,臀部、背部和枕部紧贴墙壁,保持这种姿势 30min,每天 1～2 次,日复一日。多数晕厥患者在训练刚开始时无法完成 30min 的靠墙直立,然而,随着每天重复训练,直立持续时间逐渐延长,训练开始后 2～3 周即可完成 30min 的倾斜训练。在能够坚持 30min 的立位姿势后,每日重复一次 30min 倾斜训练,能够持久有效预防晕厥发作。每日一次的训练既有效,又有延续性,可作为血管迷走性晕厥的治疗手段。这种治疗方法的机制可能是直立位负荷后的交感神经功能亢进通过训练被逐步抑制。然而,也有报道称此训练方法无效。

血管迷走性晕厥处理流程见图 6-2-1。

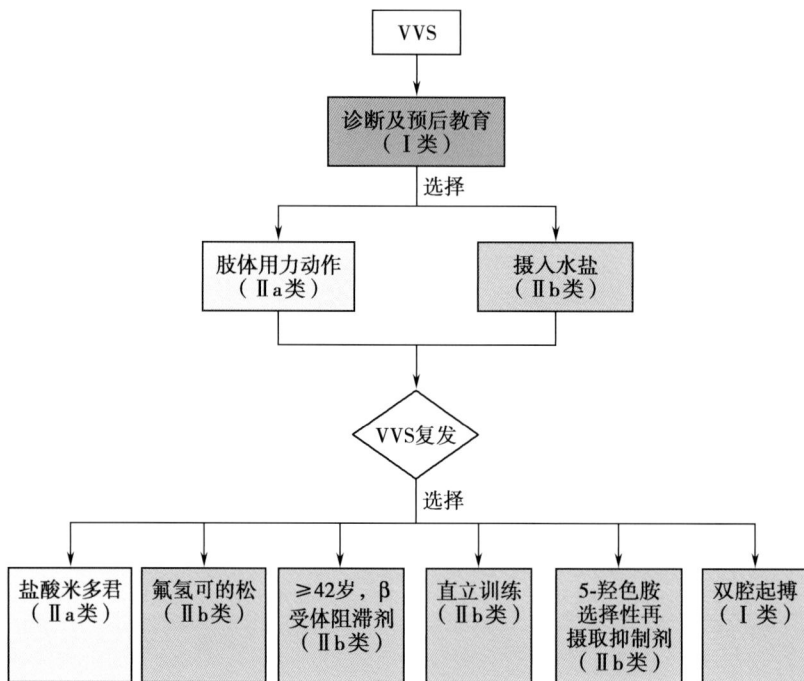

图6-2-1　血管迷走性晕厥处理流程

VVS:血管迷走性晕厥

五、预后

排除器质性心脏病的血管迷走性晕厥预后较好,经过平均 30 个月的观察,无死亡病例。Framingham 研究显示,在 26 年随访中,孤立性晕厥对病死率无影响。即使直立倾斜试验能诱发晕厥,其后晕厥不复发,再进行直立倾斜试验不能诱发晕厥的自愈病例也有很多。

然而,血管迷走性晕厥虽然不会造成直接死亡,却可能会成为交通事故、外伤等重大事故的原因。而且据相关文献报道,长时间的心脏停搏引起抽搐发生的病例,由于程度严重,可能会引起猝死,需要植入起搏器预防心搏骤停。

（陈宇　刘文玲）

参考文献

1. KENNY RA, INGRAM A, BAYLISS J, et al. Head-up tilt: A useful test for investigating unexplained syncope[J]. Lancet, 1986, 1: 1352-1355.

2. ALMQUIST A, GOLDENBERG IF, MILSTEIN S, et al. Provocation of bradycardia and hypotension by isoproterenol and upright posture in patients with unexplained syncope[J]. N Engl J Med, 1989, 320: 346-351.

3. GRUBB BP, GERARD G, ROUSH K, et al. Cerebral vasoconstriction during head-upright tilt-induced vasovagal syncope. A paradoxic and unexpected response[J]. Circulation, 1991, 84: 1157-1164.

4. FREDMAN CS, BIERMANN KM, PATEL V, et al. Transcranial Doppler ultrasonography during head-upright tilt-table testing[J]. Ann Intern Med, 1995, 123: 848-849.

5. SNEDDON JF, COUNIHAN PJ, BASHIR Y, et al. Assessment of autonomic function in patients with neurally mediated syncope: augmented cardiopulmonary baroreceptor responses to graded orthostatic stress[J]. J Am Coll Cardiol, 1993, 21: 1193-1198.

6. MOSQUEDA-GARCIA R, FURLAN R, FERNANDEZ-VIOLANTE R, et al. Sympathetic and baroreceptor reflex function in neurally mediated syncope evoked by tilt[J]. J Clin Invest, 1997, 99: 2736-2744.

7. KOUAKAM C, LACROIX D, KLUG D, et al. Prevalence and prognostic significance of psychiatric disorders in patients evaluated for recurrent unexplained syncope[J]. Am J Cardiol, 2002, 89: 530-535.

8. ROMME JC, VAN DIJK N, GO-SCHÖN IK, et al. Effectiveness of midodrine treatment in patients with recurrent vasovagal syncope not responding to non-pharmacological treatment (STAND-trial)[J]. Europace, 2011, 13: 1639-1647.

9. PEREZ-LUGONES A, SCHWEIKERT R, PAVIA S, et al. Usefulness of midodrine in patients with severely symptomatic neurocardiogenic syncope: a randomized control study[J]. J Cardiovasc Electrophysiol, 2001, 12: 935-938.

10. SALIM MA, DI SESSA TG. Effectiveness of fludrocortisone and salt in preventing syncope recurrence in children: a double-blind, placebo-controlled, randomized trial[J]. J Am Coll Cardiol, 2005, 45: 484-488.

11. SHELDON R, RAJ SR, ROSE MS, et al. Fludrocortisone for the prevention of vasovagal syncope: a randomized, placebo-Controlled trial[J]. J Am Coll Cardiol, 2016, 68: 1-9.

12. GRUBB BP, SAMOIL D, KOSINSKI D, et al. Fluoxetine hydrochloride for the treatment of severe refractory orthostatic hypotension[J]. Am J Med, 1994, 97: 366-368.

13. SHELDON RS, MORILLO CA, KLINGENHEBEN T, et al. Age-dependent effect of beta-blockers in preventing vasovagal syncope[J]. Circ Arrhythm Electrophysiol, 2012, 5: 920-926.

14. SHELDON R, ROSE S, FLANAGAN P, et al. Effect of beta blockers on the time to first syncope recurrence in patients after a positive isoproterenol tilt table test[J]. Am J Cardiol, 1996, 78: 536-539.

15. MOYA A, WIELING W. Specific causes of syncope: their evaluation and treatment strategies[M]// BENDITT DG, BLANC JJ, BRIGNOLE M, et al. The Evaluation and Treatment of Syncope: A Handbook for Clinical Practice. Hoboken: Blackwell Publishing, 2003: 123-136.

16. AMMIRATI F, COLIVICCHI F, SANTINI M. Permanent cardiac pacing versus medical treatment for the prevention of recurrent vasovagal syncope: a multicenter, randomized, controlled trial[J]. Circulation, 2001, 104: 52-57.

17. BRIGNOLE M, MENOZZI C, MOYA A, et al. Pacemaker therapy in patients with neurally mediated syncope and documented asystole: Third International Study on Syncope of Uncertain Etiology (ISSUE-3): a randomized trial[J]. Circulation, 2012, 125: 2566-2571.

18. ABE.H, KOHSHI K, NAKASHIMA Y. Home orthostatic self-training in neurocardiogenic syncope[J]. PACE, 2005, 28 Suppl 1: S246-S248.

19. ABE.H, KOHSHI K, NAKASHIMA Y. Effects of orthostatic self-training on head-up tilt testing and autonomic balance in patients with neurocardiogenic syncope[J]. J Cardiovasc Pharmacol, 2003, 41 Suppl 1: S73-S76.

20. FOGLIA-MANZILLO G, GIADA F, GAGGIOLI G, et al. Efficacy of tilt training in the treatment of

neurally mediated syncope. A randomized study[J]. Europace, 2004, 6: 199-204.

21. SHEN WK, SHELDON RS, BENDITT DG, et al. 2017 ACC/AHA/HRS guideline for the evaluation and management of patients with syncope: A report of the American College of Cardiology/American Heart Association Task Force on Clinical Practice Guidelines and the Heart Rhythm Society[J]. Heart Rhythm, 2017, 14(8): e155-e217.

第三节　情境性晕厥

【关键点】

1. 情境性晕厥是一个良性过程,治疗方面主要是避免诱发因素。
2. 情境性晕厥的诱发因素包括排尿、排便、吞咽、咳嗽、憋气、呕吐。
3. 注意除外其他原因导致的晕厥。

一、概念和病理生理

情境性晕厥是在特定状况下或日常生活动作诱发的晕厥,属于反射性晕厥。由迷走神经活动异常亢进,交感神经活动低下及心脏前负荷减少,引起心动过缓、心脏停搏或血压低下的晕厥。包括由排尿、排便、吞咽、咳嗽、憋气(Valsalva动作)、呕吐等引起的晕厥。

1. 排尿性晕厥　在立位排尿的男性中多发,尤其是中老年男性多见,但20～30岁的青年男性中也可能发生。本病会在长时间卧床后、夜间休息后的排尿时突发,饮酒或服用利尿剂等为其诱因。与饮酒的关系尤为密切,超过一半的病例在饮酒后发病,从青年到中年男性逐渐增多。发病基本集中在夜间到黎明(91%在晚6点至早6点发病)。其中,年龄相对低(55岁以下)的患者多在傍晚到夜间饮酒时或酒后发作,年龄较大患者(55岁以上)多在深夜到黎明或清晨发作。

2. 排便性晕厥　排便性晕厥在相对高龄(50～80岁)的女性中多见,多伴排便困难、腹痛等消化道症状。与排尿性晕厥不同,与饮酒的相关性较低。晕厥前多在睡眠中或卧位休息中,有报告称发病集中在夜间到凌晨,但好发时间段不如排尿性晕厥明显。排便性晕厥之前由于卧位时末梢血管阻力减少,用力排便时静脉回流减少,肠道机械感受器介导的迷走神经反射引起低血压、心动过缓、心脏停搏造成。排便性晕厥与高龄者心血管系统基础疾病有关,因此复发率、病死率高于其他原因引起的晕厥。

3. 吞咽性晕厥　吞咽性晕厥相对少见。40～80岁的中老年患者中较常见,其中男性较多,占67%。诱因中固体物质最常见,碳酸饮料、热水、冷水等亦可诱发。食管气囊也可诱发心动过缓性心律失常。已证实其中42%合并食管疾病,包括食管裂孔疝、食管痉挛、憩室、癌症、食管贲门失弛症等。伴心脏基础疾病的以心肌梗死后最多,尤其是下壁心梗后,常发生吞咽性房室传导阻滞。本病的病因是食管压力感受器的感受性亢进引起迷走神经反射,可通过给予硫酸阿托品抑制。还有少量关于呕吐晕厥(vomiting syncope)的报道,其与吞咽晕厥的机制相同,都是由食管扩张刺激压力感受器的感受性亢进引起的。

4. 咳嗽性晕厥　咳嗽性晕厥在中年(30～60岁)男性中高发,尤其是肥胖患者中多见。本病是因为咳嗽容易造成胸腔内压力上升。在大量吸烟和饮酒者中也多见,且多合并慢性阻塞性肺疾病。咳嗽性晕厥的病因分为胸腔内压力上升和迷走神经反射两种。前者因胸腔内压力上升造成静脉回心血量减少,心排血量低下,造成脑血流量低下。胸腔内压力上升还会造成脑脊液压力增高、脑动脉受压、脑血流低下。后者由气道中的压力感受器高敏或颈动脉窦高敏引起。

二、诊断

详细的病史采集有助于把握晕厥时的具体情况,对其他可引起晕厥基础疾病(心血管系统疾病、神经疾病、代谢性疾病等)的鉴别诊断有重要意义。诊断不明确时,即使进行诱发试验,或在情境性晕厥同样的条件下诱发,也很少能再现晕厥发作。然而,对吞咽晕厥的病例,咽下诱因物体(固体等)或使用食管气囊扩张,大多数可再现心动过缓性心律失常。而且吞咽性晕厥、咳嗽性晕厥患者进行 Valsalva 试验,也只有少部分可再现伴低血压、心脏停搏的晕厥发作。咳嗽性晕厥等有时会合并颈动脉窦高敏,对 40 岁以上的患者可进行颈动脉窦按摩。对卧位时颈动脉窦按摩呈阴性的患者,合并 60°~70° 的直立倾斜试验,更容易得到阳性结果。另一方面,直立倾斜试验对情境性晕厥的效果也并不好。此外,还有病例合并有血管迷走性晕厥,因此,直立倾斜试验应在无其他适合的检查时再进行。

三、治疗

1. **生活指导** 情境性晕厥一般发作频率较低,多数病例依靠生活指导即可达到较好的疗效。应指导患者在自觉出现 1 个或数个晕厥前驱症状时(不适感、面色苍白等),就地下蹲做好跌倒准备等回避方法。

(1)排尿性晕厥:避免过度饮酒、服用血管扩张药。尤其是在感冒、疲劳时要避免酒精的摄入。应指导男性在饮酒后取坐位排尿。

(2)排便性晕厥:预防诱因如腹泻,避免夜间排便。

(3)吞咽性晕厥:避免诱因(固体、热水、冷水、碳酸饮料等),固体食物应细嚼慢咽后冲服。

(4)咳嗽性晕厥:应禁烟以预防咳嗽、改善肥胖症状(减重),合并基础肺疾病时应进行相应治疗。

2. **药物疗法** 有效性仍未被证实。有文献报道,硫酸阿托品对伴吞咽性晕厥的心动过缓、心脏停搏有效,但此药无法长期服用。咳嗽性晕厥应注意治疗基础肺部疾病,预防咳嗽,必要时给予止咳药。

3. **起搏器治疗** 无法通过生活指导预防,发作时已检出心动过缓或心脏停搏的晕厥可通过植入起搏器治疗。尤其是吞咽性晕厥伴明显心动过缓、心脏停搏的病例,植入起搏器治疗有效。

四、预后

通常根据其合并的基础疾病(尤其是心脏病)而定。尤其是高龄者多伴心血管系统疾病,应注意不要漏诊严重的基础疾病。晕厥复发情况与血管迷走性晕厥基本相同。

(陈宇 刘文玲)

参考文献

1. SUMIYOSHI M, ABE H, KOHNO R, et al. Age-dependent clinical characteristics of micturition syncope[J]. Circ J, 2009, 73(9): 1651-1654.

2. SUMIYOSHI M. Circadian rhythm in neurally mediated syncopal syndrome. In: Abe H and Nakashima Y, editors.Clinical and Occupational Medicine. A Handbook for Occupational Physicians[M]. Leiden: Backhuys Publishers, 2004: 133-138.

3. ALLAN L, JOHNS E, DOSHI M, et al. Abnormalities of sympathetic and parasympathetic autonomic function in subjects with defecation syncope[J]. Europace, 2004, 6(3): 192-198.

4. KOMATSU K, SUMIYOSHI M, ABE H, et al. Clinical characteristics of defecation syncope compared with micturition syncope[J]. Circ J, 2010, 74(2): 307-311.

5. KAPOOR WN, PETERSON JR, KARPF M. Defecation syncope. A symptom with multiple etiologies[J]. Arch Intern Med, 1986, 146(12): 2377-2379.

6. LEVIN B, POSNER JB. Swallow syncope. Report of a case and review of the literature[J]. Neurology, 1972, 22(10): 1086-1093.

7. IWAMA Y, SUMIYOSHI M, TANIMOTO K, et al. A case of swallowing-induced atrioventricular block after myocardial infarction[J]. Jpn Circ J, 1996, 60(9): 710-714.

8. MEHTA D, SAVERYMUTTU SH, CAMM AJ. Recurrent paroxysmal complete heart block induced by vomiting[J]. Chest, 1988, 94(2): 433-435.

9. SAITO D, MATSUNO S, MATSUSHITA K, et al. Cough syncope due to atrioventricular conduction block[J]. Jpn Heart J, 1982, 23(6): 1015-1020.

10. MORILLO CA, CAMACHO ME, WOOD MA, et al. Diagnostic utility of mechanical, pharmacological and orthostatic stimulation of the carotid sinus in patients with unexplained syncope[J]. J Am Coll Cardiol, 1999, 34(5): 1587-1594.

11. LIVANIS EG, LEFTHERIOTIS D, THEODORAKIS GN, et al. Situational syncope: Response to head-up tilt testing and follow-up: Comparison with vasovagal syncope[J]. Pacing Clin Electrophysiol, 2004, 27(7): 918-923.

第四节　颈动脉窦综合征

【关键点】

1. 颈动脉窦综合征患者由于颈动脉窦压力感受器受到刺激，引起窦性停搏、房室传导阻滞等，最终导致心脏停搏。

2. 颈动脉窦综合征可以通过颈动脉窦按摩试验证实。

3. 对反复发作的病例应植入起搏器。

一、病理生理

颈动脉窦压力感受器可由血管内压力上升或外部压迫颈动脉窦导致血管壁的延展性变化时被刺激。颈动脉窦内的压力感受器的传入神经加入舌咽神经，到达延髓中的孤束核，再经过迷走神经背侧核，直到疑核及延髓、脑桥网状结构。传出神经包括分布在窦房结、房室结的迷走神经心脏支和分布在心室肌和全身血管的交感神经。颈动脉窦压迫可刺激前者，抑制窦房结、房室结的传导功能，引起窦性停搏、房室传导阻滞等，最终导致心脏停搏。然而，颈动脉窦高敏现象究竟是由反射弧中传入神经还是传出神经，或是脑干，甚至是窦房结等心脏自身某个部位的过激反应引起的，目前还不清楚。目前一般不认为颈动脉窦综合征是病态窦房结综合征的症状之一。有学者指出，颈动脉窦综合征的病情与随年龄增长而加重的动脉硬化相关，且在年龄增长的基础上，与胸锁乳突肌的慢性去神经支配也有关系。还有报道显示与中枢神经中突触后 α_2 受体抑制、5- 羟色胺再摄取增强有关。

颈动脉窦综合征约占反射性晕厥的13%，且在对病因不明晕厥患者的研究中，采用颈动脉窦按摩（CSM）确诊颈动脉窦综合征的患者占总数的25%以上。

二、诊断

1. **临床症状** 晕厥发生的频率虽然各有不同，但颈动脉窦高敏引起的晕厥大都会持续数年，呈慢性病程。立位、坐位、步行时容易出现脑缺血症状（头晕、头重脚轻感、晕厥），诱因为穿衣、驾驶、搬运货物等颈部转动、伸展时及系领带对颈部的压迫。此外，挤压颈动脉窦的颈部肿瘤（甲状腺肿瘤等）和颈部淋巴结肿大等，也可压迫颈部引起。

诊断颈动脉窦综合征时，要注意与血管迷走性晕厥相鉴别。把握两者的临床特征非常重要（表6-4-1）。颈动脉窦综合征好发于男性，常常合并冠脉疾病和高血压等。

表6-4-1 颈动脉窦综合征与血管迷走性晕厥的比较

	颈动脉窦综合征	血管迷走性晕厥
发病频率	低	高
发病年龄	中老年（＞50岁）	青年～中老年
性别差异	男性较多	女性较多
前驱症状	几乎无	频发
家族史	几乎无	常见
是否合并心脏病	常见	少见
发作时的活动状态	转动颈部	立位、坐位、排尿时
诊断方法	颈动脉窦按摩	直立倾斜试验
病理分型	心脏抑制型较多	血管抑制型，混合型较多

2. **通过CSM的诊断及分型** 动态心电图和心电监测发现一过性窦性停搏、房室传导阻滞的病例，行电生理检查难以有阳性发现时，或可采用CSM确诊。颈动脉窦综合征在心电图和动脉血压检测下，行CSM可诱发与病史中完全相同的意识消失发作时，根据其血压和心率的反应类型可进行分型。部分情况下压迫5s仍为阴性，而在压迫10s后才会出现症状，判定为阳性。与卧位相比，倾斜立位CSM可增加颈动脉窦的敏感性，提高诊断率。尤其是血管抑制反应为主的晕厥，在卧位时容易被忽视，在立位压迫时的诊断率较高。

CSM的并发症为神经症状，发病率极低，为0.29%。即使发生神经症状，多数会在24h内自行恢复。然而，最近3个月内有脑梗死或短暂性脑缺血发作既往史或有颈动脉血管杂音的病例，出现并发症的风险较高，应尽可能避免采用CSM。

（1）心脏抑制型：CSM出现3s以上心搏停搏，伴有意识消失，收缩期血压降50mmHg以上。心脏停搏不仅因窦性停搏、窦房传导阻滞，还由完全房室传导阻滞造成。

（2）血管抑制型：CSM虽未出现心搏停搏，但收缩压降低50mmHg以上，伴有意识消失。

（3）混合型：心脏抑制型和血管抑制型同时存在。

三、治疗

治疗原则：①生活指导，避免快速的颈部转动、伸展、领口过紧、领带过紧等诱因；②切除颈部肿瘤；③对反复发作病例植入起搏器（如 DDD、DDI）。

药物疗法的有效性报道较少，应根据症状的频率、程度及分型决定治疗方案。症状虽不至于发生晕厥，但存在头晕感、头重脚轻感时，应指导该患者在生活中避免做引起颈动脉窦压迫的颈部快速转动、伸展等行为。系领带、穿衣、驾驶、搬运货物时易出现症状，需要特别注意。出现晕厥的病例，如不积极进行人工起搏等适当的治疗，复发的危险性较高。尤其晕厥反复发作、发作时出现长时间的心脏停搏或出现头部外伤，是起搏器治疗的绝对适应证。由颈部肿瘤压迫颈动脉窦引起的继发性颈动脉窦综合征，在卧位、坐位时也容易发生晕厥，应当行肿瘤切除术等手术根治。心脏抑制型晕厥即使口服抗胆碱能药物，其复发率仍较高，治疗无效。

四、预后

未出现晕厥，只有头晕和头重脚轻感时，通过避免颈动脉窦压迫、颈部快速转动、伸展等活动的生活指导，可以达到预防晕厥的目的。血管抑制型病例，用起搏器治疗无效，且没有适合的药物，因此在日常生活中需要时刻牢记生活指导的内容。尤其是复发性晕厥患者在驾驶中常因为晕厥而发生交通事故，因此应当限制或禁止其驾驶。

（杨丰菁　刘文玲）

参考文献

1. STRASBERG B, SAGIE A, ERDMAN S, et al. Carotid sinus hypersensitivity and the carotid sinus syndrome ［J］. Prog Cardiovasc Dis, 1989, 31(5): 379-391.

2. TEA.SH, MANSOURATI J, L'HEVEDER G, et al. New insights into the pathophysiology of carotid sinus syndrome［J］. Circulation, 1996, 93(7): 1411-1416.

3. BLANC JJ, L'HEVEDER G, MANSOURATI J, et al. Assessment of a newly recognized association. Carotid sinus hypersensitivity and denervation of sternocleidomastoid muscles［J］. Circulation, 1997, 95(11): 2548-2551.

4. PARRY SW, BAPTIST M, GILROY JJ, et al. Central alpha2 adrenoceptors and the pathogenesis of carotid sinus hypersensitivity［J］. Heart, 2004, 90(8): 935-936

5. BRIGNOLE M, ALBONI P, BENDITT DG, et al. Guidelines on management(diagnosis and treat-ment) of syncope-update 2004 executive summary［J］. Eur Heart J, 2004, 25(22): 2054-2072.

6. MATHIAS C, DEGUCHI K, SCHATZ I. Observations on recurrent syncope and presyncope in 641 patients ［J］. Lancet, 2001, 357(9253): 348-353.

7. NISHIZAKI M, ARITA M, SAKURADA H, et al. Long-term follow-up of the reproducibility of carotid sinus hypersensitivity inpatients with carotid sinus syndrome［J］. Jpn Circ J, 1995, 59(1): 33-39.

8. BRIGNOLE M, MENOZZI C, BOTTONI N, et al. Mechanisms of syncope caused by transient bradycardia and the diagnostic value of electrophysiologic tasting and cardiovascular reflexivity maneuvers［J］. Am J Cardiol, 1995, 76(4): 273-278.

9. PARRY SW, RICHARDSON D, O'SHEA D, et al. Diagnosis of carotid sinus hypersensitivity in older adults: carotid sinus massage in the upright position is essential［J］. Heart, 2000, 83(1): 22-23.

10. MOYA A，SUTTON R，AMMIRATI F，et al. Guidelines for the diagnosis and management of syncope（version 2009）[J]. Eur Heart J，2009，30（21）：2631-2671.

11. CLAESSON JE，KRISTENSSON BE，EDVARDSSON N，et al. Less syncope and milder symptoms in patients treated with pacing for induced cardioinhibitory carotid sinus syndrome：a randomized study[J]. Europace，2007，9（10）：932-936.

12. TRACY CM，EPSTEIN AE，DARBAR D，et al. 2012 ACCF/AHA/HRS focused update of the 2008 guidelines for device-based therapy of cardiac rhythm abnormalities：a report of the American College of Cardiology Foundation/American Heart Association Task Force on Practice Guidelines[J]. J Am Coll Cardiol，2012，60（14）：1297-1313.

第七章　直立性低血压和直立不耐受综合征

第一节　概述与分类

【关键点】

1. 直立不耐受综合征是直立位时血液循环异常导致的反复发作或持续存在的一组症状和体征。

2. 直立不耐受综合征包括直立性低血压、部分反射性晕厥、体位性心动过速综合征等。

正常情况下,由卧位或坐位起立不会造成不耐受。直立不耐受综合征是反复发作或持续性头晕、心悸、颤抖、全身无力、视物模糊、运动不耐受、站立疲劳等一系列症状组成的综合征。直立不耐受综合征包括直立性低血压、部分反射性晕厥、体位性心动过速综合征等。

直立性低血压(OH)是最常见的直立性不耐受的表现,是一种常见的心血管功能紊乱,合并或不合并潜在的神经系统退行性变。多见于高龄、虚弱及血容量不足者,可有短暂心率增快,偶可出现一过性黑矇,持续时间短(<10s)。有晕厥或先兆晕厥者,一般持续4～5min。如果这种晕厥或先兆晕厥反复出现,并在体位改变时伴有交感兴奋的心悸、颤抖、出汗等表现,则需考虑直立不耐受综合征。

反射性晕厥在直立不耐受中多指长时间站立引起的血管迷走性晕厥(VVS)。

体位性心动过速综合征(POTS)也是非常常见的直立不耐受的表现之一。POTS诱因多样,表现不一,但目前认为均由各种原因导致的自主神经过度激活而引起,体位改变或长时间直立均可诱发。

一、直立不耐受综合征

直立不耐受综合征是指直立位时血液循环异常导致的症状和体征,因直立而引起一系列反复发作或持续存在的临床症状,通常在体位由坐位或卧位转为立位时发生,坐下或平卧后自行缓解,包括频发、复发或持续性头晕、心悸、颤抖、全身无力、视物模糊、运动不耐受和站立疲劳。可伴有或不伴有体位性心动过速、直立性低血压及晕厥。

《2009 ESC晕厥诊断和治疗指南的解读》将直立性低血压与直立不耐受综合征的临床特征总结为以下6类:早期OH、典型OH、延迟OH、延迟OH+反射性晕厥、VVS及POTS。

二、直立性低血压

直立性低血压是一种常见的心血管功能紊乱,合并或不合并潜在的神经系统退行性变。根据发生时间可分为经典型、延迟型和即刻型 3 类。经典型 OH 的诊断标准为：由仰卧状态站立或直立倾斜达 60° 后在 3min 内出现持续的收缩压下降≥20mmHg 或舒张压下降≥10mmHg；延迟型是指改变体位后 3～45min 内血压缓慢进行性下降（血压下降超过 20/10mmHg，或高血压患者血压下降超过 30/15mmHg）；即刻型则是指直立 30s 内出现血压下降（收缩压下降超过 40mmHg 和 / 或舒张压下降超过 20mmHg）。

OH 的常见病因包括帕金森病、多系统萎缩、自主神经衰竭、路易体痴呆等原发性病因，以及药物相关 OH、糖尿病、病态窦房结综合征、房室传导阻滞、肺动脉高压等继发性病因。

直立性低血压患者血液存于内脏和下肢循环过多，由卧位或坐位起立时，重力压力负荷增大，静脉回心血量下降，导致心排血量减少，无法满足脑血管血流供应。因此患者在起立时血压下降，尤其是收缩压异常降低，出现晕厥或近似晕厥。自主神经功能衰竭（ANF）时，交感神经反射通路受损，传出通路受阻，导致血管收缩障碍，在由卧位或坐位起立时，血压降低。

直立倾斜试验是诊断直立性低血压的有效手段，但各医疗机构对直立倾斜试验的具体实施有不同细则，目前仍无统一标准。目前直立倾斜试验经典方案包括无药物诱发的直立倾斜方案（Westminster protocol）和意大利方案（Italian protocol），我国 2016 年和 2022 年分别发布了《直立倾斜试验标准操作流程中国专家推荐意见》《直立倾斜试验规范应用中国专家共识 2022》（详见第四章第四节）。

三、体位性心动过速综合征

体位性心动过速综合征（POTS）是患者从卧位到安静立位（非劳力性）10min 内心率较前上升 30 次 /min 或升至 120 次 /min 以上（或 12～19 岁者较前上升 40 次 /min），伴有不能耐受直立体位，但不伴直立位低血压，甚至少数患者出现血压轻微上升。患者多数为女性。

早晨发作时较夜间心率增快更明显。POTS 患者晕厥发作频次相对较少，先兆晕厥较为多见，发作时可伴有头晕、心悸、颤抖、力弱、视物模糊、活动不耐受等。同时还可有与体位无关的症状，如胀气、恶心、腹泻、腹痛等，以及疲劳、偏头痛等全身症状。

POTS 的病理生理机制尚不明确，可能与自主神经系统功能紊乱、低血容量、肾上腺素活性升高、去适应作用、焦虑、过度紧张等因素有关。一些学说认为，患者改变体位时，大量血液迅速流向腹部及下肢，引起中心性低血容量，回心血量减少，从而导致心动过速。也有学者认为，POTS 患者可表现为部分自主神经病，下肢去甲肾上腺素释放异常，造成下肢血管张力异常。还有一些患者去甲肾上腺素水平极高，一般＞600pg/mL 即可诊断。

怀疑 POTS 的患者应详细询问病史及查体，行 12 导联心电图。根据需要检查甲状腺功能、24h 动态心电图、超声心动图等以排除可能的器质性疾病。直立倾斜试验、儿茶酚胺测定以及自主神经功能监测均可帮助诊断。

四、血管迷走性晕厥

反射性晕厥包括血管迷走性晕厥（VVS）、颈动脉窦综合征以及情境性晕厥等。

VVS 是晕厥的常见病因，其发作的前驱典型症状有出汗、发热、苍白、疲劳等，可自行缓解。其根本的病理生理过程是引起低血压和心动过缓。直立不耐受综合征中一般指长时间站立诱发的 VVS。

颈动脉窦综合征与颈动脉窦的机械压迫有关，颈动脉窦按摩试验可诱发。好发于 40 岁以上男性。在颈动脉窦按摩中出现晕厥，伴有大于 3s 的心脏停搏或出现房室传导阻滞，或血压明显下降≥50mmHg，或同时有血压和心脏抑制反应，即可诊断。颈动脉窦综合征可能与颈动脉窦压力感受器异常反射或延髓功能障碍有关。

情境性晕厥是指晕厥仅发生在某些特定的场景或场合，如排尿性晕厥、排便性晕厥、咳嗽性晕厥、吞咽性晕厥等。

（薛浩）

参考文献

1. SHEN WK, SHELDON RS, BENDITT DG, et al. 2017 ACC/AHA/HRS guideline for the evaluation and management of patients with syncope: A report of the American College of Cardiology/American Heart Association Task Force on Clinical Practice Guidelines and the Heart Rhythm Society[J]. Heart Rhythm, 2017, 14(8): e155-e217.
2. MOYA A, SUTTON R, AMMIRATI F, et al. Guidelines for the diagnosis and management of syncope (version 2009)[J]. Eur Heart J, 2009, 30(21): 2631-2671.
3. RICCI F, DE CATERINA R, FEDOROWSKI A. Orthostatic Hypotension: Epidemiology, Prognosis, and Treatment[J]. J Am Coll Cardiol, 2015, 66(7): 848-860.
4. WIELING W, SCHATZ IJ. The consensus statement on the definition of orthostatic hypotension: a revisit after 13 years[J]. J Hypertens, 2009, 27(5): 935-938.
5. GARLAND EM, RAJ SR, BLACK BK, et al. The hemodynamic and neurohumoral phenotype of postural tachycardia syndrome[J]. Neurology, 2007, 69(8): 790-798.
6. SHELDON RS, GRUBB BP 2ND, OLSHANSKY B, et al. 2015 heart rhythm society expert consensus statement on the diagnosis and treatment of postural tachycardia syndrome, inappropriate sinus tachycardia, and vasovagal syncope[J]. Heart Rhythm, 2015, 12(6): e41-63.
7. THIEBEN MJ, SANDRONI P, SLETTEN DM, et al. Postural orthostatic tachycardia syndrome: the Mayo clinic experience[J]. Mayo Clin Proc, 2007, 82(3): 308-313.
8. PELTIER AC, GARLAND E, RAJ SR, et al. Distal sudomotor findings in postural tachycardia syndrome[J]. Clin Auton Res, 2010, 20(2): 93-99.
9. ROBERTSON D. The epidemic of orthostatic tachycardia and orthostatic intolerance[J]. Am J Med Sci, 1999, 317(2): 75-77.

第二节　发病机制

【关键点】

1. 直立不耐受综合征的发生机制目前尚不十分清楚。

2. 直立性低血压的发生可能与多种神经内分泌因素相关。

3. POTS 的发病可能与病毒感染、疫苗接种、创伤、怀孕、手术或心理应激等免疫应激因素有关。

动脉血压是通过心排血量和外周血管阻力共同维持的，心排血量与前负荷有关。适当的水盐摄入是维持正常血容量的前提。直立时，正常的心功能与血管张力保证了足够的动脉压维持脑血流灌注，但重力影响会在一定程度上降低动脉和静脉血压。血管张力由血管紧张素、儿茶酚胺等激素以及内皮素、一氧化氮等调节。血管内外流体平衡由 RAAS 系统、ANP 等调节，并受压力感受性反射调节。高肾素状态下，血管紧张素也分泌增多，周围血管收缩影响血液供应。刺激由颈动脉窦等压力感受器传入神经传导至心脏，主动脉、肺动脉，继而传导至中枢,通过交感神经、副交感神经等支配相应的活动。通过上述机制,健康人可以维持在正常活动和体位改变时的血压,保证中枢和外周器官灌注。

某些人,可能会在改变体位时出现低灌注现象,尤其是脑血流低灌注,从而引起头晕、乏力,一过性记忆错乱、视物模糊、听力下降,甚至意识丧失或晕厥。如果是局部血管灌注不良或是张力异常,则会表现为该血管供应区域的功能甚至结构改变。这可能是由于自主神经异常兴奋造成心动过速等。同时,一些日常行为如吞咽、运动等也会刺激自主神经,引起内脏血管收缩、骨骼肌充血、血压降低等改变,从而造成晕厥或先兆晕厥。

POTS 的发病可能是由病毒感染、疫苗接种、创伤、怀孕、手术或心理应激等免疫应激因素引起的。已有报道称其在 Ehler-Danlos 综合征和慢性疲劳综合征患者中发生比例较高。慢性自身免疫过程也参加了其发病过程。交感神经过度激活和儿茶酚胺过量,以及外周交感神经退化导致的中心性低血容量和反射性心动过速均与其相关。

(薛浩)

参考文献

1. SHEN WK, SHELDON RS, BENDITT DG, et al. 2017 ACC/AHA/HRS guideline for the evaluation and management of patients with syncope: A report of the American College of Cardiology/American Heart Association Task Force on Clinical Practice Guidelines and the Heart Rhythm Society[J]. Heart Rhythm, 2017, 14(8): e155-e217.

2. WIELING W, SCHATZ IJ. The consensus statement on the definition of orthostatic hypotension: a revisit after 13 years[J]. J Hypertens, 2009, 27(5): 935-938.

3. GARLAND EM, RAJ SR, BLACK BK, et al. The hemodynamic and neurohumoral phenotype of postural tachycardia syndrome[J]. Neurology, 2007, 69(8): 790-798.

4. SHELDON RS, GRUBB BP 2ND, OLSHANSKY B, et al. 2015 heart rhythm society expert consensus statement on the diagnosis and treatment of postural tachycardia syndrome, inappropriate sinus tachycardia, and vasovagal syncope[J]. Heart Rhythm, 2015, 12(6): e41-63.

5. THIEBEN MJ, SANDRONI P, SLETTEN DM, et al. Postural orthostatic tachycardia syndrome: the Mayo clinic experience[J]. Mayo Clin Proc, 2007, 82(3): 308-313.

6. PELTIER AC, GARLAND E, RAJ SR, et al. Distal sudomotor findings in postural tachycardia syndrome[J]. Clin Auton Res, 2010, 20(2): 93-99.

7. MOSQUEDA-GARCIA R, FURLAN R, TANK J, et al. The elusive pathophysiology of neurally mediated syncope[J]. Circulation, 2000, 102(23): 2898-2906.

8. MILLER VM, KENNY RA, SLADE JY, et al. Medullary autonomic pathology in carotid sinus hypersensitivity[J]. Neuropathol Appl Neurobiol, 2008, 34(4): 403-411.

第三节　治　　疗

【关键点】
1. 直立不耐受综合征的治疗主要是生活方式改变和患者健康教育。
2. POTS 目前缺乏有效的治疗方法。
3. 直立不耐受综合征的治疗和缓解症状的方式大致相同。

对于直立不耐受综合征的各种症状表现,治疗和缓解症状的方式大致相同。

一、健康宣教

指导患者缓慢、逐级改变体位。尤其是对于高龄直立性低血压患者，清晨起床时先缓慢坐起，再坐到床边，最后再下床。避免久坐久站，以及增加胸内压力的动作。另外还需避免长时间在高温、闷热、空气不流通、干燥的环境中活动，防止脱水、低血压。对于自主神经功能异常的患者，在进食、运动等正常活动之后，可能会发生低血压，注意体位调整。摄入碳水化合物以及饮酒会导致内脏血管舒张，需减少摄入碳水化合物的量，避免饮酒，少食多餐。

扩容能够有效地提高直立耐受性，升高动脉压，增加脑血流灌注。如不伴随高血压、心衰等疾病，应鼓励 OH 及 POTS 患者增加水盐摄入（每日摄入 6～8g 盐）。不推荐使用食盐胶囊治疗 OH，因为其可能造成胃肠道高渗状态，从而引起液体从血管交换入消化道，进一步降低血容量，加重症状。在维持电解质平衡的前提下，应多饮水（每日摄入 2～2.5L 水），或者饮用电解质饮料。老年人可能出现渴感减退或不敏感，应鼓励多饮水。对于神经源性直立性低血压的患者，急性补水（≥240mL）可以暂时升高血压，恢复体位改变的耐受性。但急性水摄入只能用于急救治疗，不推荐常规或长期使用。

对于患有高血压的 OH 患者，应谨慎降压，根据个体差异调整降压方案，避免低血压。同时对于高血压、心衰、冠心病等患者，使用利尿剂、β 受体阻滞剂等治疗时，应注意避免医源性直立性低血压。

二、非药物治疗

夜间睡眠时垫高枕头可以有效提高直立耐受。高枕卧位可以减少肾小球滤过率，增加血管紧张素 II 的生成，降低晨起低血压的风险。睡眠时放低下肢还有助于下肢血液进入周围组织，增加组织内压，防止晨起时的液体流失。建议夜间将头部垫高 20～25cm，但对于老年人仍需注意滑落和落枕的问题。

穿弹力袜、用腹带以及穿着紧身衣可有效减少下肢和内脏循环的血液，从而降低晕厥风险。但紧身衣应至少至大腿高度，最好包括腹部，较短的紧身衣无获益。

肢体用力动作，如交叉腿、下肢肌肉紧绷、用力握拳、下蹲等能够增加心排血量，升高血压。适用于先兆晕厥，以及有能力和空间进行动作的患者。

倾斜训练对某些患者有效，可在倾斜床上重复试验直至出现阴性结果，然后鼓励患者每天靠墙站立 30～60min，或患者每天长时间站立。但倾斜训练在 VVS 患者中无明确获益。

三、药物治疗

1. **盐酸米多君**　可改善 OH 患者的症状，主要升高立位血压，对卧位血压影响有限。盐酸米多君作用于 α 受体，刺激外周血管收缩，增加外周阻力，升高血压，降低心率，具有剂量依赖性。服用剂量为 2.5～10mg/d，可有卧位高血压、头痛、尿频等不良反应。

2. **屈昔多巴**　对于帕金森病、自主神经衰竭及多系统萎缩等引起的 OH 有效，但使用卡比多巴治疗帕金森病可降低屈昔多巴的效果。

3. **β 受体阻滞剂和胆碱酯酶抑制剂**　可用于大于 42 岁的 POTS 患者，以降低心率，减轻症状。目前推荐小剂量非选择性 β 受体阻滞剂,如普萘洛尔 20mg/d。但目前认为其作用具有年龄依赖性。一些老年 OH 患者可能需要服用 β 受体阻滞剂治疗高血压、心衰、冠心病等,此时胆碱酯酶抑制剂如溴吡斯的明等可改善患者对药物的敏感性,但不推荐作单药治疗。

4. 氟氢可的松　可增加血容量,改善 OH 的症状,对反射性晕厥患者可能有益。但卧位高血压者应先使用其他药物。另外需注意糖皮质激素的不良反应。

四、其他治疗

1. 饮水指导　对于自主神经功能衰竭及餐后低血压患者来说,多饮水是预防和治疗直立不耐受综合征的好方法,一般来说,快速饮用 0.5L 水后,大约 30min 血压最大可显著升高 20～30mmHg,可持续约 1h。无高血压、心衰等合并症的 OH 患者每日应摄入 2～2.5L 水,以维持循环血容量,防止低血压。

2. 吸气阻抗装置(ITD)　ITD 是一种促进静脉回流,增加回心血量,从而增加心排血量,升高血压的装置。患者由卧位或坐位起立之前,使用 ITD 呼吸 30～40s,增加吸气阻力,增大胸腔负压。ITD 目前应用较局限,尚无大规模临床研究显示其获益及不足。

3. 心脏起搏器　不推荐无心衰、心律失常等适应证的直立性不耐受患者安装心脏起搏器。

(薛浩)

参考文献

1. SHEN WK, SHELDON RS, BENDITT DG, et al. 2017 ACC/AHA/HRS guideline for the evaluation and management of patients with syncope: A report of the American College of Cardiology/American Heart Association Task Force on Clinical Practice Guidelines and the Heart Rhythm Society[J]. Heart Rhythm, 2017, 14(8): e155-e217.

2. MOYA A, SUTTON R, AMMIRATI F, et al. Guidelines for the diagnosis and management of syncope (version 2009)[J]. Eur Heart J, 2009, 30(21): 2631-2671.

3. MATHIAS CJ. To stand on one's own legs[J]. Clin Med(Lond), 2002, 2(3): 237-245.

4. PROTHEROE CL, DIKAREVA A, MENON C, et al. Are compression stockings an effective treatment for orthostatic presyncope? [J]. PloS One, 2011, 6(12): e28193.

5. TUTAJ M, MARTHOL H, BERLIN D, et al. Effect of physical countermaneuvers on orthostatic hypotension in familial dysautonomia[J]. J Neurol, 2006, 253(1): 65-72.

6. DUYGU H, ZOGHI M, TURK U, et al. The role of tilt training in preventing recurrent syncope in patients with vasovagal syncope: a prospective and randomized study[J]. Pacing Clin Electrophysiol, 2008, 31(5): 592-596.

7. SHELDON RS, MORILLO CA, KLINGENHEBEN T, et al. Age-dependent effect of beta-blockers in preventing vasovagal syncope[J]. Circ Arrhythm Electrophysiol, 2012, 5(5): 920-926.

8. AMOLD AC, Ng J, Raj SR. Postural tachycardia syndrome-Diagnosis, physiology, and prognosis. Auton Neurosci. 2018 Dec; 215: 3-11.

9. ABE H, NAGATOMO T, KOHSHI K, et al. Heart rate and plasma cyclic AMP responses to isoproterenol infusion and effect of beta-adrenergic blockade in patients with postural orthostatic tachycardia syndrome[J]. J Cardiovasc Pharmacol, 2000, 36 Suppl 2: S79-S82.

第八章　心源性晕厥

第一节　心律失常性晕厥

【关键点】

1. 快速性心律失常与缓慢性心律失常均可导致晕厥。

2. 晕厥发作有心悸、胸闷等前驱症状者应排查心律失常性晕厥。

3. 延长心电监测的时间有助于明确晕厥与心律失常的关系，晕厥前后的心电图对诊断有决定性价值。

4. 已植入 ICD 或起搏器的患者发作晕厥，应行心电图、程控等排除植入装置功能障碍。

一、概述

心律失常性晕厥是指由于衰老、药物、电解质紊乱、心脏结构异常、遗传性因素等各种病因导致心电冲动形成和 / 或传导障碍，从而引发各种类型的心律失常，当严重心动过缓或心动过速持续存在时，心排血量明显下降导致脑供血不足引起晕厥发作。

通常来说，引发晕厥的心律失常可分为缓慢性心律失常和快速性心律失常。缓慢性心律失常包括窦性停搏、窦房传导阻滞、房室传导阻滞、慢快综合征等；快速性心律失常又分为室上性心律失常（阵发性室上性心动过速、房室折返性心动过速、心房扑动、预激合并房颤等）和室性心律失常（尖端扭转型室速、多形性室速、心室扑动、室颤等）。此外，已植入 ICD 或起搏器的患者也可因植入装置功能异常而发生晕厥。

在导致晕厥的众多病因中，原发性心律失常导致的晕厥相比于反射性晕厥、直立性低血压性晕厥等更为少见，但是由于某些心律失常可导致严重的血流动力学障碍甚至猝死，故迅速判断晕厥患者是否为心律失常性晕厥对于患者的治疗及预后尤为关键。

初始的临床评估措施包括询问患者的既往史、个人史及家族史，进行必要的体格检查以及行 12 导联心电图和心脏超声检查。然后根据初始评估结果制订下一步诊疗措施，包括急救治疗及后续药物或手术治疗等。已植入 ICD 或起搏器的患者怀疑植入装置功能障碍时，需行心电图、程控等相关检查以发现问题并进行针对性治疗。

二、缓慢性心律失常

心动过缓或停搏导致心排血量下降、脑供血不足，是缓慢性心律失常导致晕厥的病理生理基础。窦性停搏、窦房传导阻滞及慢快综合征等缓慢性心律失常均属于窦房结功能障碍（sinus node dysfunction，SND）的范畴。心脏电生理检查（electrophysiologic study，EPS）

对于诊断 SND 和晕厥的关系价值有限。窦房结恢复时间（SNRT）和窦房传导时间（SACT）这些评价窦房结功能的特异性指标的敏感性相对较低，易发生漏诊。除非是校正窦房结恢复时间（CSNRT）延长比较明显，否则并不足以证明 SND 是导致晕厥发作的原因。

近年来，人们开始热衷于用 ATP 试验来评估窦房结功能障碍的情况。Fragakis 等研究发现，ATP 诱发的停搏与 SND 患者记录的起搏后恢复时间相关。《2018 ESC 指南：晕厥的诊断与管理》中建议，患者在持续血流动力学和 ECG 监测情况下，予以 ATP 20mg 注射产生心脏停搏≥6s 或高度房室传导阻滞（AVB）≥10s 定义为阳性。要确诊 SND 是导致晕厥的原因，最好是监测到晕厥时存在某种严重缓慢性心律失常，因此动态心电图或植入式循环记录仪（ILR）最为重要。植入起搏器可预防 SND 导致的晕厥。通常认为，生理性起搏（心房或双腔起搏）要优于单心室起搏（VVI 或 VVIR 模式），尤其是病情需要起搏器频繁起搏时更是如此。而且，鉴于许多 SND 患者也表现为变时性功能不全，频率适应性起搏效果更佳。对于慢快综合征的患者，需在起搏器植入的基础上应用抗心律失常药物或行导管射频消融术治疗发作性房性快速性心律失常。

房室传导阻滞是导致晕厥的重要原因之一。当晕厥患者存在二度Ⅱ型房室传导阻滞、三度房室传导阻滞或交替性左右束支传导阻滞时，基本可以认定上述心律失常是导致晕厥的病因，不需再进行其他检查。如果心电图无上述发现，下列表现也可作为心律失常性晕厥的推理性诊断依据，需进行进一步检查确认。这些依据包括：①双束支传导阻滞或三分支传导阻滞；②其他的室内传导障碍致 QRS 时限＞120ms；③＞70 岁的老年人出现二度Ⅰ型房室传导阻滞。如果晕厥是因为一过性房室传导阻滞，则发作晕厥时的心电图不易获得，此时 EPS 可以帮助明确传导系统功能障碍的严重程度。

EPS 的评估应包括基线 HV 间期的测量以及心房频率递增起搏，如仍无定论，可应用阿义吗啉、普鲁卡因胺或磷酸丙吡胺等进行药物激发试验，不过目前国内还买不到这些药物。EPS 还应评估室性心律失常能否被重复诱发，这对心肌梗死、心肌病和心室肥大等结构性心脏病患者尤为重要。EPS 评估阳性结果包括：①HV 间期＞100ms；②发生在房室束以下位点的二到三度房室传导阻滞伴快速性房性心律失常；③静脉注射阿义吗啉、普鲁卡因胺或磷酸丙吡胺后激发的高度房室传导阻滞；④诱发出持续性单形性室速，快速心室率使患者发生低血压。

EPS 的阳性发现只是推理性诊断依据，临床试验中仍需要症状和心电图表现等更直接的关联来确诊心律失常性晕厥。此外，EPS 阴性并不能除外心律失常性晕厥，必要时仍需植入 ILR 进一步监测。ISSUE 研究的结果强力推荐延长心电记录时间至 5～10 个月，这样才能监测到大部分发作性心律失常。先天性房室传导阻滞是心脏传导系统疾病的一种特殊类型，患者可在较长一段时间内毫无症状，但也可发生晕厥，而且晕厥可增加患者的病死率。因此，患者应早期发现并尽早植入心脏起搏器。房室结间皮瘤十分罕见，其临床表现类似于先天性完全性房室传导阻滞，而且有猝死的风险，但往往通过尸检才能得以确诊。

三、室上性心律失常

室上性快速性心律失常一般来说较少引起晕厥，但有时也是导致心律失常性晕厥的重要原因。此类心律失常患者发生低血压，一方面由于心室率过快导致心室无效收缩，心排血量下降；另一方面，患者发作心律失常时处于直立体位，心律失常突发时外周血管不能迅速收缩，加之出汗脱水、应用血管舒张药物等因素均可加重低血压的程度，进而发生晕厥。

如果患者同时合并潜在的 SND，在快速性室上性心律失常终止时，窦性停搏时间较长也会造成一过性低血压甚至晕厥。诊断主要依靠临床表现和心电图。

预激综合征又称 WPW 综合征，心房和心室之间存在异常传导束或房室旁路，会发生快速性室上性心律失常，严重者可引发晕厥甚至猝死。房室折返性心动过速（AVRT）是预激综合征最常并发的心动过速，其中患者发生逆向型房室折返性心动过速（anti-dromic atrioventricular reentrant tach-ycardia，AAVRT）临床上较少见，心动过速发生时激动从心房沿房室旁道顺向传导至心室，再沿希氏束 - 浦肯野纤维系统、房室结或者另一条旁路逆向传导至心房，形成折返性快速心律失常，心电图表现为宽 QRS 波群心动过速，需与室性心动过速鉴别。如果窦性心律时可见心室预激图形，且心动过速与心室完全预激图形一致，窦性心律时心室预激不充分的患者，经食管心房刺激，记录刺激时的心电图可以获得预激完全的心电图，食管心电图示室房传导比率为 1∶1 关系，且 RP 间期大于 PR 间期，依此可作出 AAVRT 的诊断。如心动过速时见到房室分离，则可除外房室折返。此外，要鉴别 AAVRT 与房性心动过速经旁道前传，还需心内电生理检查确诊。15%～30% 的预激综合征合并房颤。预激综合征时窦性激动由于旁道加速房室传导，使一部分心室肌预先激动，当心室的激动逆传到心房时，恰逢心房肌在前一次激动的易损期，即可引起房颤。此类房颤易演变为室颤，甚至猝死。心电图大多表现为连续出现宽大畸形的 QRS 波群，因此在临床上容易将预激综合征合并心房颤动误诊为室性心动过速。当预激综合征伴心房颤动频繁发作时，临床中根据心电图难以区分是室性心动过速还是预激综合征合并心房颤动，往往在复律后窦性心律的心电图出现预激波方可明确。对于预激综合征并发心动过速，在心动过速发作期，如果血流动力学状态不稳定，甚至出现晕厥，宜及时选用同步电复律。稳定期可行经导管射频消融术进行旁路消融根治。

心房扑动好发于老年人，常合并 SND，可表现为持续性或阵发性，前者多见。心房扑动频率多在 250～350 次 /min，心房扑动波常以 2∶1 的比例传导至心室，也可以 4∶1 或不等比例传导，极少心房扑动波 1∶1 下传至心室，可引起 300 次 /min 或以上的心室率。心房扑动患者运动时心室率会成倍增加，甚至发生心房扑动 1∶1 传导，产生血流动力学不稳定，故多数患者有运动耐量降低。另外，某些 I 类抗心律失常药物没有延长房室传导的作用，反而会使心房扑动波的频率减慢，引起房室 1∶1 传导，导致严重血流动力学障碍，甚至晕厥。心房扑动导致的晕厥可通过心电图诊断，部分短阵发作者需行动态心电图记录以协助诊断。对于心房扑动 1∶1 传导或并存心室预激者，心室率极快，易引起急性肺水肿或心源性休克而危及患者生命，此时首选体外同步心脏电复律，其成功率近 100%。复发的阵发性心房扑动和持续性心房扑动，药物治疗无效或不能耐受药物不良反应者，可选择射频消融治疗。

四、室性心律失常

室性心律失常能否导致晕厥取决于心律失常的类型、左室功能状态、心率情况、患者体位、心律失常持续的时间以及外周血管能否迅速收缩。单纯的频发室性期前收缩（ventricular premature contraction，VPC）、二联律及无症状性非持续性室速等均不足以确立为晕厥的病因。但是左室功能严重障碍（射血分数<35%）的患者，如发生非持续性室速则意味着高病死率，多形性室速、尖端扭转型室速发作后会很快蜕变为心室颤动，导致心源性晕厥甚至猝死。因此，明确室性心律失常类型对于患者及其亲属的诊治及预后至关重要。室性心律失常导致的晕厥主要通过临床表现和心电图来确诊。

多形性室速(PVT)是一种心电图特征介于室速与室颤之间的特殊类型室速,是院内患者晕厥甚至心源性死亡的重要原因之一。多形性室速的分型参照 Jackman 分型标准:①Ⅰ型,药物型或间歇依赖性长 QT 间期综合征,与药物、低钾、低镁或明显心动过缓有关,QT间期延长,且与长 RR 间期有关,发病具体机制可能为心室复极障碍、触发活动、多发性折返或早期后除极(early after-depolarization, EAD);②Ⅱ型,先天性长 QT 间期综合征或肾上腺素依赖性长 QT 间期综合征,可至成年发病,QT 间期延长,伴有 Tu 融合波,有遗传表现,发病具体机制可能与心室交感神经张力增强、延迟后除极引起的触发活动有关;③Ⅲ型,短联律间期室性期前收缩或 QT 间期不延长,可能与触发活动早期后除极或折返有关,T 波、U波形态与 QT 间期均正常。多形性室速在临床上并非罕见,近年来,因药物引起的病例显著增多,常见可诱发 PVT 的药物包括Ⅰa、Ⅰc 类抗心律失常药,抗组胺药、大环内酯类、喹诺酮类、抗真菌药物、抗精神类药物、胃肠动力药等。PVT 多以心搏骤停处理,应及早给予初级心肺复苏、早除颤、早高级心肺复苏。考虑到 PVT 可反复发作,可植入 ICD 预防心源性猝死。尖端扭转型室速(TdP)多发生在先天性和继发性 QT 间期延长的基础上,是多形性室速的一种特殊类型,室速发作前有心动过缓,QT 间期延长和高大的 U 波,落在 T 波终末部的室性期前收缩易诱发室速,频率多在 200 次/min 以上,QRS 波群和 T 波相融而不易分辨,其振幅和波群呈周期性改变,围绕基线连续扭转,每次发作持续数秒至 10s 后自行终止。TdP 可导致反复发作的心源性晕厥。

心室扑动和室颤是心源性猝死的常见原因(约占 80%),各种原因的器质性心脏病、先天性离子通道病、电解质紊乱等均可导致心室扑动或室颤。少数室颤原因不明,称为特发性室颤(idiopathic ventricular fibrillation, IVF)。大多数研究支持心室扑动和室颤的电生理机制是折返激动,其电生理特点为折返环路的大小、激动方向和部位不断改变。根据临床表现和心电图即可诊断心室扑动和室颤,应立即体外非同步电击除颤和心肺复苏治疗。对于心肺复苏成功的患者,应积极治疗原发病和改善心功能,并考虑植入 ICD 以预防心源性猝死的发生。心室扑动和室颤是最严重的心脏事件,绝大多数患者发病后不能自行终止,其生存依赖于及时而有效的心肺复苏。

ICD 对于室性心律失常的治疗至关重要,是预防心源性猝死最有效的方法。但是鉴于从 ICD 监测到异常、启动超速抑制起搏或除颤放电等措施需要一定时间,在这个时间窗内可能患者意识已经丧失,因此 ICD 并不能预防晕厥发作。

五、植入装置功能异常

起搏器植入是严重的缓慢性心律失常或恶性室性心律失常的有效治疗手段,然而有一部分患者术后会再次出现晕厥甚至猝死。起搏器术后早期晕厥发作应考虑:电极脱位、微脱位导致起搏功能丧失。术后晚期出现应考虑:电极断裂、电池耗竭引起的心脏停搏以及感知不足致易损期发放脉冲诱发恶性心律失常,感知过度、交叉感知导致脉冲发放的抑制,异常起搏等。文献报道处理这类患者关键在于迅速找出晕厥发作原因,并相应处理。第一,询问病史:①基础心脏病及心功能状况;②起搏器的生产厂家、型号、植入时阈值、术后程控参数及历次复诊资料。第二,立即行心电图检查或心电监测,评估起搏器功能状态及有无室性心律失常。第三,X 线胸片检查,以确定有无导线脱位及断裂。第四,常规化验心肌损伤标志物、电解质、血糖等,了解有无心肌缺血或水电解质及酸碱平衡紊乱等内环境失调的情况。

常见的起搏器功能异常处理如下：①导线脱位或断裂。微脱位经 X 线检查不易发现，但经心电图检查可观察到起搏及感知不良，程控仪检测发现阻抗明显升高；完全脱位在 X 线下可见离开原固定位置。处理方法：进行二次复位重新调整电极位置或更换起搏器系统。②起搏器感知障碍。感知过度大都是由于电干扰或误感知 T 波造成，心房感知不足大多见于术后早期，可能与术后心肌水肿、P 波振幅过低以及患者心内膜病变等因素有关，可通过程控起搏器参数降低感知灵敏度改善感知功能。③起搏器综合征。多见于 VVI 型起搏器。VVI 起搏形成逆向室房传导，心房压力增高，房壁压力感受反射性导致血压下降，出现临床症状。对于起搏依赖者可将单腔起搏更换为房室顺序起搏；对于非起搏绝对依赖者通过减慢起搏频率，使尽可能出现自身房室顺序起搏而得以缓解。

另外，有文献认为临床上记录到晕厥时的心电图，有时并不能十分肯定地说明病因是快速性心律失常，还是缓慢性心律失常。窦性停搏或房室传导阻滞既可以发生在室速、室颤之后，也可发生在其前。部分缓慢性心律失常的患者可能合并存在室速或室颤，如临床资料未能提示其发生过室速或室颤而植入普通起搏器，则患者术后可再发晕厥甚至猝死。另外，存在严重器质性心脏病如心肌病、冠心病者，病变心肌易产生异位兴奋灶或形成折返导致恶性室性心律失常，常规起搏器治疗能解决心动过缓但并不能预防晕厥、猝死。按照猝死一级或二级预防适应证，上述部分患者应选择 ICD 或心脏再同步治疗除颤器（CRT-D）治疗。必要时可考虑通过植入性心电记录仪延长心电监测和捕捉的时间以进一步明确原因。

（李瑶　张海澄）

参考文献

1. 陆尚彪，吕宝经. 心脏起搏术后的再晕厥［J］. 医师进修杂志，2002，25（9）：3-4.
2. 王邦宁，黄其植. 植入心脏起搏器患者晕厥复发的原因分析［J］. 中华心律失常学杂志，1999，3（3）：183-184.
3. 王勇，刘国兵. 永久心脏起搏器植入术后并发症发生原因及处理［J］. 心血管康复医学杂志，2011，20（2）：163-165.
4. PARSONNET VM，PERRY GY. Paradoxical paroxysmal nocturnal congestive heart failure as a severe manifestation of the pacemaker syndrome［J］. Am J Cardial，1990，65（9）：683-685.
5. 王辰，王建安. 内科学［M］. 3 版. 北京：人民卫生出版社，2015：229-265.
6. 韩宏伟，苏唏. 埋置心脏起搏器及抗心律失常器术后晕厥 21 例分析［J］. 中国心脏起搏与心电生理杂志，2010，24（1）：63-65.
7. 《中国心脏起搏与心电生理杂志》编辑部，中国生物医学工程学会心脏起搏与电生理分会. 心脏猝死的防治建议（续）［J］. 中国心脏起搏与心电生理杂志，2013，27（1）：1-14.
8. 陈亚东，罗军，郭红阳，等. 老年特发性室性心动过速患者的射频消融［J］. 中国实用内科杂志，2013，33（增刊 1）：109-110.
9. 周蓉芝，袁伟，张刚，等. 儿茶酚胺敏感性多形性室速患者的临床观察和护理［J］. 实用临床医学杂志，2014，18（4）：1-3.
10. 郭慧英. 多形性室速临床分型与治疗的探讨［J］. 大家健康，2014，8（19）：214.
11. 李忠杰. 实用食管法心脏电生理学［M］. 南京：江苏科学技术出版社，2003.
12. 郭继鸿. 心电图学［M］. 北京：人民卫生出版社，2002.
13. 杨青，张孝忠. 预激综合征合并房颤易误诊为室速 1 例［J］. 军事医学，2014，38（10）：818.
14. 黄宛，孙瑞龙. 临床心电图学［M］. 北京：人民卫生出版社，1998.
15. 蒋桔泉，丁世芳，陈志楠，等. 12 例尖端扭转性室性心动过速临床分析［J］. 临床心血管病杂志，2011，27（3）：180-182.

第二节　结构性心血管疾病性晕厥

【关键点】

1. 与晕厥相关的常见器质性心脏疾病包括心肌缺血、肺栓塞、心脏压塞和流出道梗阻。

2. 心房黏液瘤、重度主动脉狭窄、梗阻性心脏瓣膜病、肺动脉高压、急性主动脉夹层、发绀型先心病等器质性心肺血管疾病亦能引起晕厥。

3. 继发于器质性心肺疾病的晕厥患者治疗目标包括治疗基础疾病；减少心源性猝死风险；防止晕厥再发。

一、心肌缺血

心肌缺血是指心脏的血液灌注减少，导致心脏供氧减少，心肌能量代谢失调，不能支持心脏正常工作的一种病理状态。心肌缺血常见的病因是冠状动脉粥样硬化，其次还有炎症（风湿性、梅毒性、川崎病和血管闭塞性脉管炎等）、痉挛、栓塞、结缔组织疾病、创伤和先天性畸形等多种。造成心肌缺血的原因主要有：①冠状动脉硬化。冠状动脉的硬化引起血流量的减少，增加了心脏血流的负担，易产生缺血、缺氧、缺能量，最终会导致心脏泵血不足，严重时可致心源性休克，例如急性心肌梗死。②左室功能衰竭。前负荷增加为左室功能衰竭的一项重要病理生理改变，心排血量降低、心瓣膜病、血液黏度变化、心脏氧需求量增加，这些可引起左室衰竭而导致心脏供血减少。心肌本身病变也会使心脏供血减少。③血压降低。血压的降低会损害舒张功能，收缩不良和舒张不良结合起来易导致心室充盈压降低，引起肺淤血。复杂的药物原因或其他原因均可引起血容量不足导致低血压。心肌缺血导致心肌停止收缩，引起电解质代谢紊乱和心肌电活动失常。心肌缺血引起的晕厥的评估包括诊断和预后，对晕厥的治疗主要是针对特定的病因治疗。

1. **心肌缺血引起晕厥的机制**　各种原因导致的心肌缺血发生时，心脏代偿能力无法满足血液循环需求，心排血量不能相应增加时，大脑一时性缺血、缺氧引起的短暂性意识丧失。

2. **心肌缺血引起晕厥的诊断**　晕厥伴有急性缺血的心电图证据，则诊断为心肌缺血相关性晕厥。心电图是最常用、最直接的无创性检查，当心肌某一部分缺血时，将影响到心室复极的正常进行，并可使缺血区相关导联发生 ST-T 异常改变。心肌缺血的心电图改变类型取决于缺血的严重程度、持续时间和缺血发生部位。典型的心肌缺血发作时，面向缺血部位的导联常显示缺血型 ST 段压低和 / 或 T 波倒置。运动负荷试验检查：运动时或运动后发生的晕厥，可通过运动负荷试验复制晕厥发生情境。冠状动脉造影检查：可直接观察到冠状动脉主干及其细小分支的阻塞情况，是显示冠状动脉粥样硬化性病变最有价值的检测手段。

3. **心肌缺血引起晕厥的治疗**　心肌缺血引起的晕厥需要积极治疗原发病，改善心肌缺血。急性冠脉综合征引起心肌缺血导致晕厥发生率较高。根据心电图的 ST 段变化，急性冠脉综合征可分为 ST 段抬高心肌梗死及非 ST 段抬高型急性冠脉综合征，后者包括非 ST 段抬高心肌梗死和不稳定型心绞痛。治疗如下：

（1）抗栓治疗：①抗血小板治疗。目前临床常用口服抗血小板药物，包括阿司匹林，负荷量 300mg，以后 75～100mg/d；氯吡格雷，负荷量 300～600mg，以后 75mg/d；替格瑞洛，负荷量 180mg，以后 90mg，每天 2 次。如果发现冠状动脉内血栓负荷重，可静脉给予如替罗非班等糖蛋白 IIb/IIIa 受体拮抗剂。②抗凝治疗。常用的有低分子肝素、肝素和比伐芦定等。

（2）再灌注治疗：尽早开通梗死相关冠状动脉是治疗心肌梗死最重要的方法，主要采用静脉溶栓治疗和急诊冠状动脉介入治疗。

（3）其他治疗：β 受体阻滞剂，无低血压、房室传导阻滞及心率缓慢等禁忌证的患者 24h 内开始使用，出院后持续使用；血管紧张素转化酶抑制剂 / 血管紧张素受体阻滞药（ACEI/ARB）：无低血压患者 24h 内应给予 ACEI 治疗；不能耐受者给予 ARB。他汀类药物：入院后即可启动，目前在我国共识建议中等剂量治疗。对症治疗：根据每个患者的病情进行对症治疗。尽早开通梗死相关血管是最重要的治疗方法。

二、肺栓塞

肺栓塞和深静脉血栓形成是静脉血栓栓塞症的两种表现形式。深静脉血栓脱落，经过右心，最终到达肺动脉，即发生肺栓塞。肺栓塞栓子中约 90% 来自下肢，大多为近端（股静脉或更近心端）静脉。肺栓塞是引起晕厥的原因之一，然而，在因晕厥住院的患者中，肺栓塞的患病率尚不清楚。近日，意大利学者在 *New England Journal of Medicine* 上发表的一项研究显示，在首次晕厥入院的患者中，肺栓塞的患病率接近 1/6（17.3%）。

1. 肺栓塞引起晕厥的机制 肺栓塞的症状和体征没有特异性，不同栓塞的范围和基础心肺疾病，其表现亦变化较大。大面积肺栓塞是指肺栓塞 2 个肺叶或以上，或小于 2 个肺叶伴血压下降（体循环收缩压＜90mm，或下降超过 40mmHg/5min），使左心回心血量骤减，心排血量急剧减低，导致心源性晕厥的发作。①血流动力学改变：肺血栓栓塞可导致肺循环阻力增加，肺动脉压升高。肺血管床面积减少 25%～30% 时肺动脉平均压轻度升高，肺血管床面积减少 30%～40% 时肺动脉平均压可达 30mmHg 以上，右室平均压可升高；肺血管床面积减少 40%～50% 时肺动脉平均压可达 40mmHg，右室充盈压升高，心指数下降；肺血管床面积减少 50%～70% 可出现持续性肺动脉高压；肺血管床面积减少＞85% 可导致猝死。②右心功能不全：肺血管床阻塞范围和基础心肺功能状态是右心功能不全是否发生的最重要因素。肺血管床阻塞范围越大则肺动脉压升高越明显。5- 羟色胺等缩血管物质分泌增多、缺氧及反射性肺动脉收缩会导致肺血管阻力及肺动脉压力进一步升高，最终发生右心功能不全。右室超负荷可导致脑钠肽、N 末端脑钠肽前体及肌钙蛋白等血清标记物升高，预示患者预后较差。③心室间相互作用：肺动脉压迅速升高会导致右室后负荷突然增加，引起右室扩张、室壁张力增加和功能紊乱。右室扩张会引起室间隔左移，导致左室舒张末期容积减少和充盈减少，进而心排血量减少，体循环血压下降，冠状动脉供血减少及心肌缺血。大块肺栓塞引起右室壁张力增加导致右冠状动脉供血减少，右室心肌氧耗增多，可导致心肌缺血、心肌梗死、心源性休克甚至死亡。肺栓塞还可导致气道阻力增加、相对性肺泡低通气、肺泡无效腔增大以及肺内分流等呼吸功能改变，引起低氧血症和低二氧化碳血症等病理生理改变。

2. 肺栓塞的诊断 肺栓塞的诊断从辅助检查前评估临床可能性开始。包括评价症状和体征是否典型，是否存在肺栓塞的危险因素，肺栓塞是否为最可能的诊断，以及是否存在深静脉血栓形成的证据。动脉血气分析往往提示低氧、低二氧化碳血症；X 线胸片检查有助于排除其他肺部疾病；心电图检查提示右室损伤表现（如 $V_1 \sim V_4$ 导联 T 波倒置，V_1 导联 QR 波、$S_1Q_{III}T_{III}$、完全性或不完全性右束支传导阻滞等），有时会表现为窦性心动过速或房颤。D- 二聚体是在交联的纤维蛋白被纤溶酶降解时产生。D- 二聚体阴性预测价值高，能够可靠排除急性肺栓塞；而阳性不能直接诊断肺栓塞。D- 二聚体检测的特异度因年龄增长、妊娠、炎症状态、肿瘤、创伤和近期手术而降低。在患者接受临床评估前，不应将 D- 二聚体检测作为"排除"肺栓塞的手段。CT 肺血管造影以静脉内对比剂为媒介，可以看出肺动脉中栓子的形态，已成为肺栓塞的重要诊断性检查。其阳性预测值随肺栓塞范围和临床怀疑可能性的大小而改变：阳性预测值对主干或叶肺动脉为 97%，段肺动脉为 68%，仅有亚段肺动脉异常则仅为 25%；肺通气 - 灌注扫描已很大程度上被 CT 肺动脉造影（computed tomographic pulmonary angiography，CTPA）替代。疑诊肺栓塞可靠的检查手段，肺通气扫描的目的是增加检查的特异度。肺灌注显像具有安全性高和过敏反应发生率低的优点，辐射剂量远远低于 CTPA，因此多是在具有 CT 肺血管造影禁忌证情况下选择的（如肾功能不全）。通气 / 灌注扫描的特异度会因呼吸系统基础病而降低，在青年患者中的特异度较高。肺动脉造影是诊断肺栓塞的"金标准"，随着 CTPA 的普及其应用逐渐减少。目前肺动脉造影主要用于急性肺栓塞介入治疗的定位诊断。急性肺栓塞导致右心室后负荷增加和右心室功能衰竭可通过超声心动图检查评估。疑诊肺栓塞时，超声心动图结果正常并不能排除肺栓塞，而结果异常也不能直接诊断肺栓塞。绝大多数肺栓塞来源于下肢深静脉血栓形成，加压静脉超声基本取代静脉造影成为主要的诊断手段，灵敏度超过 90%，特异度约为 95%。

3. 肺栓塞引起晕厥的治疗　肺栓塞治疗目标是抢救生命，稳定病情，实现肺血管再通。治疗方式包括急性期治疗、长期抗凝及预防等措施。对有肺栓塞高危 / 中危危险因素但仍未明确诊断的患者可立即给抗凝治疗。引起晕厥的肺栓塞患者同时合并有低血压（收缩压＜90mmHg，可伴有其他休克症状），首先给予心肺支持，可给予多巴胺等血管活性药物，纠正休克和低血压，但不主张积极补液，对于此类患者推荐积极除血栓。溶栓治疗的时间窗为症状出现后 14d，尤其在 48h 内溶栓患者获益最大。最常用的是全身性溶栓治疗，予以 100mg 组织型纤溶酶原激活物（tissue-type plasminogen activator，tPA）持续静脉滴注 2h。对于存在出血高风险、经溶栓治疗无效或在溶栓起效前有可能死亡的患者，如果具备相当的专业人员和技术，也可以通过血栓局部小剂量溶栓、导管碎解和抽吸血栓，或两者联合应用，以及肺动脉血栓摘除术等方法去除血栓。对于有室间隔缺损（ventricular septal defect，VSD）、可能出现矛盾栓塞的患者，建议外科手术治疗摘除血栓。长期抗凝治疗的目的是预防血栓栓塞事件再发。大多数患者均应给予华法林长期抗凝治疗。对有可逆危险因素的肺栓塞患者推荐华法林治疗 3 个月，对无明显诱因的肺栓塞患者推荐华法林治疗至少维持 3 个月，其中对无明显诱因发生肺栓塞且出血风险低的患者可以长期口服抗凝药治疗。肺栓塞患者抗凝的治疗目标国际标准化比值（international normalized ratio，INR）为 2.0～3.0。有抗凝绝对禁忌证及接受足够强度抗凝仍复发的肺栓塞患者可选择静脉滤器植入术。静脉滤器植入可降低急性肺栓塞病死率和复发率，但也有增加深静脉血栓形成的风险。

三、心脏压塞

心脏压塞是指心包腔内液体增长的速度过快或积液量过大时，压迫心脏而限制心室舒张及血液充盈的现象。心脏压塞使心包腔内积液突然增加，静脉回流急剧降低，导致晕厥发作。正常的心包腔内有 10～50mL 的液体，在心包膜间充当润滑剂。任何病理过程引起炎症时，都能增加心包积液的产生（渗出液）。另外一种机制可能与充血性心力衰竭或肺动脉高压引起静脉压力升高，使心包积液吸收减少（漏出液）有关。

患者晕厥前有突发胸闷、呼吸困难、全身冷汗、极度烦躁、面色苍白或发绀等。典型征象为贝克三联征：动脉压下降、静脉压上升和心音遥远。心脏压塞依据病史、临床表现及辅助检查可明确诊断。急性心脏压塞可见于急性心包炎、心包积血（心肌梗死后、主动脉瘤或夹层动脉瘤破裂）、胸部创伤（穿透性）及肿瘤等。慢性心脏压塞见于特发性心包积液、结核性心包积液、心脏和心包肿瘤、黏液性水肿、心肌梗死后综合征、心包切开术后综合征、结缔组织病、胸部放疗后等。

应及时进行超声心动图检查，超声心动图是识别心包积液和估计其大小、位置和血流动力学的受影响程度最有用的诊断工具，同时超声心动图也可以安全和有效地用于指导心包穿刺术。X 线透视下发现心脏搏动普遍减弱是急性心脏压塞最主要的 X 线表现，积液量超过 1 000mL 时，心影普遍增大，正常轮廓消失，呈烧瓶样，且心影随体位而变化。心脏 CT 和心血管 MRI 有助于排除癌症、主动脉夹层合并心包积液的情况。此外，还应排除缩窄性心包炎、充血性心力衰竭、晚期肝病合并肝硬化等疾病。心电图可以显示心包炎的迹象但缺乏特异性，77% 的心脏压塞患者表现为窦性心动过速，特别是低 QRS 波和电交替。心导管很少用于诊断心脏压塞。

一旦确诊心脏压塞，如果患者有血流动力学异常，需要立即进行心包引流，以挽救生命。如果血流动力学稳定，并在诊断后 12～24h 内，在获取实验室检查结果（包括血细胞计数）的前提下进行心包引流。

四、流出道梗阻

根据血流动力学异常的情况，梗阻可发生在不同部位，包括左室流出道梗阻和右室流出道梗阻。左室流出道梗阻：广义的左室流出道指的是主动脉瓣下、主动脉瓣、主动脉瓣上 3 个部位，而狭义的左室流出道一般指的是主动脉瓣环水平至二尖瓣前叶或腱索的这段范围。根据血流动力学特征将左室流出道梗阻分为机械性和动力性梗阻。机械性梗阻指的是主动脉瓣下的左室解剖结构存在固定狭窄。肥厚型梗阻性心肌病、高血压左室肥厚以及老年性增龄性室间隔基底部增厚导致的主要是动力性梗阻。右室流出道梗阻：右室流出道梗阻相对少见，是由于肥厚的右室心肌收缩时，将血液射入由室上嵴及中隔旁肌束带构成的相对狭小的右室流出道所致。多见于法洛四联症、肥厚型梗阻性心肌病等先天性心脏病（congenital heart disease，CHD）。最常见引起晕厥的流出道梗阻是肥厚型梗阻性心肌病，它是一种家族性常染色体显性遗传性疾病，发病率约为 1/500，常以猝死为初发症状；是青少年尤其是 35 岁以下运动员猝死的首要原因。

超声心动图是流出道梗阻目前诊断最常用、最可靠、最经济的方法，具有较高的灵敏度和特异度，可直观地判定心肌肥厚的部位和程度、心功能及流出道压力阶差。心脏磁共振成像的检查方法，对一些超声不能明确诊断的患者可通过观察局部心肌肥厚，注射对比剂观察瘢痕纤维化，定量观察肥厚程度，通过心脏的三维成像能精确地测量左心室心肌总重量，并鉴别心肌有无纤维化及心肌血流灌注异常，有助于评估患者猝死的风险。心电图对本病无特异性的诊断价值，但心电图改变可以早于超声表现，是青年人的早期诊断线索。肥厚型梗阻性心肌病的心电图常见 ST 段改变、胸前导联 T 波倒置、异常 Q 波、室内传导阻滞等。基因检测是肥厚型心肌病的诊断标准之一。

流出道梗阻治疗的目的是减轻梗阻、缓解症状和预防猝死。对不同器质性心脏病相关晕厥的治疗不尽相同。严重主动脉瓣狭窄和心房黏液瘤引发的晕厥应行外科手术治疗。肥厚型心肌病的晕厥，大部分患者应植入 ICD 以防止心源性猝死，没有证据表明降低流出道压差能改善晕厥。肥厚型梗阻性患者避免使用一些如洋地黄、异丙肾上腺素等增加心肌收缩力的药物以及减轻心脏负荷的硝酸酯类药物，因为这些药物会明显增加左室流出道的梗阻情况，并且肥厚型心肌病也并非因为心脏收缩能力下降而引起的，所以这类药物的应用只会带来反作用。另外，对左室流出道梗阻患者应考虑外科手术、肥厚相关血管的化学消融治疗。

五、其他

心源性晕厥是指由心脏疾病所致一过性脑供血不足产生的短暂性意识障碍综合征，包括心律失常性晕厥和器质性心血管病性晕厥，仅次于血管迷走性晕厥，是晕厥第二常见的原因。心源性晕厥也是众多晕厥原因中病情最严重、预后最差的情况之一。除以上心肺疾病，引起晕厥的器质性心肺血管疾病还包括心房黏液瘤、重度主动脉狭窄、梗阻性心脏瓣膜病、肺动脉高压、急性主动脉夹层、发绀型先心病等。继发于器质性心肺疾病的晕厥患者治疗目标包括治疗基础疾病，减少心源性猝死风险，防止晕厥再发。

（陈步星 郭彩霞）

参考文献

1. SHEN WK, SHELDON RS, BENDITT DG, et al. 2017 ACC/AHA/HRS guideline for the evaluation and management of patients with syncope: A report of the American College of Cardiology/American Heart Association Task Force on Clinical Practice Guidelines and the Heart Rhythm Society[J]. Heart Rhythm, 2017, 14（8）: e155-e217.

2. IBANEZ B, JAMES S, AGEWALL S, et al. 2017 ESC Guidelines for the management of acute myocardial infarction in patients presenting with ST-segment elevation[J]. Eur Heart J, 2017, 39（2）: 1-66.

3. 中华医学会心血管病学分会肺血管病学组. 急性肺栓塞诊断与治疗中国专家共识[J]. 中华心血管病杂志, 2016, 44（3）: 197-211.

4. PRANDONI P, LENSING AW, PRINS MH, et al. Prevalence of Pulmonary Embolism among Patients Hospitalized for Syncope[J]. N Engl J Med, 2016, 375: 1524-1531.

5. ADLER Y, CHARRON P, IMAZIO M, et al.［2015 ESC Guidelines for the diagnosis and management of pericardial diseases. Task Force for the Diagnosis and Management of Pericardial Diseases of the European Society of Cardiology（ESC）][J]. Eur Heart J, 2015, 36（42）: 702-738.

6. ELLIOTT PM, ANASTASAKIS A, BORGER MA, et al. 2014 ESC Guidelines on diagnosis and management of hypertrophic cardiomyopathy: the Task Force for the Diagnosis and Management of Hypertrophic Cardiomyopathy of the European Society of Cardiology（ESC）[J]. Eur Heart J, 2014, 35（39）: 2733-2779.

7. 刘文玲, 胡大一, 郭继鸿, 等. 晕厥诊断与治疗中国专家共识（2014 年更新版）[J]. 中华内科杂志, 2014, 53（11）: 916-925.

8. BRIGNOLE M, MOYA A, DE LANGE FJ, et al. 2018 ESC Guidelines for the diagnosis and management of syncope[J]. Eur Heart J, 2018, 39（21）: 1883-1948.

第九章 遗传性心律失常

第一节 长 QT 间期综合征

【关键点】

1. 长 QT 间期综合征（LQTS）是一组以晕厥、抽搐甚至猝死为临床特征的心电疾病，其心电图主要表现为 QTc 间期延长、T 波异常以及尖端扭转型室性心动过速。

2. LQTS 按病因主要可分为遗传性和获得性两大类。遗传性 LQTS 也是常说的狭义 LQTS。药物是获得性 LQTS 的常见原因。

3. LQTS 诊断主要依据临床表现、心电图特征和家族史等，并参照 LQTS 诊断评分系统进行，评分≤1 分为 LQTS 可能性低；评分 1.5～3.0 分为 LQTS 中度可能；评分≥3.5 分为 LQTS 高度可能。

4. 如无禁忌证，β 受体阻滞剂应作为 LQTS 伴晕厥患者的一线治疗。

5. 对于 LQTS 伴有可疑性心律失常性晕厥患者，在 β 受体阻滞剂基础上或不耐受 β 受体阻滞剂的情况下，可以考虑 ICD 植入。

6. 对于反复发生晕厥的 LQTS 患者，在 β 受体阻滞剂不耐受或无效时，可考虑左心交感神经去除术。

一、定义及流行病学特征

长 QT 间期综合征（LQTS）是一组以晕厥、抽搐甚至猝死为临床特征的心电疾病，其心电图主要表现为 QTc 间期延长、T 波异常以及尖端扭转型室性心动过速（TdP）。TdP 是一种以 QRS 波尖端沿着等电线上下扭转为特征的多形性室速，可致 LQTS 患者反复晕厥或心搏骤停，多由劳累、运动或情绪激动诱发。

目前 LQTS 发病率大约为 1/2 000，是引起年轻人猝死的主要原因。我国 LQTS 发病特点是女性多于男性，从婴幼儿至老年人群均可见，且无地域差别，发作诱因及症状与国外报道类似。

二、病因学

LQTS 按病因主要可分为遗传性和获得性两大类。获得性 LQTS 可由 1 种或多种外在因素引起，当这些因素去除时，QTc 间期可逐渐趋于正常。主要包括药物（例如奎尼丁、普鲁卡因胺、胺碘酮、红霉素、三环类抗抑郁药等）、电解质紊乱（例如低血钾、低血镁）、心脏基础疾病（例如冠心病等）以及其他因素（例如带状疱疹病毒感染等），其中药物性 LQTS 最为常见。遗传性 LQTS 也是常说的狭义 LQTS，可根据是否伴有耳聋分别命名为 Romano-

Ward 综合征（romano-Ward syndrome，RWS）和 Jervell and Lange-Nielsen 综合征（Jervell and Lange-Nielsen syndrome，JLNS）。其中 RWS 最常见，发生率占 99%，为常染色体显性遗传。

三、遗传学与发病机制

LQTS 具有独特的分子遗传学和电生理特性。自 1995—1996 年 LQTS 的 3 个致病基因被发现以来，迄今为止人们已经发现了 LQTS 的 15 个基因型。根据不同基因将 LQTS 划分为 15 个亚型：LQT1（*KCNQ1*）、LQT2（*KCNH2*）、LQT3（*SCN5A*）、LQT4（*ANK2*）、LQT5（*KCNE1*）、LQT6（*KCNE2*）、LQT7（*KCNJ2*）、LQT8（*CACNA1C*）、LQT9（*CAV3*）、LQT10（*SCN4B*）、LQT11（*AKAP9*）、LQT12（*SCNA1*）、LQT13（*KCNJ5*）、LQT14（*CALM1*）和 LQT15（*CALM2*）。

这些 LQTS 相关基因主要编码心脏钾离子、钠离子或钙离子通道，或相互作用蛋白，其突变可引起钾离子通道功能丧失和钠离子或钙离子通道功能获得，从而导致动作电位延长和心肌细胞早期后除极（EAD），进而诱发室性心律失常、TdP（图 9-1-1）。

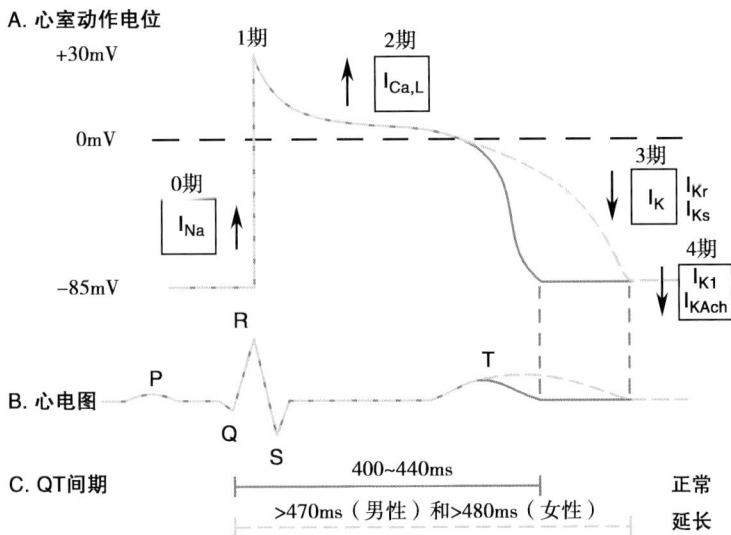

图 9-1-1　LQTS 的电生理基础

A. 健康人正常的心室动作电位（实线）和 LQTS 患者延长的心室动作电位（虚线）；B. 与 A 图对应的正常和 QT 间期延长心电图示意图；C. 正常和延长的 QT 间期。

四、临床表现

LQTS 患者临床表现的严重程度差异较大，部分患者终身可无症状，另一些在婴儿时期即出现早发心源性猝死（SCD）。反复晕厥、癫痫样发作，心搏骤停和猝死等是有症状患者的最常见表现。

QT 间期延长是 LQTS 的主要心电图表现，还可出现 T 波形态改变、T 波电交替等。窦性停搏长间歇在 LQTS 患者中也并非少见。根据基因分型，LQT1（*KCNQ1*）、LQT2（*KCNH2*）和 LQT3（*SCN5A*）是最常见的 3 种类型，在临床中所占比例超过 90%，其心电图表现如图 9-1-2 所示。LQT1 型在体育运动或情绪激动等交感神经激活状态下发生心律失常；LQT2 型心律失常大多发生在情绪应激时，如铃声、雷声或突然唤醒等；LQT3 型常在休息或睡眠状态发生心脏事件。

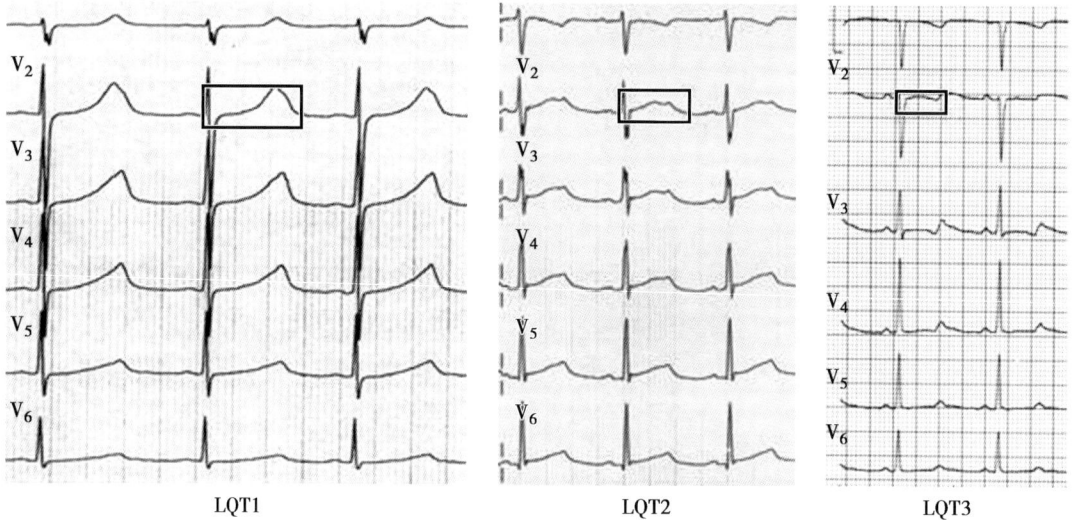

图 9-1-2　LQTS 心电图表现

常染色体隐性遗传的 JLNS 临床表现较严重，QTc 间期通常大于 500ms，且合并先天性感觉神经性耳聋。JLNS 患者晕厥发作也多由压力、运动和惊吓诱发。LQT7 又称 Andersen 综合征，以周期性瘫痪、室性心律失常、U 波和 QT 间期延长，以及其他畸形包括低耳廓、宽眼距、小下颌、手指弯曲畸形、并指 / 趾畸形、身材矮小和脊柱侧凸的三联表现为特征，临床上极为罕见。LQT8 又称 Timothy 综合征，为 QTc 延长至 480～700ms，先天性心脏缺损（动脉导管未闭、卵圆孔未闭、室间隔缺损、法洛四联症和肥厚型心肌病）、并指 / 趾畸形、鼻梁扁平、低耳廓、上唇薄、圆脸及孤独症。

五、诊断与鉴别诊断

LQTS 诊断主要依据临床表现、心电图特征和家族史等，诊断标准及评分系统分别见表 9-1-1 和表 9-1-2。当 QTc 间期延长时，必须排除其他可延长 QTc 间期的继发性因素，包括药物、获得性心脏病、电解质紊乱和饮食不平衡等。激发试验如卧立位试验，运动试验恢复期或肾上腺素输注期间测定 QT 间期，可协助诊断静息状态下 QTc 正常的 LQTS 患者。

表 9-1-1　LQTS 诊断标准

---

1. 符合以下条件可诊断为 LQTS

a. 无继发性因素延长 QT 间期时，评估 LQTS 危险评分≥3.5 分，和 / 或

b. 有明确 LQTS 致病基因突变，或

c. 无继发性因素延长 QT 间期时，多次 12 导联心电图（ECG）显示 QTc≥500ms

2. 缺乏继发性因素延长 QT 间期和致病突变时，不明原因发生晕厥的患者，ECG 反复显示 QTc 间期为 480～499ms 也可诊断为 LQTS

表 9-1-2　LQTS 诊断评分系统

临床指标			得分
心电图 [a]	QTc [b]	≥480ms	3
		460～479ms	2
		450～459ms	1
		平板运动试验恢复 4min 时出现 QTc≥480ms	1
	TdP [c]		2
	T 波电交替		1
	至少 3 个导联出现 T 波切迹		1
	心率慢(年龄校正)[d]		0.5
病史	晕厥 [c]	应激状态	2
		非应激状态	1
	有家族成员确诊为 LQTS [e]		1
家族史	直系亲属 30 岁以前出现难以解释的 SCD [e]		0.5

总分：≤1 分为 LQTS 可能性低；1.5～3.0 分为 LQTS 中度可能；≥3.5 分为 LQTS 高度可能

[a] 排除其他延长 QT 间期的药物使用或疾病等；[b]QTc 采用 Bazett's 公式计算：$QT/\sqrt{RR}$；[c] 相互独立；[d] 静息心率低于同年龄人群 2%；[e] 两条标准在同一家庭成员中不能计算 2 次。

在排除药物致 QT 间期延长之外，LQTS 应与以下可致晕厥或猝死的疾病相鉴别：婴儿猝死综合征(sudden infant death syndrome，SIDS)、血管迷走性晕厥、直立性低血压、癫痫发作、特发性室颤、心肌病(扩张型心肌病、肥厚型心肌病与致心律失常性右室心肌病)、儿茶酚胺敏感性多形性室性心动过速、Brugada 综合征、冠状动脉畸形。

六、晕厥与猝死风险评估

晕厥最常见于 LQT1 型患者，发生率占 63%，其次为 LQT2 和 LQT3，分别占 46% 和 18%。尽管如此，3 种亚型 LQTS 患者的病死率基本一致，猝死发生风险具有年龄差异性。LQT1 型患者在 1～19 岁青少年人群的病死率显著高于其他年龄段，而对于 LQT2 型患者死亡高发于 15～39 岁，LQT3 型患者死亡多为 15～19 岁。

国际 LQTS 注册研究显示有过 ≥1 次晕厥发作的患者，其随后发生致死性恶性事件的风险增加 6～12 倍。尽早进行晕厥与猝死风险评估，并采取相应措施预防心律失常事件发生对 LQTS 患者来说非常重要。

2003 年 *New England Journal of Medicine* 上关于 LQTS 危险分层的报道，基于 QTc 间期以及性别，将 40 岁前或治疗前发生首次心脏恶性事件(晕厥、心搏骤停或猝死)的风险分为高危(≥50%)、中危(30%～49%)、低危(<30%)，见图 9-1-3，即：①LQT1 患者 QTc≥500ms 为高危，QTc<500ms 为低危；②LQT2 患者 QTc≥500ms 为高危，女性 QTc<500ms 为中危，男性 QTc<500ms 为低危；③LQT3 患者男性 QTc≥500ms 为高危，QTc<500ms 为中危，LQT3 女性为中危。

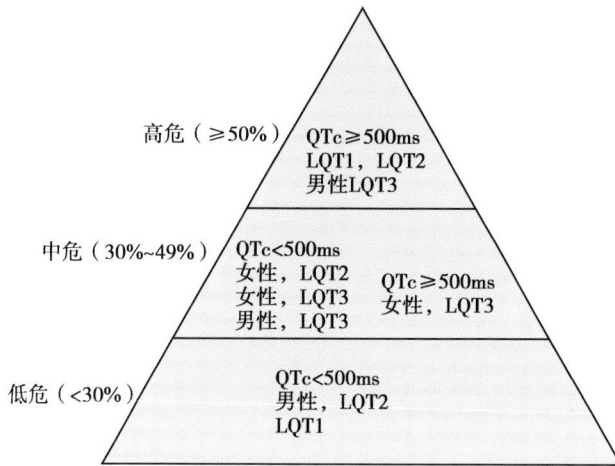

图 9-1-3　LQTS 危险分层

此外，临床上出现以下情况可视为 LQTS 高危患者：①凡 7 岁以前有晕厥或心搏骤停病史，使用 β 受体阻滞剂治疗时仍然容易反复出现心律失常事件；②已经接受全面治疗，但是依然出现心律失常事件；③确定存在两个致病突变基因且 QTc>500ms，尤其在有症状的情况下；④ECG 表现为 T 波电交替的 LQTS 患者，特别是已接受适当治疗但仍然存在心电不稳定性。

七、治疗与进展

既往有晕厥发作史的 LQTS 患者必须遵照现有指南，调整生活习惯，如：未经治疗的 LQT1 患者应避免剧烈运动，尤其是游泳；LQT2 患者应减少突然出现的噪声暴露（闹钟和电话铃声等）；所有 LQTS 患者均应避免使用延长 QT 间期的药物（参考 CredibleMeds）。

在指导 LQTS 患者调整生活方式以及合理体育运动的基础上，LQTS 治疗主要包括药物治疗（尤其是基因检测指导用药）、器械治疗（心脏起搏器和 ICD）、左心交感神经去除术等方面。《2017 ACC/AHA/HRS 晕厥诊断与处理指南》建议：①β 受体阻滞剂可显著降低 LQTS 患者晕厥再发风险，如无禁忌证应作为 LQTS 伴晕厥患者的一线治疗（Ⅰ类推荐），且对于 LQT1 的疗效优于 LQT2 和 LQT3；②对于 LQTS 伴有可疑性心律失常性晕厥患者，在 β 受体阻滞剂基础上或不耐受 β 受体阻滞剂的情况下，可以考虑 ICD 植入（Ⅱa 类推荐）；③对于反复发生晕厥的 LQTS 患者，在 β 受体阻滞剂不耐受或无效时，可考虑左心交感神经去除术（Ⅱa 类推荐）。

（熊琴梅　洪葵）

参考文献

1. PRIORI SG, WILDE AA, HORIE M, et al. HRS/EHRA/APHRS expert consensus statement on the diagnosis and management of patients with inherited primary arrhythmia syndromes：document endorsed by HRS, EHRA, and APHRS in May 2013 and by ACCF, AHA, PACES, and AEPC in June 2013［J］. Heart Rhythm, 2013, 10（12）：1932-1963.
2. SCHWARTZ PJ, STRAMBA-BADIALE M, CROTTI L, et al. Prevalence of the congenital long-QT syndrome［J］. Circulation, 2009, 120（18）：1761-1767.
3. 李翠兰, 胡大一, 李运田, 等. 76 个长 QT 综合征先证者临床特征和治疗情况研究［J］. 中国心脏起搏与心电生理杂志,2004,18(6):17-21.

4. 李翠兰,胡大一. 长 QT 综合征发病率及不同年龄段的致命性危险因素[J]. 中国心脏起搏与心电生理杂志,2010,24(2):97-98.

5. 李翠兰,刘文玲. 国人长 QT 综合征基因筛查及分子致病机制研究状况[J]. 中国心脏起搏与心电生理杂志,2011,25(5):387-389.

6. RODEN DM. Drug-induced prolongation of the QT interval[J]. N Engl J Med, 2004, 350(10):1013-1022.

7. ALDERS M, BIKKER H, CHRISTIAANS I. Long QT Syndrome[M]//GeneReviews® [Internet]. Seattle (WA): University of Washington, Seattle; 1993-2022.

8. CURRAN ME, SPLAWSKI I, TIMOTHY KW, et al. A molecular basis for cardiac arrhythmia: HERG mutations cause long QT syndrome[J]. Cell, 1995, 80(5):795-803.

9. WANG Q, SHEN J, SPLAWSKI I, et al. SCN5A mutations associated with an inherited cardiac arrhythmia, long QT syndrome[J]. Cell, 1995, 80(5):805-811.

10. WANG Q, CURRAN ME, SPLAWSKI I, et al. Positional cloning of a novel potassium channel gene: KVLQT1 mutations cause cardiac arrhythmias[J]. Nat Genet, 1996, 12(1):17-23.

11. ACKERMAN MJ, PRIORI SG, WILLEMS S, et al. HRS/EHRA expert consensus statement on the state of genetic testing for the channelopathies and cardiomyopathies: this document was developed as a partnership between the Heart Rhythm Society (HRS) and the European Heart Rhythm Association (EHRA)[J]. Europace, 2011, 13(8):1077-1109.

12. MIZUSAWA Y, HORIE M, WILDE AA. Genetic and clinical advances in congenital long QT syndrome[J]. Circ J, 2014, 78(12):2827-2833.

13. GIUDICESSI JR, ACKERMAN MJ. Genotype-and phenotype-guided management of congenital long QT syndrome[J]. Curr Probl Cardiol, 2013, 38(10):417-455.

14. GOLDENBERG I, MOSS AJ, PETERSON DR, et al. Risk factors for aborted cardiac arrest and sudden cardiac death in children with the congenital long-QT syndrome[J]. Circulation, 2008, 117(17):2184-2191.

15. LIU JF, JONS C, MOSS AJ, et al. Risk factors for recurrent syncope and subsequent fatal or near-fatal events in children and adolescents with long QT syndrome[J]. J Am Coll Cardiol, 2011, 57(8):941-950.

16. NANNENBERG EA, SIJBRANDS EJ, DIJKSMAN LM, et al. Mortality of inherited arrhythmia syndromes: insight into their natural history[J]. Circ Cardiovasc Genet, 2012, 5(2):183-189.

17. PRIORI SG, NAPOLITANO C, SCHWARTZ PJ, et al. Association of long QT syndrome loci and cardiac events among patients treated with beta-blockers[J]. JAMA, 2004, 292(11):1341-1344.

18. WILDE AA, MOSS AJ, KAUFMAN ES, et al. Clinical Aspects of Type 3 Long-QT Syndrome: An International Multicenter Study[J]. Circulation, 2016, 134(12):872-882.

19. PRIORI SG, SCHWARTZ PJ, NAPOLITANO C, et al. Risk stratification in the long-QT syndrome[J]. N Engl J Med, 2003, 348(19):1866-1874.

20. SHEN WK, SHELDON RS, BENDITT DG, et al. 2017 ACC/AHA/HRS guideline for the evaluation and management of patients with syncope: A report of the American College of Cardiology/American Heart Association Task Force on Clinical Practice Guidelines and the Heart Rhythm Society[J]. Heart Rhythm, 2017, 14(8):e155-e217.

第二节　Brugada 综合征

【关键点】

1. Brugada 综合征是一种遗传病,主要为常染色体显性遗传,好发于男性。

2. Brugada 综合征的特征是心电图 $V_1 \sim V_3$ 导联 ST 段异常和室性心律失常高发风险。

3. 植入 ICD 是目前已知在既往有晕厥或心搏骤停史的 Brugada 综合征患者中唯一有效的治疗方法。

一、病因、发病机制与遗传学特征

Brugada 综合征（BrS）是一种心脏离子通道病，由产生心脏动作电位的跨膜离子通道遗传学改变所引起。BrS 的特征为右胸导联（$V_1 \sim V_3$）ST 段"穹隆型"抬高以及晕厥、心室颤动、心源性猝死。

BrS 好发于男性，男性发病率为女性的 $8 \sim 10$ 倍，且预后更差，但都具有较高的室性心律失常和猝死风险。本病主要成年发病，猝死平均年龄约为 40 岁，目前确诊 BrS 的最小患儿为 2 天龄，最大的 85 岁。BrS 的发病率为（$5 \sim 20$）/10 000，东南亚国家 BrS 的发病率明显高于其他国家。BrS 在东南亚国家发病率高的原因尚不清楚，推测可能与亚洲人群在 *SCN5A* 基因启动子区域特有序列有关。在菲律宾和日本，BrS 是导致 40 岁以下年轻男性死亡的最常见原因之一。BrS 在我国汉族人群的发病率为 0.075%～1.82%。

BrS 是一种遗传病，主要为常染色体显性遗传。患病家系常出现不完全外显现象，超过 60% 的患者为散发病例。目前本病已发现 23 个致病基因，主要是心脏钠、钾、钙离子通道基因以及调控这些通道的相关基因，包括有 *SCN5A*、*SCN10A*、*SCN1B*、*SCN2B*、*SCN3B*、*GPD1L*、*MOG1*、*SLMAP*、*PKP2*、*KCNH2*、*KCNE3*、*KCNJ8*、*KCNE5*、*KCND3*、*HCN4*、*ABCC9*、*SEMA3A*、*CACNA1C*、*CACNB2*、*CACNA2D1*、*RANGRF*、*TRPM4*、*FGF12*。所有这些致病基因均与两种机制相关：内向钠离子流或钙离子流减少或外向钾离子流增加。尽管已发现上述诸多致病基因，但 BrS 患者致病性突变的检出率仅约为 30%。

心脏钠离子通道由构成孔道的 α- 亚基和辅助调控通道功能的 β- 亚基构成。*SCN5A* 基因编码心脏钠通道 α- 亚基蛋白 Nav1.5，它是 BrS 的第一个致病基因，约占基因型阳性患者的 80%。迄今已报道了超过几百个不同的 *SCN5A* "功能丧失型"致病性突变可导致 BrS，其中半数已作功能分析。*SCN5A* 基因突变可导致钠电流降低。此外，钠通道功能障碍引起心外膜局部传导阻滞，心电图 QRS 波群出现切迹，并触发心房颤动和心室颤动。

尽管 *SCN10A* 基因突变可引起钠电流减少，但由于其在心脏中表达量很少，通过调控 *SCN5A* 表达致病。其他基因，如钠通道 β- 亚基基因（*SCN1B*、*SCN2B* 和 *SCN3B*）以及 *GPD1L*、*MOG1*、*SLMAP* 和 *PKP2* 等基因，均通过修饰 Nav1.5 的功能，从而导致 BrS。

钾通道基因突变在 BrS 中的检出频率非常低。瞬时外向钾通道由 *KCND3* 编码的 α- 亚基及 *KCNE3* 编码的 β- 亚基构成。这两个基因突变可导致患者瞬时外向钾电流增加。

二、临床表现

BrS 的临床表现为在心脏结构正常个体中引起晕厥或心源性猝死（SCD）的心脏传导异常，包括心电图 $V_1 \sim V_3$ 导联 ST 段异常和室性心律失常高发风险。其他心脏传导异常包括一度房室传导阻滞、室内传导延迟、右束支传导阻滞和病态窦房结综合征等。10%～20% 的患者可出现心房颤动，希氏束 - 浦肯野纤维系统和右室流出道传导异常也可出现。

BrS 主要症状还有夜间濒死样呼吸、心悸和胸部不适，常在休息、睡眠、餐后以及发热、迷走神经紧张的状态下发生，而很少在运动时出现。BrS 诱因包括发热、电解质紊乱，使用可卡因、I 类抗心律失常药物和许多非心脏病药物等。患者一般不伴有明显的心脏结构异常疾病，但有部分研究报道少数患者伴有轻度的右心室和左心室结构异常。

三、诊断与鉴别诊断

当个体符合下列任何情况时，应怀疑 BrS：反复晕厥、心室颤动、可自行终止的多形性室性心动过速、心搏骤停、心源性猝死家族史、有下列心电图形态之一。

（1）1 型心电图：在使用或不使用钠通道阻滞剂（如氟卡尼、阿义吗啉或普鲁卡因胺）的情况下，1 个以上右胸导联（$V_1 \sim V_3$）J 波抬高≥2mm，伴随 T 波倒置，并 ST 段呈"穹隆型"和下斜型。

（2）2 型心电图：在基线情况下，1 个以上右胸导联 J 波抬高≥2mm，ST 段呈"马鞍型"并抬高≥1mm，紧随正向或双向 T 波；在使用钠通道阻滞剂激发后转为 1 型心电图。

（3）3 型心电图：在基线情况下，1 个以上导联 J 波抬高≥2mm，ST 段呈"马鞍型"并抬高＜1mm，紧随正向 T 波；在使用钠通道阻滞剂激发后转为 1 型心电图。

BrS 应与其他可引起右胸导联 ST 段抬高的疾病相鉴别，包括：右束或左束支传导阻滞、左室肥厚、急性心肌梗死、急性心肌炎、低温、右心室缺血或梗死、变异型心绞痛、主动脉夹层动脉瘤、急性肺栓塞、各种中枢神经系统和自主神经系统异常、杂环类抗抑郁药过量、进行性假肥大性肌营养不良、Friedreich 共济失调、维生素 B 缺乏、高钙血症、高钾血症、可卡因中毒、漏斗胸、纵隔肿瘤或心包积液压迫右心室流出道、致心律失常性右室心肌病、早期复极综合征（early repolarization syndrome，ERS）和其他男性正常心电图变异。

四、晕厥与猝死风险的评估

目前，已有一些临床参数被证实可预测 BrS 患者的不良预后。既往发生过室颤的患者，其再发心搏骤停的风险很高。在排除激发因素（发热或药物等）的条件下，1 型心电图患者同时伴有晕厥发作是恶性心律失常发生的高危因素。其他非侵入性危险分层指标还包括碎裂 QRS 波和 ERP＜200ms。

程序性电刺激是否可诱发恶性心律失常，目前临床意义尚不明确。尽管无症状个体行程序性电刺激时诱发出心律失常高度预示着随后会出现恶性事件（心律失常和心源性猝死），但各研究中这类患者时间发生率差异较大，仍存争议。

五、治疗与进展

1. **定期监测**　有 BrS 家族史或已知致病变异的有风险的个体应该从出生开始每隔 1～2 年进行心电图检查。I 型心电图改变者应进一步检查。

2. **避免诱因**　发热、安眠药、α 肾上腺素受体激动药、β 肾上腺素受体拮抗药、三环类抗抑郁药、第一代抗组胺药、可卡因中毒、I c 类抗心律失常药物（氟卡尼和普罗帕酮）、I a 类抗心律失常药物（普鲁卡因胺和丙吡胺）等可诱发 Brugada 波，应注意避免。

3. **药物治疗**　基因型结果不影响 BrS 的治疗。异丙肾上腺素（1～3μg/min）输注优于其他抗心律失常药物，对电风暴效果良好。奎尼丁（每日 1～2g）已证实可使 ST 段抬高恢复，并降低心律失常的发生率。

4. **器械治疗**　植入 ICD 是目前已知在既往有晕厥或心搏骤停史的 BrS 患者中唯一有效的治疗方法。需注意的是，年轻患者植入后电池耗竭以及不恰当放电和线路故障等问题。对于无症状个体的治疗存在争议，有些学者认为应观察，直至出现首发症状。而对于有心源性猝死家族史的个体，需植入 ICD。通过 EPS 来明确那些最有可能发生心律失常的患者，使他们能够最大限度受益于 ICD 的植入。

　　BrS 患者进行导管射频消融的成功率并不尽如人意。传统消融靶点位于右室流出道的心内膜，成功率很低；另一消融靶点为右室流出道心外膜消融，成功率较前者高。

（徐臻龚　洪葵）

参考文献

1. BRUGADA J, BRUGADA R, BRUGADA P. Right bundle-branch block and ST-segment elevation in leads V1 through V3：A marker for sudden death in patients without demonstrable structural heart disease[J]. Circulation, 1998, 97(5): 457-460.

2. LITTMANN L, MONROE MH, William Ⅱ, et al. Brugada syndrome and "Brugada sign"：clinical spectrum with a guide for the clinician[J]. Am Heart J, 2003, 145(5): 768-778.

3. HUANG MH, MARCUS FI. Idiopathic Brugada-type electrocardiographic pattern in an octogenarian[J]. J Electrocardiol, 2004, 37(2): 109-111.

4. BENITO B, BRUGADA J, BRUGADA R, et al. Brugada syndrome[J]. Rev Esp Cardiol, 2009, 62(11): 1297-1315.

5. 中华心血管病杂志编辑委员会心律失常循证工作组. 遗传性原发性心律失常综合征诊断与治疗中国专家共识[J]. 中华心血管病杂志, 2015, 43(1): 5-21.

6. PRIORI SG, NAPOLITANO C, GASPARINI M, et al. Clinical and genetic heterogeneity of right bundle branch block and ST-segment elevation syndrome：A prospective evaluation of 52 families[J]. Circulation, 2000, 102(20): 2509-2515.

7. WATANABE H, MINAMINO T. Genetics of Brugada syndrome[J]. J Hum Genet, 2016, 61(1): 57-60.

8. CURCIO A, SANTARPIA G, INDOLFI C. The Brugada Syndrome-From Gene to Therapy[J]. Circ J, 2017, 81(3): 290-297.

9. HONG K, GUERCHICOFF A, POLLEVICK GD, et al. Cryptic 5' splice site activation in SCN5A associated with Brugada syndrome[J]. J Mol Cell Cardiol, 2005, 38(4): 555-560.

10. 洪葵, 朱文根. 国人 BrS 基因突变及其临床特征研究现状[J]. 中华心血管病杂志, 2016, 44(8): 728-730.

11. SIEIRA J, CONTE G, CICONTE G, et al. Clinical characterisation and long-term prognosis of women with Brugada syndrome[J]. Heart, 2016, 102(6): 452-458.

12. MIZUSAWA Y, MORITA H, ADLER A, et al. Prognostic signifcance of fever-induced Brugada syndrome[J]. Heart Rhythm, 2016, 13(7): 1515-1520.

13. FRANCIS J, ANTZELEVITCH C. Brugada syndrome[J]. Int J Cardiol, 2005, 101(2): 173-178.

14. CURCIO A, MAZZANTI A, BLOISE R, et al. Clinical presentation and outcome of Brugada syndrome diagnosed with the new 2013 criteria[J]. J Cardiovasc Electrophysiol, 2016, 27(8): 937-943.

15. WILDE AA, ANTZELEVITCH C, BORGGREFE M, et al. Proposed diagnostic criteria for the Brugada syndrome：Consensus report[J]. Circulation, 2002, 106(19): 2514-2519.

16. PRIORI SG, GASPARINI M, NAPOLITANO C, et al. Risk stratification in Brugada syndrome：results of the PRELUDE(Programmed Electrical Stimulation Predictive Value)registry[J]. J Am Coll Cardiol, 2012, 59(1): 37-45.

17. CASADO-ARROYO R, BERNE P, RAO JY, et al. Long-term trends in newly diagnosed Brugada syndrome：Implications for risk stratifcation[J]. J Am Coll Cardiol, 2016, 68(6): 614-623.

18. SROUBEK J, PROBST V, MAZZANTI A, et al. Programmed Ventricular Stimulation for Risk Stratification in the Brugada Syndrome：A Pooled Analysis[J]. Circulation, 2016, 133(7): 622-630.

19. MAURY P, COUDERC P, DELAY M, et al. Electrical storm in Brugada syndrome successfully treated using isoprenaline[J]. Europace, 2004, 6(2): 130-133.

20. PROBST V, EVAIN S, GOURNAY V, et al. Monomorphic ventricular tachycardia due to Brugada syndrome successfully treated by hydroquinidine therapy in a 3-year-old child[J]. J Cardiovasc Electrophysiol, 2006, 17(1): 97-100.

21. SIEIRA J, DENDRAMIS G, BRUGADA P. Pathogenesis and management of Brugada syndrome[J]. Nat Rev Cardiol, 2016, 13(12): 744-756.

第三节 儿茶酚胺敏感性多形性室性心动过速

【关键点】

1. 儿茶酚胺敏感性多形性室性心动过速是一类与心肌细胞钙离子掌控紊乱有关的遗传性心律失常疾病。

2. 儿茶酚胺敏感性多形性室性心动过速是导致青少年发生晕厥甚至心源性猝死的重要病因之一。

3. 情绪激动或运动后诱发多形性室速是儿茶酚胺敏感性多形性室性心动过速临床诊断的关键。

4. 对于儿茶酚胺敏感性多形性室性心动过速家系,遗传检测与遗传咨询十分必要。

5. β受体阻滞剂是有效的药物治疗手段。

一、病因、发病机制与遗传学特征

儿茶酚胺敏感性多形性室性心动过速(CPVT)是以运动或情绪激动诱发多形性室性心动过速为特征的一种遗传性心律失常,发作时以晕厥或猝死为主要临床表现。好发于无器质性心脏病的青少年,全球发病率约为 1/10 000。

CPVT 发病机制主要与心肌细胞肌质网钙离子释放通道兰尼碱受体 2(ryanodine receptor 2, RyR2)及相关调控基因突变导致的细胞内钙掌控异常有关。运动或情绪压力诱导儿茶酚胺释放,通过增加心脏舒张期肌质网 Ca^{2+} 漏引发心肌细胞胞质内钙离子超载。细胞质内过剩的 Ca^{2+} 将触发细胞膜上的 Na^+/Ca^{2+} 交换体,将多余的 Ca^{2+} 泵出细胞,同时将细胞外的 Na^+ 转运至细胞内,产生舒张期内向钠电流并引起心肌细胞舒张期去极化,即延迟后除极。当达到心肌细胞触发阈值即可引起触发活动,导致多形性室速的发生。

CPVT 按照致病基因的不同主要分为 5 型:CPVT1(OMIM #604772)、CPVT2(OMIM #611938)、CPVT3(OMIM #614021)、CPVT4(OMIM #614916)与 CPVT5(OMIM #615441)。致病基因分别为 *RyR2*、*CASQ2*、*TECRL*、*CALM1* 与 *TRDN*。其中 CPVT1 与 CPVT4 遗传方式为常染色体显性遗传,CPVT2、CPVT3 与 CPVT5 为常染色体隐性遗传。

其中 CPVT1 与 CPVT2 是两种经典的 CPVT 类型。CPVT1 的致病基因 *RyR2* 编码的兰尼碱受体是心肌细胞肌质网上最主要的钙释放通道蛋白,在控制肌质网 Ca^{2+} 释放中起关键作用。CPVT1 在 CPVT 患者中最为多见,*RyR2* 基因突变约占 CPVT 患者总人数的 60%。CPVT2 是常染色体隐性遗传性 CPVT 中最常见的类型,约占 CPVT 患者总数的 2%~5%。其致病基因 *CASQ* 编码的集钙蛋白(calsequestrin)位于心肌细胞肌质网腔内,对 RyR2 通道功能起抑制作用。

二、临床表现

CPVT 患者最突出的临床表现为运动或情绪应激后出现晕厥或心源性猝死,而心脏结构与静息心电图表现正常。症状的发作主要与儿茶酚胺诱导的双向或多形性室速相关,若发作时室速自动终止则患者表现出从晕厥中自行恢复;若室速发展为心室颤动同时又缺乏及时的心肺复苏则患者很可能发生心源性猝死。对于无晕厥发作史的 CPVT 患者,心源性猝死可能作为首发症状出现。患者的平均发病年龄大约是 10~12 岁。

三、诊断与鉴别诊断

1. 诊断　年龄小于40岁，心脏结构及一般心电图正常的患者，如果出现不能解释的运动或情绪应激诱导的双向或多形室性心动过速即可诊断为CPVT。推荐对可疑患者进行运动负荷试验，若诱导出室上性心律失常（室上性心动过速或心房颤动）与双向或多形室速则可确立诊断（图9-3-1）。此外儿茶酚胺注射也可用作诱发手段，但敏感性未知。

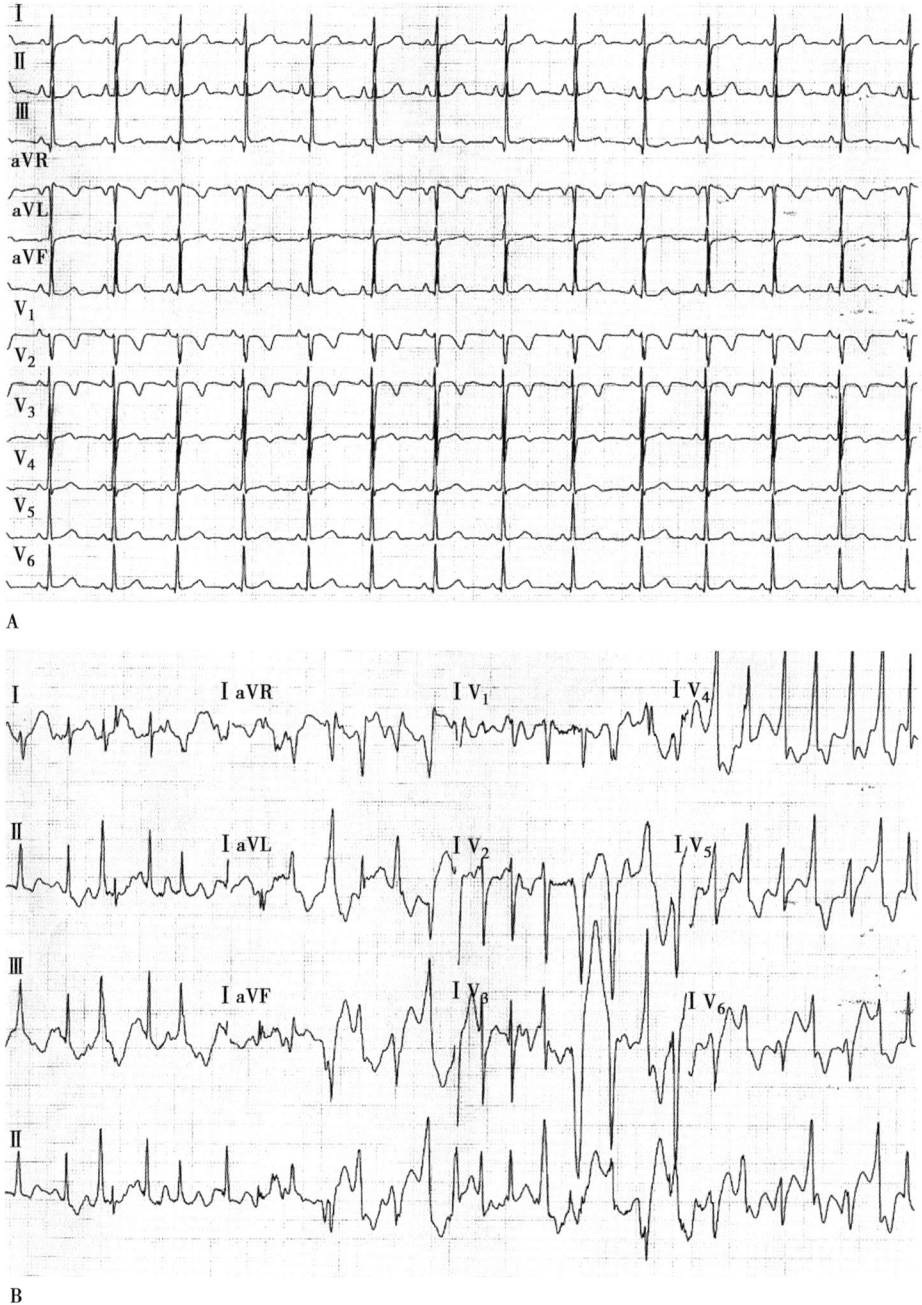

图 9-3-1　CPVT 患者心电图
A. 静息状态 12 导联心电图；B. CPVT 发作时多形性室速的心电图表现。

此外,临床疑似诊断为 CPVT 的患者推荐对 *RyR2* 及 *CASQ2* 基因进行遗传检测,若在 *RyR2* 或 *CASQ2* 基因中检测出明确致病突变的患者也可诊断为 CPVT。在已找到明确致病突变的 CPVT 患者的家族中,推荐对先证者的直系亲属进行 *RyR2* 与 *CASQ2* 的基因突变筛查。

2. 鉴别诊断

(1)长 QT 间期综合征:LQTS1 型患者也有类似于 CPVT 的运动后晕厥的临床表现,对于不完全外显的 LQTS1 型患者,静息心电图可无 QTc 间期延长,对于这类患者,运动负荷试验可以帮助鉴别。通常静息心电图 QTc 间期正常的患者在经运动负荷试验后的恢复期可表现出 QTc 延长。

(2)致心律失常性右室心肌病(ARVC):ARVC 是以纤维脂肪组织替代心肌组织为特点,从而在年轻人或运动员人群中造成室性心律失常以及心源性猝死的一种遗传性心肌病。ARVC 主要由编码桥粒蛋白基因突变引起,通常累及右心室,但个别情况下也可影响左心室。然而 CPVT 患者并无心脏结构异常,针对此点利用超声心动图或心脏磁共振成像即可鉴别。

(3)Andersen 综合征(LQT7):Andersen 综合征是一种罕见的常染色体显性遗传病,以周期性瘫痪、心律失常、发育异常为主要表现。心律失常表现以 QT 间期延长、U 波增大为主,也可出现与 CPVT 类似的双向性室性心动过速,命名为 7 型 QT 间期延长综合征,致病基因主要为钾离子通道 *KCNJ2*。对于不典型 Andersen 综合征患者,遗传检测可以帮助鉴别。

四、晕厥与猝死风险的评估

至今针对 CPVT 患者反复出现心脏事件的危险分层体系仍不完善。更早的发病年龄、反复心搏骤停发作史以及未及时接受 β 受体阻滞剂治疗是预测心脏事件的 3 个独立危险因素。有研究报道,与 RyR2 蛋白羧基端相比,发生在 RyR2 蛋白碳基端通道膜孔区域的突变则会增加患者发生非持续性室性心动过速(NSVT)的风险,但是此区域突变是否能同样增加恶性心律失常事件或晕厥发生的风险仍不明确。

五、治疗与进展

对于诊断明确的 CPVT 患者,生活方式的管理至关重要,是后续治疗的基础。建议患者在生活中限制运动,尤其是竞技类与活动量较大的体育运动,并避免暴露于应激性的环境中。

1. 药物治疗 非选择性 β 受体阻滞剂是 CPVT 患者的首选治疗药物,在大多数患者中可显著抑制晕厥的发生,在没有禁忌证的情况下可逐步增大到可耐受的最大剂量。β 受体阻滞剂的治疗效果取决于治疗剂量、依从性等因素。对于长期药物治疗的患者,定期运动负荷试验可以评价药物剂量的有效性。但 β 受体阻滞剂的保护作用有时并不完全,对于 β 受体阻滞剂治疗失败、依从性差或治疗剂量不足且反复发生恶性心律失常性晕厥的患者,在 β 受体阻滞剂治疗的基础上推荐加用氟卡尼。

2. 非药物治疗 此外,对于接受了药物治疗依然反复发生晕厥、心搏骤停的患者,推荐在给予 β 受体阻滞剂的基础上植入植入型心律转复除颤器(ICD)。考虑到 ICD 放电疼痛可以增加交感活性从而进一步引发心律失常导致 ICD 循环放电甚至患者死亡,因此 ICD 需要将程控设置为长延迟放电。

如果 CPVT 患者在接受药物治疗（单用 β 受体阻滞剂或与氟卡尼联用）的同时反复出现晕厥或频发恶性室速引起的 ICD 放电以及不能耐受 β 受体阻滞剂治疗的患者可以考虑左心交感神经去除术。

3. 进展 第二代测序技术的发展为单基因病的诊断、危险分层与个体化治疗提供了有力的技术支持。至今仍然有 35%～45% 的 CPVT 患者遗传背景未知，在已知的 CPVT 类型中，基因型 - 表型的关联尚不清晰，同时也缺乏完善的危险分层体系。可以预见到随着第二代测序技术的发展，更多的致病基因将被发现，基因型 - 表型的关联将被找到，基于这种关联的危险分层与个体化用药体系也将被建立。

（申阳 洪葵）

参考文献

1. PRIORI SG, WILDE AA, HORIE M, et al. Executive summary: HRS/EHRA/APHRS expert consensus statement on the diagnosis and management of patients with inherited primary arrhythmia syndromes[J]. Europace, 2013, 15(10): 1389-1406.

2. JIANG D, XIAO B, ZHANG L, et al. Enhanced basal activity of a cardiac Ca^{2+} release channel (ryanodine receptor) mutant associated with ventricular tachycardia and sudden death[J]. Circ Res, 2002, 91(3): 218-225.

3. GEORGE CH, HIGGS GV, LAI FA. Ryanodine receptor mutations associated with stress-induced ventricular tachycardia mediate increased calcium release in stimulated cardiomyocytes[J]. Circ Res, 2003, 93(6): 531-540.

4. LEHNART SE, WEHRENS XHT, LAITINEN PJ, et al. Sudden death in familial polymorphic ventricular tachycardia associated with calcium release channel (ryanodine receptor) leak[J]. Circulation, 2004, 109(25): 3208-3214.

5. MEDEIROS-DOMINGO A, BHUIYAN ZA, TESTER DJ, et al. The RYR2-encoded ryanodine receptor/calcium release channel in patients diagnosed previously with either catecholaminergic polymorphic ventricular tachycardia or genotype negative, exercise-induced long QT syndrome: a comprehensive open reading frame mutational analysis[J]. J Am Coll Cardiol, 2009, 54(22): 2065-2074.

6. BAI. R, NAPOLITANO C, BLOISE R, et al. Yield of genetic screening in inherited cardiac channelopathies: how to prioritize access to genetic testing[J]. Circ Arrhythm Electrophysiol, 2009, 2(1): 6-15.

7. ACKERMAN MJ, PRIORI SG, WILLEMS S, et al. HRS/EHRA expert consensus statement on the state of genetic testing for the channelopathies and cardiomyopathies this document was developed as a partnership between the Heart Rhythm Society (HRS) and the European Heart Rhythm Association (EHRA)[J]. Heart Rhythm, 2011, 8(8): 1308-1339.

8. KRAHN AD, GOLLOB M, YEE R, et al. Diagnosis of unexplained cardiac arrest: role of adrenaline and procainamide infusion[J]. Circulation, 2005, 112(15): 2228-2234.

9. WATANABE H, VAN DER WERF C, ROSES-NOGUER F, et al. Effects of flecainide on exercise-induced ventricular arrhythmias and recurrences in genotype-negative patients with catecholaminergic polymorphic ventricular tachycardia[J]. Heart Rhythm, 2013, 10(4): 542-547.

10. LEENHARDT A, LUCET V, DENJOY I, et al. Catecholaminergic polymorphic ventricular tachycardia in children. A 7-year follow-up of 21 patients[J]. Circulation, 1995, 91(5): 1512-1519.

11. POSTMA AV, DENJOY I, KAMBLOCK J, et al. Catecholaminergic polymorphic ventricular tachycardia: RYR2 mutations, bradycardia, and follow up of the patients[J]. J Med Genet, 2005, 42(11): 863-870.

12. PRIORI SG, BLOMSTRÖM-LUNDQVIST C, MAZZANTI A, et al. 2015 ESC Guidelines for the management of patients with ventricular arrhythmias and the prevention of sudden cardiac death: The Task Force for the Management of Patients with Ventricular Arrhythmias and the Prevention of Sudden Cardiac Death of the European Society of Cardiology (ESC). Endorsed by: Association for European Paediatric and

Congenital Cardiology（AEPC）[J]. Eur Heart J, 2015, 36（41）: 2793-2867.

13. HOFMAN N, TAN HL, ALDERS M, et al. Yield of molecular and clinical testing for arrhythmia syndromes: report of 15 years' experience[J]. Circulation, 2013, 128（14）: 1513-1521.

14. SY.RW, VAN DER WERF C, CHATTHA IS, et al. Derivation and validation of a simple exercise-based algorithm for prediction of genetic testing in relatives of LQTS probands[J]. Circulation, 2011, 124（20）: 2187-2194.

15. KIMURA H, ZHOU J, KAWAMURA M, et al. Phenotype variability in patients carrying KCNJ2 mutations [J]. Circ Cardiovasc Genet, 2012, 5（3）: 344-353.

16. ROSTON TM, VINOCUR JM, MAGINOT KR, et al. Catecholaminergic polymorphic ventricular tachycardia in children: analysis of therapeutic strategies and outcomes from an international multicenter registry[J]. Circ Arrhythm Electrophysiol, 2015, 8（3）: 633-642.

17. HAYASHI M, DENJOY I, EXTRAMIANA F, et al. Incidence and risk factors of arrhythmic events in catecholaminergic polymorphic ventricular tachycardia[J]. Circulation, 2009, 119（18）: 2426-2434.

18. VAN.DER WERF C, NEDEREND I, HOFMAN N, et al. Familial evaluation in catecholaminergic polymorphic ventricular tachycardia: disease penetrance and expression in cardiac ryanodine receptor mutation-carrying relatives[J]. Circ Arrhythm Electrophysiol, 2012, 5（4）: 748-756.

19. HAYASHI M, DENJOY I, HAYASHI M, et al. The role of stress test for predicting genetic mutations and future cardiac events in asymptomatic relatives of catecholaminergic polymorphic ventricular tachycardia probands[J]. Europace, 2012, 14（9）: 1344-1351.

20. VAN.DER WERF C, ZWINDERMAN AH, WILDE AA. Therapeutic approach for patients with catecholaminergic polymorphic ventricular tachycardia: state of the art and future developments. Europace, 2012, 14（2）: 175-183.

21. HEIDBÜCHEL H, CORRADO D, BIFFI A, et al. Study Group on Sports Cardiology of the European Association for Cardiovascular Prevention and Rehabilitation. Recommendations for participation in leisure-time physical activity and competitive sports of patients with arrhythmias and potentially arrhythmogenic conditions. Part Ⅱ: ventricular arrhythmias, channelopathies and implantable defibrillators. Eur J Cardiovasc Prev Rehabil, 2006, 13（5）: 676-686.

22. SHEN WK, SHELDON RS, BENDITT DG, et al. 2017 ACC/AHA/HRS guideline for the evaluation and management of patients with syncope: A report of the American College of Cardiology/American Heart Association Task Force on Clinical Practice Guidelines and the Heart Rhythm Society[J]. Heart Rhythm, 2017, 14（8）: e155-e217.

第四节　特发性室颤

【关键点】

1. 特发性室颤发生于非器质性心脏病, 引起晕厥、猝死, 发病机制多样化。

2. 特发性室颤有特殊的临床特征和心电图表现, 与其他遗传性心律失常存在鉴别点。

3. ICD 植入仍是预防特发性室颤患者猝死的最有效措施, 药物治疗和导管消融作为辅助。

一、定义

特发性室颤（IVF）, 是一种发生于非器质性心脏病的恶性心律失常（多形性室速及室颤）, 引起反复晕厥、心搏骤停及猝死, 原因不明。2013 年, 美国心律学会（Heart Rhythm

Society，HRS）/ 欧洲心律协会（European Heart Rhythm Association，EHRA）/ 亚太心律学会（Asia Pacific Heart Rhythm Society，APHRS）联合发布《遗传性原发性心律失常综合征诊断治疗专家共识》，将 IVF 归类于遗传性原发性心律失常综合征，并对 IVF 定义为：心搏骤停复苏后，记录到室颤，并且通过临床评估排除了心脏、呼吸、代谢及中毒病因。

二、病因、发病机制与遗传学特征

目前，IVF 确切发病机制和病理生理机制尚不清楚。研究报道，IVF 可能存在不同发病机制。

1. **单基因遗传病**　2009 年 American Journal of Human Genetics 杂志报道 7q36 染色体 DPP6 基因（二肽基肽酶 -6）突变引起家族性 IVF。DPP6 基因负责编码心肌细胞瞬时外向钾通道（Ito 电流）的调控单位。功能学分析发现，DPP6 基因突变后，其 mRNA 转录水平是正常人 20 倍，基因过表达导致心肌细胞 Ito 电流显著增加，引起心肌复极化异常，触发室颤。Ten Sande 对 26 个 IVF 家族，共 601 位家族成员进行基因筛查，发现 47.6% 成员存在 DPP6 基因突变，进一步随访发现，基因突变携带者的生存期显著低于无基因突变者。2014 年 Journal of the American College of Cardiology 杂志报道，钙调蛋白 1（Calmodulin 1，CALM1）基因突变（p.F90L）导致家族性 IVF。F90L 突变破坏钙调蛋白和靶肽的结合，使得钙调蛋白功能发生异常，导致 IVF。2015 年，Cheung 等报道，兰尼碱受体 2（RyR2）基因突变（RyR2-H29D）导致家族性 IVF。功能学分析提示，RyR2-H29D 突变导致，静息状态（无应激）的心肌细胞在舒张期产生显著钙离子内流，早期后除极（EAD）发生，触发恶性心律失常。2016 年，European Heart Journal 杂志报道，130 例 IVF 先证者基因筛查结果，2 个 IRX3 基因突变（R421P、P485T）被发现。IRX3 基因负责编码在心脏希氏束 - 浦肯野纤维系统特异表达的转录因子。细胞水平和动物水平功能学分析，发现 IRX3 基因突变能够下调 SCN5A 基因和间隙连接蛋白 40（connexin-40）基因 mRNA 表达，导致心脏希氏束 - 浦肯野纤维系统功能异常，从而引起 IVF。

2. **多基因遗传病和 / 或环境因素**　尽管文献报道 IVF 存在单基因病遗传发病机制，但多基因遗传病理论（≥2 个基因突变协同作用所致），以及"二次打击"理论（细胞 DNA 突变累积效应），这些发病机制均不能排除。目前 IVF 缺少该领域相关研究。此外，IVF 的发生也可以是基因突变和环境因素的共同作用。某些单基因突变或多基因突变需要在特定环境因素（例如轻度低血钾）协同作用下，产生疾病表型。分子生物学和遗传学技术发展，实现 IVF 患者全外显子测序及全基因组测序，加快了 IVF 候选基因的筛选步伐。然而，大量的遗传基因数据需要基于个体遗传背景、遗传噪声率进行严格评估，许多合并存在的基因变异临床意义未明，需要进一步研究来阐明基因变异的功能学机制。

三、临床表现

IVF 多在成年初期发病，以晕厥或心搏骤停为首发表现，初次发作平均年龄为 35～45 岁，男性多见（约占 2/3）。IVF 每次发作前常为多形性室速，部分多形性室速能自行终止，解释了部分患者黑矇、先兆晕厥症状。IVF 心脏事件发作，多在白天，夜间睡眠很少，与精神情绪应激、劳累无明显关联。由于 IVF 患者多形性室速、室颤多表现为持续性，因此晕厥、心搏骤停更为多见，而黑矇、先兆晕厥症状相对少见。高达 25% 的 IVF 患者存在电风暴发作。

IVF 患者心电图（ECG）有如下特征：①QT 间期正常或相对缩短。Viskin 通过分析 28

例 IVF 患者 ECG，并与性别、年龄相匹配的 270 例正常人群进行对照，发现 IVF 男性患者 QTc 间期显著短于正常男性，而女性患者 QTc 间期无统计差异。②Tp-Te 间期正常。这与长 QT 间期综合征（LQTS）和 Brugada 综合征（BrS）不同，Tp-Te 间期延长是 LQTS 和 BrS 发生心脏事件的预警指标。③IVF 患者心脏事件发作前常伴有短联律间期的室性期前收缩（VPC），联律间期以 300～330ms 常见。Haïssaguerre 分析 27 例 IVF 患者 ECG，结果发现，23 例患者室颤由 VPC 诱发，VPC 多起源于心脏希氏束 - 浦肯野纤维系统（左心室和右心室均有报道），QRS 波宽度相对窄。目前认为，希氏束 - 浦肯野纤维系统的 Ito 电流，是短联律间期 VPC 和短联律间期多形性室速发生的关键。IVF 患者 Ito 电流增加局限在希氏束 - 浦肯野传导系统（邻近心室肌细胞 Ito 电流无变化），导致希氏束 - 浦肯野传导系统动作电位 1 相变深，与邻近局部心室肌组织产生很强的复极化梯度，导致局部异位冲动产生和短联律间期 VPC。短联律间期 VPC（R-on-T 现象）能够触发 2 相折返，诱发室颤。④无短 - 长 - 短周期现象。每次触发心脏事件的室性期前收缩形态通常一致，而且紧随其后的第 2 或第 3 个心室波都极为相似，无短 - 长 - 短间期现象。

四、诊断与鉴别诊断

1. IVF 诊断　无器质性心脏病史，反复发生晕厥、心搏骤停，记录到 VF，并且通过临床评估排除心脏、呼吸、代谢及中毒病因。发作时 ECG 具备典型特征，即短联律间期 VPC 触发多形性室速、室颤，但需要逐一排除遗传性心律失常等疾病后，方可诊断（图 9-4-1）。

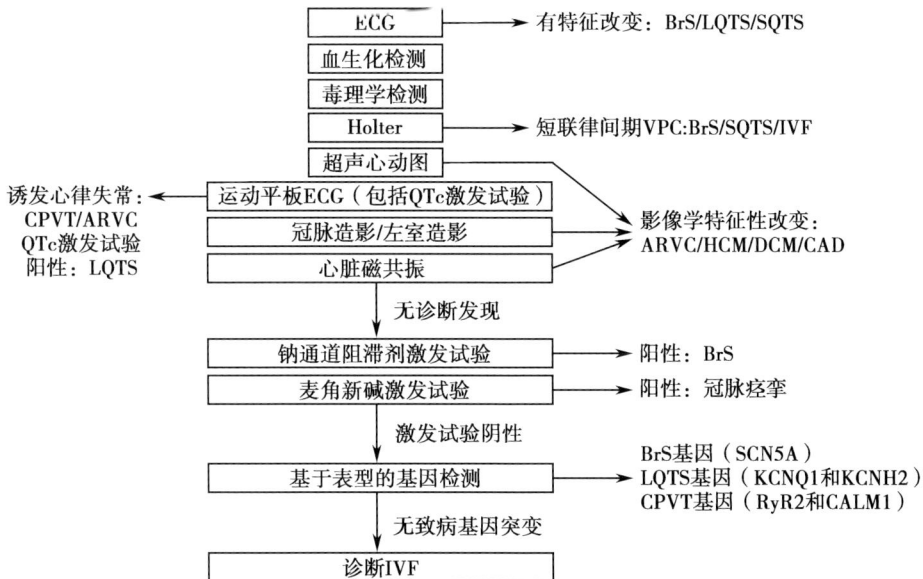

图 9-4-1　IVF 诊断流程图

IVF：特发性室速；BrS：Brugada 综合征；LQTS：长 QT 综合征；SQTS：短 QT 综合征；VPC：室性早搏，ARVC：致心律失常性右室心肌病；HCM：肥厚型心肌病；DCM：扩张型心肌病；CAD：冠心病；CPVT：儿茶酚胺敏感性室速

2. 鉴别诊断

（1）儿茶酚胺敏感性多形性室性心动过速（CPVT）：首次发病年龄更小，平板运动试验通常可诱发多形性室性期前收缩，特征性双向室速，诱发过程可重复。IVF 不具备上述特

点,运动亦不能使其室性期前收缩增多。

（2）BrS:静息状态下 ECG 通常存在右胸导联典型 Brugada 波（Ⅰ型）改变。隐匿性 BrS,可通过Ⅰ类抗心律失常药物激发出典型 Brugada 波。

（3）LQTS:88% LQTS 患者体表 ECG 存在 QTc 间期延长（QTc>440ms）。对于隐匿性 LQTS（QTc 间期正常）,肾上腺素激发试验能够显示 LQT1 患者 QT 间期特征性变化。

（4）短 QT 综合征（short QT syndrome,SQTS）:通常 SQTS 患者 QTc 间期更短（<300ms）,而 IVF 患者 QTc 间期一般高于此值。

（5）短联律间期的右室流出道室速:存在典型的单形性室速,且能够持续发作,很少蜕变为室颤,不同室性期前收缩的联律间期可有变化。而 IVF 不会出现单形性室速,其室性期前收缩联律间期短且固定不变。

（6）早期复极综合征（ERS）:ECG 存在≥2 个连续下壁或侧壁导联 J 点抬高（≥0.1mV）。伴有室颤高风险 ERS 通常有以下特征:①男性;②J 波振幅明显增高,具有 J 波的导联分布更广;③常继发水平型或下斜型 ST 段改变;④T 波振幅低;⑤长 RR 间期后 J 波显著抬高增大。ERS 与 IVF 的关系,一直仍存在争议。直到 2013 年,HRS/EHRA/APHRS 共同颁布的《遗传性原发性心律失常综合征诊断治疗专家共识》,将 IVF 和 ERS 分别列为两种独立的遗传性心律失常综合征,将伴有早期复极波的 IVF 归类于 ERS。

五、晕厥与猝死风险的评估

目前 IVF 整体病例数报道不多。诊断为 IVF 患者,大多数是心搏骤停复苏后,记录到 IVF 的患者,所以 IVF 患者存在再发晕厥与猝死的高风险。有高达 25% IVF 发生电风暴。

对于 IVF 家族成员晕厥与猝死风险评估,2015 年发布的《遗传性原发性心律失常综合征诊断与治疗中国专家共识》建议如下:①推荐对于所有 IVF 患者一级亲属进行 ECG、运动负荷试验和超声心动图评估;②对于年老时才表现出症状和/或体征的 IVF 患者,应对其年轻家族成员进行临床随访评估;③IVF 患者一级亲属应用动态 ECG、信号平均 ECG、心脏 MRI 及Ⅰc 类抗心律失常药物激发试验进行评估;④IVF 一级亲属可考虑应用肾上腺素激发试验进行评估。

六、治疗与进展

1. ICD 治疗　目前 ICD 植入是预防 IVF 患者猝死的最有效措施。2015 年《心血管电生理学杂志》（JCE 杂志）荟萃分析表明,接受 ICD 治疗组的 IVF 患者,5 年病死率仅为 1%,显著低于全组总病死率。《2022 ESC 室性心律失常患者的管理和心源性猝死的预防指南》推荐 IVF 患者及生还者植入 ICD（Ⅰ类指征）。有研究显示,对于已植入 ICD 的 IVF 患者,有 43% 接受了有效 ICD 治疗。

2. 药物治疗　应用奎尼丁（600~1 600mg/d）或联合胺碘酮（200~400mg/d）可能有效。*Circulation:Arrhythmia and Electrophysiology* 杂志报道,奎尼丁可有效抑制 90% 室颤患者的复发。另有研究显示,8 例电生理检查可诱发室颤的患者,接受奎尼丁治疗后,随访 5 年以上,电生理检查不能再诱发室颤发作,但长期服用奎尼丁的不良反应（腹泻、血小板减少、发热、过敏等）应该值得重视。此外,有报道异丙肾上腺素能够抑制 IVF 电风暴。

3. 导管消融　对反复发作及治疗困难的 IVF 患者,可以考虑导管消融治疗。消融策略为触发室颤的 VPC,而多数 VPC 起源于希氏束 - 浦肯野传导系统,可标测到浦肯野电位（P

电位），消融后局部 P 电位消失，对于预防 IVF 患者室颤再发有一定作用。*Heart Rhythm* 杂志报道导管消融 IVF 的多中心研究，38 例 IVF 患者接受导管消融，随访 63 个月，7 例患者复发室颤，其中 5 例再次手术后无复发。不明原因心搏骤停患者的系统评估：射血分数保留的心搏骤停幸存者登记注册研究（CASPER）数据提示 IVF 导管消融 5 年复发率为 18%。

目前，药物治疗和导管消融作为 ICD 治疗的辅助手段，其主要作用是减少室颤发作，减少 ICD 放电。

（胡金柱　洪葵）

参考文献

1. PRIORI SG, WILDE AA, HORIE M, et al. HRS/EHRA/APHRS expert consensus statement on the diagnosis and management of patients with inherited primary arrhythmia syndromes：document endorsed by HRS, EHRA, and APHRS in May 2013 and by ACCF, AHA, PACES, and AEPC in June 2013［J］. Heart Rhythm, 2013, 10（12）：1932-1963.

2. ALDERS M, KOOPMANN TT, CHRISTIAANS I, et al. Haplotype-sharing analysis implicates chromosome 7q36 harboring DPP6 in familial idiopathic ventricular fibrillation［J］. Am J Hum Genet, 2009, 84（4）：468-476.

3. TEN.SANDE JN, POSTEMA PG, BOEKHOLDT SM, et al. Detailed characterization of familial idiopathic ventricular fibrillation linked to the DPP6 locus［J］. Heart Rhythm, 2016, 13（4）：905-912.

4. MARSMAN RF, BARC J, BEEKMAN L, et al. A mutation in CALM1 encoding calmodulin in familial idiopathic ventricular fibrillation in childhood and adolescence［J］. J Am Coll Cardiol, 2014, 63（3）：259-266.

5. CHEUNG JW, MELI AC, XIE W, et al. Short-coupled polymorphic ventricular tachycardia at rest linked to a novel ryanodine receptor（RyR2）mutation：leaky RyR2 channels under non-stress conditions［J］. Int J Cardiol, 2015, 180：228-236.

6. KOIZUMI A, SASANO T, KIMURA W, et al. Genetic defects in a His-Purkinje system transcription factor, IRX3, cause lethal cardiac arrhythmias［J］. Eur Heart J, 2016, 37（18）：1469-1475.

7. VISSER M, VAN DER HEIJDEN JF, DOEVENDANS PA, et al. Idiopathic Ventricular Fibrillation：The Struggle for Definition, Diagnosis, and Follow-Up［J］. Circ Arrhythm Electrophysiol, 2016, 9（5）：e003817.

8. VISKIN S, ZELTSER D, ISH-SHALOM M, et al. Is idiopathic ventricular fibrillation a short QT syndrome? Comparison of QT intervals of patients with idiopathic ventricular fibrillation and healthy controls［J］. Heart Rhythm, 2004, 1（5）：587-591.

9. HAÏSSAGUERRE M, SHODA M, JAÏS P, et al. Mapping and ablation of idiopathic ventricular fibrillation［J］. Circulation, 2002, 106（8）：962-967.

10. XIAO L, KOOPMANN TT, ÖRDÖG B, et al. Unique cardiac Purkinje fiber transient outward current β-subunit composition：a potential molecular link to idiopathic ventricular fibrillation［J］. Circ Res, 2013, 112（10）：1310-1322.

11. 中华心血管病杂志编辑委员会心律失常循证工作组. 遗传性原发性心律失常综合征诊断与治疗中国专家共识［J］. 中华心血管病杂志, 2015, 43（1）：5-21.

12. OZAYDIN M, MOAZZAMI K, KALANTARIAN S, et al. Long-Term Outcome of Patients With Idiopathic Ventricular Fibrillation：A Meta-Analysis［J］. J Cardiovasc Electrophysiol, 2015, 26（10）：1095-1104.

13. PRIORI SG, BLOMSTRÖM-LUNDQVIST C. 2015 European Society of Cardiology Guidelines for the management of patients with ventricular arrhythmias and the prevention of sudden cardiac death summarized by co-chairs［J］. Eur Heart J, 2015, 36（41）：2757-2759.

14. SIEBERMAIR J, SINNER MF, BECKMANN BM, et al. Early repolarization pattern is the strongest predictor of arrhythmia recurrence in patients with idiopathic ventricular fibrillation：results from a single centre long-term follow-up over 20 years［J］. Europace, 2016, 18（5）：718-725.

15. BELHASSEN B, RAHKOVICH M, MICHOWITZ Y, et al. Management of Brugada Syndrome：Thirty-Three-Year Experience Using Electrophysiologically Guided Therapy With Class 1A Antiarrhythmic Drugs

[J]. Circ Arrhythm Electrophysiol, 2015, 8（6）: 1393-1402.

16. BELHASSEN B, GLICK A, VISKIN S. Excellent long-term reproducibility of the electrophysiologic efficacy of quinidine in patients with idiopathic ventricular fibrillation and Brugada syndrome[J]. Pacing Clin Electrophysiol, 2009, 32（3）: 294-301.

17. MITTADODLA PS, SALEN PN, TRAUB DM. Isoproterenol as an adjunct for treatment of idiopathic ventricular fibrillation storm in a pregnant woman[J]. Am J Emerg Med, 2012, 30（1）: 251.e3-5.

18. VAN.HERENDAEL H, ZADO ES, HAQQANI H, et al. Catheter ablation of ventricular fibrillation: importance of left ventricular outflow tract and papillary muscle triggers[J]. Heart Rhythm, 2014, 11（4）: 566-573.

19. KRAHN AD, HEALEY JS, CHAUHAN V, et al. Systematic assessment of patients with unexplained cardiac arrest: Cardiac Arrest Survivors With Preserved Ejection Fraction Registry（CASPER）[J]. Circulation, 2009, 120（4）: 278-285.

20. Zeppenfeld K, Tfelt-Hansen J, de Riva M, et al. 2022 ESC Guidelines for the management of patients with ventricular arrhythmias and the prevention of sudden cardiac death. Eur Heart J. 2022 Oct 21; 43（40）: 3997-4126.

第五节　心脏传导阻滞

【关键点】

1. 进行性心脏传导疾病（PCCD）是一组具有遗传倾向的心脏传导系统退行性纤维化改变引起的疾病。

2. 本病发病年龄较轻，常在40岁前即可出现束支阻滞的心电图改变，并随着年龄增长进行性加重。

3. 影像学检查提示心脏的结构和功能基本无明显异常。

4. PCCD患者出现间歇性或永久性的三度或高度房室传导阻滞；有症状的莫氏Ⅰ型或Ⅱ型二度房室传导阻滞推荐植入起搏器。

一、病因、发病机制与遗传学特征

进行性心脏传导疾病（progressive cardiac conduction disease, PCCD）是一组具有遗传倾向的心脏传导系统退行性纤维化改变引起的疾病，男性多于女性，呈进行性加重和明显的家族聚集性。早在1901年，Morquio就首先报道了孤立性心脏传导阻滞的家系。1964年，Lenegre和Lev先后报道了双束支传导阻滞逐渐进展为高度或三度房室传导阻滞的患者，因此本病亦称Lenegre-Lev病。

PCCD的发病机制为心脏传导系统组织的弥漫性纤维变性和硬化，单位区域内特殊传导纤维数量下降，并逐渐被胶原纤维所取代。其中左右束支的中远段及希氏束-浦肯野纤维系统最早受累，少数可累及窦房结或房室结，上述病理改变多限于特殊传导系统内，邻近的心肌组织基本不受累。本病根据是否合并其他疾病分为孤立性和非孤立性，孤立性PCCD不存在心脏以外的表型且心脏结构正常，非孤立性PCCD常合并先天性心脏病、心肌病和心脏以外的其他疾病。遗传性心血管上肢畸形综合征（又称Holt-Oram综合征）、扩张型心肌病、结蛋白相关肌病、肢带型肌营养不良、强直性肌营养不良等单基因遗传病，有时会表现为心脏传导疾病，为PCCD的拟表型疾病。

PCCD主要为常染色体显性遗传，常染色体隐性遗传及散发病例较少见。现已报道25个相关基因，其中4个为明确致病基因。我国已报道40余个家系，其中部分家系患者合并心肌病、肌营养不良及其他心律失常，检出 *SCN5A*、*LMNA*、*PDYN*、*DES* 等基因突变。另外，散发的先天性 PCCD 患者多为合并先天性心脏病的婴幼儿，部分患儿的母亲患有风湿免疫疾病，考虑与孕期母体抗 SSA 抗体等损害胎儿传导系统有关。

编码心脏钠通道 Nav1.5 蛋白的 *SCN5A* 基因是首个发现的致病基因，*SCN5A* 基因突变引起的 PCCD 常与 Brugada 综合征、病态窦房结综合征等存在一定的临床表型重叠。*SCN5A* 基因突变使钠通道功能降低，加速通道失活，心肌细胞除极使内向钠离子电流减少，心肌动作电位 0 相除极速度与峰值降低，传导减慢，从而导致心脏传导系统阻滞。目前已发现 30 余个 *SCN5A* 突变位点可导致 PCCD。*SCN5A* 基因截断突变和失活的错义突变的患者比有活性的错义突变患者表型更为严重。

LMNA 基因突变最初在常染色体显性遗传的扩张型心肌病合并心脏传导疾病家系中发现，国人中亦有报道。*TRPM4* 基因在人类浦肯野纤维中高表达，功能获得型 *TRPM4* 基因突变可导致孤立性 PCCD。同源框转录因子基因 *NKX2-5* 突变可引起 PCCD，并且多伴有房间隔缺损（atrial septal defect，ASD）、室间隔缺损等先天性心脏病。其他编码心脏离子通道、桥粒蛋白、间隙连接蛋白和 T-box 的基因亦与 PCCD 相关。钾通道基因突变引起的 PCCD 与长 QT 间期综合征存在表型重叠。*PRKAG2* 基因突变患者常合并预激综合征和肥厚型心肌病。

二、临床表现

本病发病年龄较轻，常在 40 岁前即可出现束支传导阻滞的心电图改变，并随着年龄增长进行性加重。新生儿期、青春期和中年是发病的危险阶段。发病越早的患者出现传导功能障碍的表现也越早，且预后更差。

本病典型的临床表现为束支传导阻滞随着年龄增长逐渐进展为高度或三度房室传导阻滞。在单侧或双侧束支传导阻滞阶段，多数无临床症状。当患者进展为间歇性或慢性高度或三度房室传导阻滞时，可突然出现脑缺血症状，如黑矇、晕厥、阿 - 斯综合征，甚至心源性猝死，具有潜在的致命危害。

心电图的特征为 PR 间期和 QRS 时限进行性延长。最初改变通常为右束支传导阻滞，还可出现 PR 间期延长、房室传导阻滞、窦房传导阻滞、心房静止等异常。心脏传导阻滞的进行性加重表现在两方面：一是"纵向"加重，即可能逐步进展为双束支传导阻滞和三度房室传导阻滞；二是"横向"加重，即右束支传导阻滞的 QRS 时限逐渐增宽。

三、诊断与鉴别诊断

符合下列表现者需考虑诊断本病：

（1）40 岁前心电图出现束支传导阻滞。

（2）心电图特征性改变：由右束支传导阻滞进行性加重，逐步进展为双束支传导阻滞或高度或三度房室传导阻滞；PR 间期延长和 QRS 时限逐渐增宽。

（3）突发黑矇、晕厥或阿 - 斯综合征，排除其他器质性心血管疾病。

（4）影像学检查提示心脏的结构和功能基本无明显异常。

（5）有家族史，基因检测明确发现致病基因突变。

本病需注意与病态窦房结综合征、血管迷走性晕厥、颈动脉窦综合征、肥厚型心肌病、结节性心肌病、直立性低血压等基本引起的晕厥相鉴别。

四、晕厥与猝死风险的评估

电生理检查：虽灵敏度和特异度不高，但对于诊断可疑间歇性心动过缓、束支传导阻滞者的晕厥仍有价值。适用于伴束支传导阻滞或晕厥前伴有突发、短阵的心悸，无创性检查不能确诊的患者。从事高危职业的疑诊患者，应选择性进行电生理检查，尽可能排除心血管疾病所致晕厥。下列情况电生理检查具有诊断价值：窦性心动过缓和校正窦房结恢复时间（CSNRT）＞525ms；束支传导阻滞和基线 H 波与心室电位 V 波间期（HV 间期）≥100ms；递增型心房起搏或药物激发证实为二度或三度希氏束 - 浦肯野纤维系统传导阻滞。

三磷酸腺苷（ATP）试验：在一些不明原因的晕厥患者（尤其是无器质性心脏病的老年女性患者）会出现异常反应，表明晕厥的病因可能是间歇性房室传导阻滞。本试验需在心电监护下一次性快速注射 20mg ATP，诱发出房室传导阻滞伴室性停搏持续时间＞6s，或房室传导阻滞持续＞10s 为异常。

运动试验：运动诱发的、心动过速之后的二度或三度房室传导阻滞，预示着可能进展为永久性房室传导阻滞。运动过程和恢复期要密切监测心电图和血压。

五、治疗与进展

目前仍无有效阻止本病进展的治疗方法，因此主要为对症治疗，早期的束支传导阻滞无需治疗。

药物治疗：患者合并其他类型的心律失常时，应注意药物对心脏传导系统的影响，需慎重选择抗心律失常药物，并从小剂量开始，必要时予起搏治疗进行保护。应用Ⅰ类抗心律失常药物时，要注意室内传导阻滞的加重，一旦出现房室传导阻滞，应立即停药；Ⅱ类抗心律失常药物具有负性传导作用，应慎用。Ⅲ类抗心律失常药物可延长希氏束 - 浦肯野纤维系统不应期，使 QT 间期延长，应禁忌使用。

当病情进展至高度或三度房室传导阻滞时，极易发生晕厥或猝死，应进行起搏治疗。起搏治疗指征如下：

Ⅰ类：对于如下情况的 PCCD 患者推荐植入起搏器：间歇性或永久性的三度或高度房室传导阻滞；有症状的二度莫氏Ⅰ型或Ⅱ型房室传导阻滞。

Ⅱa 类：存在双束支传导阻滞者，无论有无一度房室传导阻滞，植入起搏器都是有用的；对于有明确 *LMNA* 致病性基因突变及临床危险因素（短阵室性心动过速，首次 LVEF＜45%，男性，非错义突变）的患者，植入 ICD 可能是有用的。

（徐臻龚　洪葵）

参考文献

1. GOURRAUD JB, KYNDT F, FOUCHARD S, et al. Identification of a strong genetic background for progressive cardiac conduction defect by epidemiological approach[J]. Heart, 2012, 98(17): 1305-1310.

2. LYNCH HT, MOHIUDDIN S, SKETCH MH, et al. Hereditary progressive atrioventricular conduction defect. A new syndrome?[J]. JAMA, 1973, 225(12): 1465-1470.

3. LEV M, CUADROS H, PAUL MH. Interruption of the atrioventricular bundle with congenital atrioventricular

block[J]. Circulation, 1971, 43(5): 703-710.

4. 张海澄, 昃峰. 遗传性房室传导阻滞[J]. 中国心脏起搏与心电生理杂志, 2010, 24(2): 108-110.

5. 黄河, 江洪, 谭小军, 等. 遗传性心脏传导阻滞一家系[J]. 中国心脏起搏与心电生理杂志, 2009, 23(6): 513-516.

6. 洪道俊, 张巍, 姜腾勇, 等. 结蛋白基因突变相关性心肌病五家系临床和遗传特点[J]. 中华心血管病杂志, 2010, 38(5): 420-424.

7. 刘莹. 三度房室传导阻滞与钠通道 SCN5A 基因相关的分子遗传学机制研究[D]. 南昌: 南昌大学, 2015.

8. 苏剑瑶. 全外显子测序发现进行性心脏传导疾病新的致病基因 PDYN 突变[D]. 大连: 大连医科大学, 2017.

9. MAISCH B, RISTIC AD. Immunological basis of the cardiac conduction and rhythm disorders[J]. Eur Heart J, 2001, 22(10): 813-824.

10. 刘文玲, 胡大一. 心脏传导阻滞的遗传机制[J]. 中国心脏起搏与心电生理杂志, 2003, 17(4): 306-308.

11. SCHOTT JJ, ALSHINAWI C, KYNDT F, et al. Cardiac conduction defects associate with mutations in SCN5A[J]. Nat Genet, 1999, 23(1): 20-21.

12. SHIRAI N, MAKITA N, SASAKI K, et al. A mutant cardiac sodium channel with multiple biophysical defects associated with overlapping clinical features of Brugada syndrome and cardiac conduction disease[J]. Cardiovasc Res, 2002, 53(2): 348-354.

13. RUAN Y, LIU N, PRIORI SG. Sodium channel mutations and arrhythmias[J]. Nat Rev Cardiol, 2009, 6(5): 337-348.

14. MEREGALLI PG, TAN HL, PROBST V, et al. Type of SCN5A mutation determines clinical severity and degree of conduction slowing in loss-of-function sodium channelopathies[J]. Heart Rhythm, 2009, 6(3): 341-348.

15. FATKIN D, MACRAE C, SASAKI T, et al. Missense mutations in the rod domain of the lamin A/C gene as causes of dilated cardiomyopathy and conduction-system disease[J]. N Engl J Med, 1999, 341(23): 1715-1724.

16. DAUMY X, AMAROUCH MY, LINDENBAUM P, et al. Targeted resequencing identifies TRPM4 as a major gene predisposing to progressive familial heart block type I[J]. Int J Cardiol, 2016, 207: 349-358.

17. SCHOTT JJ, BENSON DW, BASSON CT, et al. Congenital heart disease caused by mutations in the transcription factor NKX2-5[J]. Science, 1998, 281(5373): 108-111.

18. LUPOGLAZOFF JM, DENJOY I, VILLAIN E, et al. Long QT syndrome in neonates: conduction disorders associated with HERG mutations and sinus bradycardia with KCNQ1 mutations[J]. J Am Coll Cardiol, 2004, 43(5): 826-830.

19. STERNICK EB, OLIVA A, MAGALHAES LP, et al. Familial pseudo-Wolff-Parkinson-White syndrome[J]. J Cardiovasc Electrophysiol, 2006, 17(7): 724-732.

20. 洪葵, Antonio O, 程晓曙, 等. 相同基因型而不同表现型的 PRKAG2 基因突变一家系报道[J]. 中华心血管病杂志, 2007, 35(6): 552-554.

21. 贺鹏康, 程冠良, 吴林. 进行性心脏传导疾病[J]. 心血管病学进展, 2014, 35(6): 645-647.

22. SHEN WK, SHELDON RS, BENDITT DG, et al. 2017 ACC/AHA/HRS guideline for the evaluation and management of patients with syncope: A report of the American College of Cardiology/American Heart Association Task Force on Clinical Practice Guidelines and the Heart Rhythm Society[J]. Heart Rhythm, 2017, 14(8): e155-e217.

23. 刘文玲, 胡大一, 郭继鸿, 等. 晕厥诊断与治疗中国专家共识(2014年更新版)[J]. 中华内科杂志, 2014, 53(11): 916-925.

24. BRIGNOLE M, AURICCHIO A, BARON-ESQUIVIAS G, et al. 2013 ESC Guidelines on cardiac pacing and cardiac resynchronization therapy: the Task Force on cardiac pacing and resynchronization therapy of the European Society of Cardiology(ESC). Developed in collaboration with the European Heart Rhythm Association(EHRA)[J]. Eur Heart J, 2013, 34(29): 2281-2329.

25. PRIORI SG, BLOMSTROM-LUNDQVIST C, MAZZANTI A, et al. 2015 ESC Guidelines for the management of patients with ventricular arrhythmias and the prevention of sudden cardiac death: The Task Force for the Management of Patients with Ventricular Arrhythmias and the Prevention of Sudden Cardiac Death of the European Society of Cardiology(ESC). Endorsed by: Association for European Paediatric and Congenital Cardiology(AEPC)[J]. Eur Heart J, 2015, 36(41): 2793-2867.

第十章 原发性心肌病与晕厥

第一节 心肌病的定义与分类

【关键点】
1. 心肌病是一组异质性心肌疾病,由各种不同原因引起,可伴有心肌机械和/或心电活动障碍。
2. 心肌病包括扩张型心肌病、肥厚型心肌病、限制型心肌病、致心律失常性右室心肌病和未分类心肌病。

一、定义

心肌病是一组异质性心肌疾病,由各种不同原因(常为遗传性或获得性疾病)引起,可伴有心肌机械和/或心电活动障碍,表现为不适当心室肥厚或扩张、心功能不全可合并心律失常导致晕厥或心源性死亡为特征的疾病,该病可局限于心脏本身,亦可为全身系统性疾病的部分表现。

1995年,世界卫生组织(WHO)/国际心脏病学会联合会(ISFC)将心肌病定义为伴心功能不全的心肌疾病,分为原发性和继发性。根据病理生理学可将原发性心肌病分为:扩张型心肌病(DCM)、肥厚型心肌病(HCM)、致心律失常性右室心肌病(ARVC)、限制型心肌病(restrictive cardiomyopathy,RCM)和未分类心肌病。

2006年美国心脏协会(AHA)将心肌病定义为一组引起心肌结构及功能异常的异质性疾病,并根据分类标准的不同又被划分为原发性与继发性两大类,原发性心肌病又进一步分为遗传性、混合性和获得性心肌病3种亚型。

二、分类

目前,临床上多采用2008年欧洲心脏病学会(ESC)的分类,即肥厚型心肌病(HCM)、扩张型心肌病(DCM)、致心律失常性右室心肌病(ARVC)、限制型心肌病(RCM)和未分类心肌病,在此基础上把各种类型心肌病分为家族性(遗传性)和非家族性(非遗传性)两大类(图10-1-1)。遗传性心肌病是原发性心肌病的一种重要类型,是心肌结构蛋白基因突变造成的以心肌病为表现的一类疾病,临床可以表现为肥厚型或扩张型为特征,致心律失常性右室心肌病是可以局限于右室心肌的以右室电、结构或功能异常为特征的疾病,也可累及左心室。

2013年Arbustini等提出的心肌病MOGE(S)分类法:其中M指结构及功能特性,O

指受累的器官,G 指遗传模式,E 指明确的病因(包括已探明的遗传学缺陷或其他潜在疾病),可选的 S 则用以指代心功能和活动耐量分级[包括 ACC/AHA 分期及 NYHA 心功能分级]。该分类法涵盖了心肌病的临床表现及遗传学特性,据此对心肌病进行分类,可操作性强。

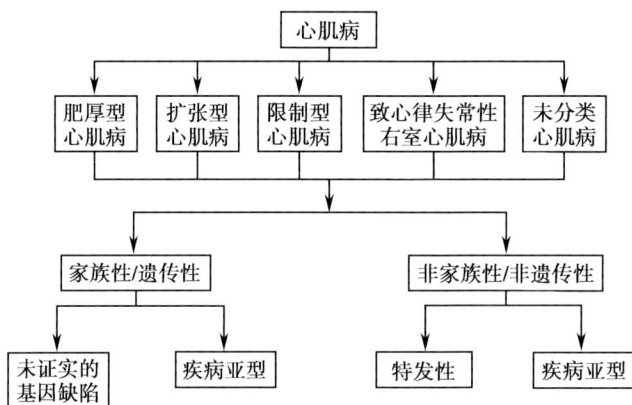

图 10-1-1 心肌病的分类

本章综合这些分类法,选取具有代表性的肥厚型心肌病、扩张型心肌病、致心律失常性右室心肌病和左室致密化不全(left ventricular non-compaction,LVNC)这 4 种相对常见的与晕厥和猝死相关的疾病进行讨论。

三、发病机制

不同类型心肌病均可合并各种心律失常,其中合并恶性心律失常可造成晕厥及心源性猝死,在晕厥发生机制中占重要地位,严重影响心肌病患者的预后,如肥厚型心肌病和致心律失常性右室心肌病可能是青少年晕厥和心源性猝死的最常见病因。这些心肌病合并的心律失常猝死及复苏成功后再发心搏骤停的发生率均较高,临床应予高度重视。另外,梗阻性 HCM 流出道梗阻造成的血流动力学障碍也是晕厥和猝死的原因之一。因此,在积极诊断治疗心肌病的过程中,重视心源性猝死的危险性评估,对中高危患者充分预防和治疗心律失常及可能发生的心源性猝死是改善心肌病患者预后的重要措施之一。

(林曼欣 吴林)

参考文献

1. RICHARDSON P, MCKENNA W, BRISTOW M, et al. Report of the 1995 World Health Organization/International Society and Federation of Cardiology Task Force on the definition and classification of cardiomyopathies[J]. Circulation, 1996, 93(5): 841-842.

2. MARON BJ, THIENE G, ANTZELEVITCH C, et al. Contemporary definitions and classification of the cardiomyopathies: an American Heart Association scientific statement from the council on clinical cardiology, heart failure and transplantation committee; quality of care and outcomes research and functional genomics

and translational biology interdisciplinary working groups; and council on epidemiology and prevention[J]. Circulation, 2006, 113(14): 1807-1816.

3. ELLIOTT P, ANDERSSON B, ARBUSTINI E, et al. Classification of the cardiomyopathies: a position statement from the European Society of Cardiology Working Group on myocardial and pericardial diseases[J]. Eur Heart J, 2008, 29(2): 270-276.

4. ARBUSTINI E, NARULA N, DEC GW, et al. The MOGE(S) classification for a phenotype-genotype nomenclature of cardiomyopathy: endorsed by the World Heart Federation[J]. J Am Coll Cardiol, 2014, 62 (22): 2046-2072.

5. MAYOSI BM. Cardiomyopathies: MOGE(S): a standardized classification of cardiomyopathies? [J]. Nat Rev Cardiol, 2014, 11(3): 134-135.

第二节　肥厚型心肌病

【关键点】

1. 肥厚型心肌病是以心肌进行性肥厚、心室腔进行性缩小为特征的原因不明的心肌疾病。多是常染色体显性遗传，也有常染色体隐性遗传及 X 染色体连锁遗传。

2. 根据左室流出道有无梗阻可将其分为梗阻和非梗阻两型。肥厚型心肌病是青少年运动时晕厥和猝死的最常见原因。

3. 临床症状的严重程度差异性较大，最常见是呼吸困难、心绞痛和晕厥。

4. 超声心动图和心脏 MRI 是最主要的诊断方法，可以明确心肌不对称肥厚的部位、程度。

5. 心源性猝死评估指标包括：年龄、SCD 家族史、不明原因的晕厥、左心室流出道压力阶差、最大左心室壁厚度、左心房直径和非持续性室性心动过速。

6. 治疗包括使用 β 受体阻滞剂、心肌肌球蛋白抑制剂，非药物的肥厚部位消融及外科切除和猝死预防等。

一、病因、发病机制与遗传学特征

肥厚型心肌病（HCM）是一种以心肌进行性肥厚、心室腔进行性缩小为特征，以左心室血液充盈受阻、舒张期顺应性下降为基本病理特点的心肌疾病。根据左室流出道有无梗阻可将其分为梗阻和非梗阻两型。两者的区别在于：前者在静息状态下心脏收缩时流出道有梗阻，以及有收缩期压力阶差形成，后者没有流出道梗阻及压力阶差。

HCM 的主要病因是编码肌小节蛋白或肌小节相关结构蛋白的基因变异，主要表现为常染色体显性遗传，约 60% 的 HCM 存在致病性或可能致病性基因变异，仍有大约 40% 的 HCM 未找到明确致病基因。

肌小节是心肌纤维的基本单位，其成分包括粗肌丝、细肌丝、Z 线、M 线等。编码粗肌丝相关的 β- 肌球蛋白重链（β-myosin heavy chain, *MYH7*）基因和心脏型肌球蛋白结合蛋白 C（myosin binding protein C, *MYBPC3*）基因是 HCM 最主要的致病基因，约各占 HCM 的

15%～30%。目前已证实的基因变异超过 2 000 余种。

基因变异可以通过改变氨基酸序列，即显性负效应（毒肽效应），产生具有生物学功能缺陷的蛋白；也可以通过降低编码蛋白的表达水平（单倍型剂量不足），使正常蛋白合成不足，最终造成肌小节或肌小节相关蛋白结构或功能异常，如 Ca^{2+} 敏感性增加、ATP 酶活性异常、肌球-肌动蛋白相互作用或肌小节装配发生改变等，使得心肌收缩异常、舒张功能受损、能量消耗增加，进而引起心肌压力感受及应答通路异常，诱发心肌细胞的组织学和形态学变化，导致心肌细胞肥大、排列紊乱、间质纤维化、心肌重塑等。

虽然 HCM 被传统观点认为是单基因疾病，但是，HCM 的最终临床表型是基因型、修饰因子以及环境条件等多种因素共同作用的结果。相同的基因变异因个体的基因表现度和外显率不同，以及遗传背景、表观修饰、生活方式或其他暴露因素的差异可呈现不同的临床表型。部分 HCM 病因及发病机制尚不明确，对其相关的探索仍在不断进行之中。

二、临床表现

绝大多数患者早期无症状，或者症状轻微，通常在 HCM 患者一级亲属的筛查中发现，但这些患者的首发症状可能就是晕厥及心源性猝死。HCM 可在任何年龄阶段出现，一般在 40～50 岁年龄段之间被发现的居多。年轻患者首发症状往往表现为猝死，且病死率极高；老年患者首次诊断时总体而言左心肥厚的程度较轻，症状出现的时间较迟，但流出道梗阻相对常见。

临床症状的严重程度差异性较大，与心肌肥厚程度具有一定的相关性，但相关性不是很大，有的患者症状严重但仅有轻度或者局限的肥厚，反之亦然。左室肥厚、左室压力阶差、舒张功能不全以及心肌缺血这些因素之间存在复杂的相互作用关系，是临床症状差异较大的原因。

最常见的临床症状是呼吸困难，存在于大多数患者，主要与左室充盈受损引起的左室舒张末压升高以及肺静脉压和左房压升高有关。

心绞痛出现在 3/4 有症状的患者中，原因是多方面的，主要有血管舒张储备降低、心肌氧耗增加、心室充盈压力升高引起的心内膜下缺血等。

晕厥或先兆晕厥很常见，常发生于重体力活动的当时或刚结束时。但由于导致晕厥的原因较多，较难评估其是否由于肥厚型心肌病引起。近 6 个月内存在晕厥的患者心源性猝死发生率高。

每年有 4%～6% 的患者发生心源性猝死，年龄较轻、从事竞技性运动的患者猝死发生率高，体力活动是常见诱因，机制可能与体力活动时左室流出道梗阻、心排血量降低导致冠脉血流量减少以及肥厚型心肌供血不足造成心肌细胞除极不均匀导致室颤等有关。

三、诊断与鉴别诊断

1. **诊断**　按照《2014 年 ESC 肥厚型心肌病诊断和治疗指南》诊断标准如下。

（1）成人诊断标准：成人中 HCM 定义为，任意成像手段（超声心动图、心脏磁共振成像或计算机断层成像）检测显示，并非完全因心脏负荷异常引起的左室心肌某节段或多个节段室壁厚度≥15mm。

有些遗传或非遗传疾病可能室壁增厚程度稍低（如室壁厚度13～14mm），对于这部分患者需要评估其他特征以诊断是否为HCM，评估内容包括家族病史、非心脏性症状和迹象、心电图异常、实验室检查和多模式心脏成像。

（2）儿童诊断标准：与成人一样，诊断HCM需要保证左心室室壁厚度≥预测平均值+2SD（即Z值>2，Z值定义为所测数值偏离平均值的SD倍数）。

（3）亲属诊断标准：对于HCM患者的一级亲属，若心脏成像（超声心动图、心脏磁共振或CT）检测发现无其他已知原因的左心室室壁某节段或多个节段厚度≥13mm，即可确诊HCM。

2. 鉴别诊断

（1）高血压性心肌肥厚：部分老年人，合并有高血压病史，与肥厚型心肌病不同点有：①HCM多为局部增厚，弥漫性增厚较少见，而高血压性增厚一般为弥漫性肥厚；②肥厚程度：HCM多为重度，高血压性多轻至中度；③高血压性一般无左室流出道狭窄；④心脏超声测短轴缩短率在HCM患者普遍下降，而高血压性患者一般正常。

（2）主动脉瓣狭窄：由于瓣膜狭窄导致心肌做功增加心肌代偿性增厚，且容易发生晕厥，两者临床表现有相似处；听诊时心脏杂音位置较高，并向颈部传导，可通过左心导管及心脏超声鉴别。

（3）室间隔缺损：心脏听诊时杂音位于胸骨左缘第3～4肋间，为全收缩期，粗糙而响亮，并伴有收缩期震颤，心导管及心脏彩色多普勒超声可以鉴别。

（4）左室假腱索：一些平行于室间隔的假腱索容易被超声医师误诊为心肌肥厚，通过多个切面及变换探头扫描方向可以鉴别。

（5）急性心肌炎：在急性期由于心肌细胞坏死和局部组织水肿可表现为心肌增厚，随着病情的变化往往会恢复正常。

（6）"S"型室间隔：多见于70岁以上老人，超声心动图表现为室间隔与主动脉前壁夹角小于120°，通常被认为是老龄化过程中室间隔结构的正常改变，无确切临床意义。但"S"型室间隔的存在，与增厚的室间隔基底段可一起导致左室流出道梗阻。由于"S"型室间隔的临床表现（严重的可引起左室流出道梗阻）、超声心动图征象与HCM相似，部分患者可发生恶性心律失常及猝死，应引起临床医师的高度重视。

四、晕厥与猝死风险的评估

《2014年ESC肥厚型心肌病诊断和治疗指南》推荐，依据病史、二维或多普勒心脏超声心动图、48h动态心电图结果，年龄、SCD家族史、不明原因的晕厥、左室流出道压力阶差、最大左心室壁厚度、左心房直径和非持续性室性心动过速作为评估SCD的临床指标，计算HCM患者SCD风险评分，将患者分为低危（5年风险<4%）、中危（4%≤5年风险<6%）、高危（5年风险≥6%）。低危患者通常不建议植入ICD，中危患者可考虑植入ICD，高危患者应当植入ICD。HCM心源性猝死主要风险见表10-2-1。

表 10-2-1 心源性猝死的主要风险

风险因素	评价
年龄	年龄对心源性猝死的影响的若干研究结果中，较年轻的患者与心源性猝死风险增加有密切联系。一些风险因素似乎对年纪较轻的患者影响更大、更显著，如非持续性室性心动过速（NSVT）、严重性左心室肥大和不明原因晕厥
NSVT	NSVT（定义为≥3 个持续心室跳动，频率≥120 次/min，持续时间<30s），有 20%~30% 的患者在动态心电图检测中发生，是心源性猝死的独立危险因素
最大左心室壁厚度	使用经胸超声心动图测出的左心室肥大的严重性、范围和心源性猝死风险有联系 有些研究表明，心源性猝死风险最大的因素是患者的最大左心室壁厚度≥30mm，但很少有极度肥厚（≥35mm）患者
年轻心源性猝死的家族史	虽然定义各有不同，当 1 个或多个直系亲属在 40 岁前猝死（有或无确诊肥厚型心肌病），或肥厚型心肌病确诊的患者直系亲属（不论年纪大小）发生心源性猝死，通常认为具有重要的临床意义
晕厥史	晕厥在肥厚型心肌病患者中很常见，但由于导致晕厥的原因较多，较难评估其是否由于肥厚型心肌病引起 不明原因的非反射性晕厥与心源性猝死相关
左心房内径	两项研究结果表明，左心房大小和心源性猝死呈正相关。现在还没有数据表明心源性猝死和左心房面积及体积相关。左心房大小的测量对评估心房颤动的风险很重要
左室流出道梗阻	若干研究表明，左室流出道梗阻和心源性猝死关系密切。包括激发的左室流出道梗阻的预测价值，以及治疗（药物或侵入）对心源性猝死的影响还不清楚
运动后血压反应	大约 1/3 的成人肥厚型心肌病患者运动后收缩压反应异常，2014 ESC 指南把血压反应异常定义为从静息至峰值运动时收缩压升高不超过 20mmHg，或从峰值血压下降>20mmHg 运动后血压反应异常和 40 岁以下的心源性猝死患者较高的风险相关，但其对 40 岁以上的患者预后意义还不清楚

五、治疗与进展

治疗的目的是减轻左室流出道梗阻、缓解症状、改善左室舒张功能、抗心律失常以及预防猝死，从而提高长期生存率。2014 ESC HCM 的指南推荐如下：

1. 左室流出道梗阻（LVOTO）的处理

（1）一般处理：①静息时或刺激时，LVOTO 患者应避免应用动静脉扩张剂，包括硝酸盐类药物和磷酸二酯酶抑制剂（Ⅱa 类）；②对于新发或控制不当的房颤患者，在进行侵入性治疗前，应考虑先使患者恢复窦性节律或将心室率控制在适当水平（Ⅱa 类）；③静息时或可诱发的 LVOTO 患者应避免使用地高辛（Ⅲ 类）。

（2）药物治疗：①对于静息时或刺激后出现 LVOTO 的患者，推荐一线治疗方案为无血管扩张作用的 β 受体阻滞剂（剂量逐渐增加到最大耐受量），可改善患者症状（Ⅰ 类）；②若静息时或刺激后出现 LVOTO 且无法耐受 β 受体阻滞剂或伴有禁忌证，推荐应用维拉帕米以改善症状（剂量逐渐增加到最大耐受剂量）（Ⅰ 类）；③除 β 受体阻滞剂外（或联合维拉帕米），推荐添加丙吡胺以改善静息或刺激后出现 LVOTO 的患者症状（剂量逐渐增加到最大耐受剂量）（Ⅰ类）；④可考虑丙吡胺作为单一疗法，改善静息或刺激后出现 LVOTO 的患者的症状，应格外注意患有或倾向于房颤的患者，因为丙吡胺会增加这部分患者的心室率（Ⅱb类）；⑤对于静息或刺激后出现 LVOTO 的儿童或无症状患者，可考虑采用 β 受体阻滞剂或维拉帕米治疗，以减小左心室压力（Ⅱb类）；⑥对于有症状的 LVOTO 患者，可考虑谨慎采用低剂量袢利尿剂或噻嗪类利尿剂改善劳力性呼吸困难（Ⅱb类）；⑦对于 β 受体阻滞剂和维拉帕米不耐受或伴有禁忌证的有症状 LVOTO 患者，应考虑应用地尔硫䓬以改善症状（剂量可升高至最大耐受剂量）（Ⅱa类）；⑧刺激后出现严重 LVOTO 且伴有低血压和肺水肿的患者，应考虑口服或静脉注射 β 受体阻滞剂和血管收缩药物治疗（Ⅰa类）。

新上市的心肌肌球蛋白抑制剂玛伐凯泰可用于治疗纽约心脏协会（NYHA）心功能分级Ⅱ～Ⅲ级的梗阻性肥厚型心肌病成人患者，以改善运动能力和症状。

（3）室间隔消融治疗：①无论最大耐受剂量治疗效果如何，NYHA 功能分级Ⅲ～Ⅳ且静息或刺激后最大 LVOT 压差≥50mmHg 的患者，建议接受室间隔消融手术以改善症状（Ⅰ类）；②对于同时具有室间隔消融适应证和其他需要手术干预（如二尖瓣修复/置换、乳头肌干预）的患者，建议进行室间隔切除而非室间隔消融手术（Ⅰ类）；③对于因静息或刺激后 LVOTO 压差≥50mmHg 而反复发作劳力性晕厥的患者，应考虑进行室间隔消融手术（Ⅱa类）；④对于静息或刺激后最大 LVOTO 压差≥50mmHg 且伴有中至重度二尖瓣反流（并非二尖瓣收缩期前移单独引起）的患者，可考虑进行二尖瓣修复或瓣膜置换手术（Ⅱa类）；⑤对于静息或刺激后最大 LVOTO 压差≥50mmHg 的患者，若二尖瓣叶-室间隔接触时室间隔最大厚度≤16mm，或者在单独的切除手术后仍有中至重度二尖瓣反流，可考虑进行二尖瓣修复或置换（Ⅱb类）。

（4）起搏治疗：①对于部分静息时或刺激时 LVOTO≥50mmHg、窦性心律且药物治疗无效的患者，若合并有室间隔酒精消融或室间隔切除术禁忌证或术后发生心脏传导阻滞风险较高，应考虑房室顺序起搏并优化 AV 间期，以降低左室流出道压力差，并促进 β 受体阻滞剂和/或维拉帕米药物治疗的疗效（Ⅱb类）；②对于静息时或刺激时 LVOTO≥50mmHg、窦性心律、药物治疗无效且伴有 ICD 适应证的患者，应考虑植入双腔 ICD（替代单极 ICD），以降低左室流出道压力差或促进 β 受体阻滞剂和/或维拉帕米药物治疗的疗效（Ⅱb类）。

（5）外科手术：Morrow 手术及改良法切除和修剪室间隔肥厚心肌。

2. 无左室流出道梗阻患者的症状治疗

（1）左室射血分数正常（≥50%）的心衰患者治疗：①NYHA 功能分级Ⅱ～Ⅳ级且左室射血分数≥50% 的患者，若在静息和刺激时没有 LVOTO，应考虑应用 β 受体阻滞剂、维拉帕米或地尔硫䓬治疗，以改善心衰症状（Ⅱa类）；②NYHA 功能分级Ⅱ～Ⅳ且左室射血分数≥50% 的患者，若在静息和刺激时没有 LVOTO，应考虑应用低剂量噻嗪类或袢利尿剂治疗，以改善心衰症状（Ⅱa类）。

（2）左室射血分数降低的心衰患者治疗：①对于无 LVOTO 且左室射血分数＜50% 的患者，除 β 受体阻滞剂外，应考虑应用血管紧张素抑制剂（ACEI）或血管紧张素受体拮抗剂（ARB）治疗，以降低心衰住院率和过早死亡的风险（Ⅱa类）；②对于无 LVOTO 且左室射血分数＜50% 的患者，除 ACEI 及 ARB 外，应考虑应用 β 受体阻滞剂治疗，以降低心衰住院率和死亡的风险（Ⅱa类）；③对于 NYHA 功能分级Ⅱ～Ⅳ且左室射血分数＜50% 的有症状患者，应考虑应用低剂量袢利尿剂治疗，以改善心衰症状降低心衰住院率（Ⅱa类）；④对于所有 NYHA 功能分级Ⅱ～Ⅳ且左室射血分数＜50% 的有持续性症状的患者，无论是否服用

ACEI（若 ACEI 不耐受，可考虑 ARB）和 β 受体阻滞剂，都应考虑应用盐皮质激素受体拮抗剂（mineralcorticoid receptor antagonist，MRA）治疗，以降低心衰住院率和死亡风险（Ⅱa 类）；⑤对于 NYHA 功能分级Ⅱ～Ⅳ、左室射血分数＜50% 且没有 LVOTO 的永久性房颤患者，可考虑应用低剂量地高辛治疗，控制心率反应（Ⅱb 类）。

（3）心脏再同步化治疗：对于最大 LVOTG＜30mmHg、NYHA 功能分级Ⅱ～Ⅳ、左室射血分数＜50% 且伴有 QRS 时限＞120ms 的 LBBB 的药物难治性 HCM 患者，应考虑进行心脏再同步化治疗，以改善症状（Ⅱb 类）。

（4）心脏移植：①对于 NYHA 功能分级Ⅲ～Ⅳ级且左室射血分数＜50% 的患者，可考虑进行原位心脏移植，不论患者有无接受优化药物治疗或难治性室性心律失常（Ⅱa 类）；②对于左室射血分数正常（≥50%）的患者，若伴有难治性舒张性心力衰竭应考虑进行心脏移植。

3. 心源性猝死　心搏骤停预防：①HCM 患者应避免竞争性运动（Ⅰ类）；②对于因室性心动过速（VT）或室颤（VF）发生心搏骤停的幸存患者，或自发持续性 VT 引发晕厥或血流动力学异常且预期寿命＞1 年的患者，建议植入 ICD（Ⅰ类）；③对于无引发心搏骤停的 VT/VF 或自持续性 VT 引发晕厥或血流动力学异常病史的 16 岁或以上的患者，建议采用 HCM Risk-SCD 模型评估 5 年心搏骤停的风险（Ⅰ类）；④建议在患者初诊或临床状态改变时进行 5 年 SCD 风险评估，之后每 1～2 年再次进行评估（Ⅰ类）；⑤若患者 5 年 SCD 风险≥6% 且预期寿命＞1 年，在对患者进行详细临床评估（包括 ICD 植入终身并发症风险和对生活、社会经济状态和心理健康的影响）后，应考虑植入 ICD（Ⅱa 类）；⑥若患者 5 年 SCD 风险≥4% 而≤6%，且预期寿命＞1 年，在对患者进行详细临床评估（包括 ICD 植入终身并发症风险和对生活、社会经济状态和心理健康的影响）后确定植入 ICD 有益，可考虑植入 ICD（Ⅱb 类）；⑦若患者 5 年 SCD 风险＜4%，在对患者进行详细临床评估（包括 ICD 植入终身并发症风险和对生活、社会经济状态和心理健康的影响）后确定植入 ICD 有益，且患者临床特征证明植入 ICD 存在重要预后价值，方可考虑植入 ICD（Ⅱb）；⑧对于 5 年 SCD 风险＜4% 且没有临床特征证明植入 ICD 存在重要预后价值的患者，不建议植入 ICD（Ⅲ类）。

2016 年我国学者刘丽文在国际上首创不开胸超声引导下经心尖射频消融治疗肥厚型心肌病（PIMSRA），远期疗效在评估之中。

（李江华　吴林）

参考文献

1. HARTMANNOVA H, KUBANEK M, SRAMKO M, et al. Isolated X-linked hypertrophic cardiomyopathy caused by a novel mutation of the four-and-a-half LIM domain 1 gene［J］. Circ Cardiovasc Genet, 2013, 6（6）: 543-551.
2. OLSON TM, KARST ML, WHITBY FG, et al. Myosin light chain mutation causes autosomal recessive cardiomyopathy with mid-cavitary hypertrophy and restrictive physiology［J］. Circulation, 2002, 105（20）: 2337-2340.
3. MEMBERS AF, ELLIOTT PM, ANASTASAKIS A, et al. 2014 ESC guidelines on diagnosis and management of hypertrophic cardiomyopathy［J］. Eur Heart J, 2014, 35（39）: 2733-2379.
4. 朱天刚. 超声心动图与临床决策［M］. 北京：人民卫生出版社，2015.
5. 林曙光. 2017 心脏病学进展［M］. 北京：科学出版社，2017.
6. 马爱群，胡大一. 心血管病学［M］. 北京：人民卫生出版社，2005.
7. 陈灏珠. BRAUN WALD 心脏病学［M］. 7 版，北京：人民卫生出版社，1999.
8. LIU L, LI J, ZUO L, et al. Percutaneous intramyocardial septal radiofrequency ablation for hypertrophic obstructive cardiomyopathy［J］. J Am Coll Cardiol, 2018, 72（16）: 1898-1909.

9. ZHOU MY, TA SJ, HAHN RT, et al. Percutaneous Intramyocardial Septal Radiofrequency Ablation in Patients With Drug-Refractory Hypertrophic Obstructive Cardiomyopathy.[J]. JAMA Cardiol, 2022, 7(5): 529-538.

10. 国家心血管病中心心肌病专科联盟，中国医疗保健国际交流促进会心血管精准医学分会"中国成人肥厚型心肌病诊断与治疗指南2023"专家组. 中国成人肥厚型心肌病诊断与治疗指南2023[J]. 中国循环杂志，2023，38(1): 1-30.

第三节　扩张型心肌病

【关键点】

1. 病因复杂，是遗传和环境共同作用的结果。

2. 主要表现为进行性心力衰竭、心律失常、猝死及栓塞。对于扩张型心肌病患者进行晕厥及猝死风险评估十分重要。

3. 心律失常导致心排血量下降，可引起患者头晕甚至晕厥。

4. 猝死的最主要原因是室性快速性心律失常，肺动脉栓塞、缓慢心律失常和电机械分离也是重要的原因。

5. 当出现心力衰竭症状和体征时，采用 ACEI/ARB、β 受体阻滞剂和醛固酮拮抗剂可能改善患者远期预后。新型药物（如脑啡肽酶抑制剂）和钠 - 葡萄糖协同转运蛋白 2（sodium-dependent glucose transporters 2, SGLT-2）抑制剂近来用于临床治疗 DCM 合并的心衰。

6. 晕厥发作和 / 或明显的家族猝死史的患者应考虑电生理检查和 / 或 ICD 植入。

一、病因、发病机制与遗传学特征

扩张型心肌病（DCM），又称充血性心肌病，病程具有进展性，左心室和 / 或右心室扩张且收缩功能障碍的心肌疾病，常合并电生理异常、室性或房性心律失常，病死率较高，是最常见的心肌病，也是心力衰竭（HF）的第三大常见原因，男性多于女性。

DCM 的病因复杂且广泛，是遗传和环境因素共同作用的结果。

1. 家族遗传性 DCM　通常与基因突变和家族史有关，遗传方式包括：单基因常染色体显性遗传、常染色体隐性遗传、X 性连锁和母系遗传，常染色体显性遗传最为常见，因此严格评估患者及其家属的表型对正确解释基因结果起到关键作用。现已发现了 50 多个疾病相关的突变基因，通常 DCM 患者存在 1 个以上致病基因突变，其中很多可能是无症状突变，最常见的是核纤层蛋白 A/C 和肌联蛋白（TTN），TTN 截短突变均会导致患病。

2. 继发性 DCM　是指由其他疾病引起的，包括全身性疾病（如广泛的肌肉疾病，如肌营养不良症、结缔组织疾病和血管炎）、营养缺乏、电解质紊乱、内分泌、自身免疫病、围生期心肌病。

（1）药物和毒素：多种化学合成物对心肌细胞有直接毒性，并导致心脏功能降低和 DCM，最常见的是饮酒过量（占 DCM 的 21%～32%）和癌症化疗药物。酒精引起的左室收缩功能障碍与饮酒量（女＞40g/d，男＞80g/d，5 年以上）相关，多见于 35～50 岁之间的男性。引起左心室功能受损最常见的化疗药物包括：曲妥珠单抗、蒽环类抗生素（如阿霉素组药物，与用药剂量和时间相关，＞10 年可发病）和环磷酰胺。

此外，导致心脏内铁沉积过量的病变可引起 DCM，如血色素沉着病（导致铁吸收过多）或需要重复输血造成体内铁负荷过重、心肌内沉积导致心肌病。滥用药，特别是可卡因也可能导致 DCM。

（2）感染：感染性心肌炎是 DCM 公认的致病原因，30% 的心肌炎可最终发展成为 DCM。常见的感染源是病毒，此外，细菌、真菌、立克次体和寄生虫感染也可发病。人类免疫缺陷病毒（human immunodeficiency virus，HIV）的感染往往于 DCM 晚期才发现感染源，预后差，所以不明原因的 DCM 患者建议检测艾滋病毒。

（3）围生期心肌病：是指妊娠末期或分娩后数月中逐渐发展成为原因不明的收缩性心衰，很少见，但可危及生命。多发生在加勒比黑人、大龄产妇、多胎生产、多次怀孕和伴 / 不伴先兆子痫的人群中。家族性 DCM 可与围生期心肌病共存。

以上病因可以同时存在，如心肌炎患者酒精摄入过量或基因突变。

3. 特发性 DCM　引起特发性 DCM 的病因不明，需排除其他疾病来确诊。

（1）免疫机制：DCM 发病与持续性病毒感染和自身免疫有关，病毒（柯萨奇 B 病毒）持续感染造成了心肌组织的持续损害，激活免疫系统产生抗心肌抗体如抗 ANT 抗体、抗 β1 受体抗体、抗肌球蛋白重链抗体和抗胆碱 -2（M2）受体抗体，从而发展为 DCM。

（2）心肌纤维化机制：DCM 的主要病理变化是心肌实质细胞损伤、减少，间质增生纤维化。心肌发生纤维化使心脏壁增厚变硬，降低了心肌收缩力和左室射血分数（LVEF），同时使收缩期末容积增大，舒张期末压增高，静脉淤血，晚期出现继发性肺动脉高压。当心肌纤维化部位累及传导系统，则会合并各种心律失常。由于心腔扩大也造成了二尖瓣和三尖瓣相对关闭不全，即引起功能性的二尖瓣和三尖瓣反流。并且常形成附壁血栓，易脱落造成栓塞。

二、临床表现

DCM 的临床表现主要为进行性心力衰竭、心律失常、猝死和栓塞。症状既单独存在，也可同时出现与 DCM 相关的其他疾病，如传导系统疾病、瓣膜缺损、心房 / 室间隔缺损、左心室非致密化改变，以及一些非心脏性疾病，如骨骼肌病、部分脂肪营养不良、感觉神经性耳聋。

1. 单独存在　DCM 的临床表现主要是进行性心力衰竭、心律失常、血栓栓塞和猝死。其中呼吸困难、水肿、乏力是扩张型心肌病的特征性症状。

（1）呼吸困难：随着心脏泵血功能的下降，肺淤血程度加重，呼吸困难逐渐明显。有些患者仅在运动时出现呼吸困难，而有些严重患者也可出现阵发夜间呼吸困难和端坐呼吸。

（2）水肿：水肿常常出现在双侧足踝部，轻者晚间出现，重者全日可见。有时表现在腹部，偶尔也可在背部。其原因也与心脏泵血功能下降有关。

（3）乏力：由于心排血量降低，肢体肌肉难以得到足够的血液供应，特别是在运动时。因此引起乏力，并可能成为扩张型心肌病的主要症状。

（4）心悸和晕厥：心悸的原因可能是心律失常、心动过速或心动过缓，也可能由焦虑引起。如果心律失常导致心排血量下降，也可引起头晕甚至晕厥。

（5）体循环静脉淤血：外周水肿、静脉压增高和肝大是体循环静脉淤血的特征性体征。75% 的病例可听见第三心音或第四心音奔马律。

（6）胸痛：有些扩张型心肌病患者可以表现为休息或运动时胸痛。

（7）心律失常：由于心肌病变常累及传导系统，造成了不同程度的心律失常，最常见的是完全及不完全性左束支传导阻滞，而右束支传导阻滞发生率较低，其他如室性及室上性期前收缩、窦性心动过速、房室传导阻滞、非阵发性交接性心动过速、短阵室性心动过速、预激综合征等均可发生。

（8）功能性二尖瓣反流：在 DCM 患者中最常见的是由于左心室变形继发引起的瓣叶活动受限，导致暂时性的功能失常。

（9）功能性三尖瓣反流：DCM 中的功能性三尖瓣反流是右心室扩张、功能障碍或肺动脉高压的结果。

（10）猝死：DCM 患者的心源性猝死率较高，占所有死亡人数的一半。

2. 与骨骼肌疾病共存　DCM 与骨骼肌病变并存是 X 染色体连锁的遗传的结果，缺陷基因定位于 Xp21（肌营养不良蛋白基因）和 Xq28（*tafazzin* 基因）。

三、诊断与鉴别诊断

1. 诊断标准

（1）DCM 及收缩功能减低性非扩张型心肌病的诊断标准：DCM 即左心室或双心室收缩功能障碍（左室射血分数降低），伴扩张（经体表面积与年龄或体表面积与性别校正后，左室舒张末期容积或直径大于正常图的 2 个标准差）；收缩功能减低性非扩张型心肌病（hypokinetic nondilated cardiomyopathy，HNDC）指左心室或双心室无扩张，但心脏收缩功能障碍。排除诊断包括左或右心室负荷异常或冠状动脉性心脏病等疾病。

（2）DCM 及 HNDC 患者家族成员患病的诊断标准（表 10-3-1）：DCM 及 HNDC 的患者家族成员可逐渐发展为显著的疾病，因此需要对该类人群行临床和基因筛查。但基因筛查通常会降低诊断阈值，故可作为一种静态的、持续存在的遗传易感因素。

表 10-3-1　DCM 及 HNDC 患者的家族成员罹病的诊断标准

主要标准

1. 不明原因的 45%＜ LVEF≤50%
2. 不明原因 LV 扩张（直径或容积）＞2*SD*+5%（特异性超声心动图标准，用于预测患者亲属孤立性心脏扩大）
3. 存在明确的致病性突变
4. 存在进展为明显的 DCM 临床特征

次要标准

1. 完全性左束支传导阻滞或房室传导阻滞（PR 间期＞200ms 或更高度阻滞）
2. 原因未知的室性心律失常（24h 内心率＞100 次 /h 室性期前收缩，或心率≥120 次 /min 时出现≥3 次的非持续性室速）
3. 左室节段性室壁运动异常而无室内传导阻滞
4. 心脏 MRI 检查出现非缺血原因的 LGE
5. 心肌内膜活检检测出非缺血性心肌异常的证据（炎症、坏死和 / 或纤维化）
6. 一次或多次血清抗体检测出现器官特异性或疾病特异性抗心肌抗体（AHA）
7. 心脏轻度扩张

注：两种不同心脏影像检查检出心脏异常或同一影像技术在不同时间检测到心脏异常改变

LVEF：左室射血分数；DCM：扩张型心肌病；AHA：抗心肌抗体；MRI：心脏磁共振成像；LGE：心肌延迟显像。

确定诊断：患者及其亲属只要符合 DCM 或 HNDC 的诊断标准均可确诊。

亲属可能诊断：①1 个主要标准加至少 1 个次要标准；②1 个主要标准加携带与先证者相同的致病基因突变。

亲属疑似诊断：①2 个次要标准；②1 个次要标准加携带先证者相同的致病基因突变；③1 个主要标准，无次要标准，无家族遗传数据。

家族性 DCM 诊断：在缺少确切分子遗传证据的家族中，家族中出现 2 个或 2 个以上（一级或二级亲属）DCM 或 HNDC 患者；或者存在完全满足诊断标准的先证病例和一级亲属有尸检证实的 DCM 且 50 岁之前猝死。

2. **检查**　引起 DCM 的原因众多,系统性研究有助于鉴别和处理各种 DCM。临床上通常从病史和家族史、体格检查和心电图及超声心动图的分析开始,识别疾病的临床特征,进行进一步检查,包括生化分析、磁共振成像、心内膜心肌活检。还需要考虑患者的年龄对疾病临床表现的影响。此外,应用基因检测诊断心肌病,以确定基因的来源和遗传方式,并指导疾病的治疗以及家族成员基因筛选和早期诊断。

（1）病史采集:除采集一般情况外,还应包括详细的家族史(至少 3 代)和年龄。

（2）筛查、随访:心脏功能或结构轻微异常的亲属发展成为扩张型心肌病的风险增大,早期干预极为重要。建议对 DCM 患者的所有一级亲属及心肌自身抗体阳性的患者亲属,实施心脏筛查(超声心动图和心电图手段)、定期随访。

检查正常者每 2～3 年复检一次;轻微心脏异常,无论有无症状者 1 年复检一次。特别是在 *LMNA* 基因突变的家族中,亲属出现心脏传导异常或心律失常时可能是 DCM 的早期表现。当患者的致病基因突变被识别后,应对一级亲属给予预测性基因检测,指导随访。

（3）心电图检查:DCM 患者的心电图特征主要表现为:①ST-T 异常,ST 段压低、T 波低平或双向或倒置。②异常 Q 波,但还未能达到产生坏死性 Q 波的程度。③肢体导联低电压。④心律失常:室内阻滞、心房扑动和心房颤动、期前收缩、窦性心动过速、房室传导阻滞。除此之外,还可出现房室肥大、阵发性或持续性心房扑动及心房颤动、室性或室上性期前收缩、室速/室颤、传导阻滞(左束支传导阻滞较常见)等各种心律失常。

（4）超声心动图:心脏四腔均可增大,室壁运动普遍减弱,二、三尖瓣反流。

（5）胸部 X 线:心影显著增大,肺淤血,透视下心脏搏动减弱。

（6）心脏磁共振成像(CMRI):该检查能在患者静息的状态下检查,无辐射,可通过检测心肌水肿(例如活动性心肌炎或结节病)和 LGE 的分布[例如:肌营养不良、既往有心肌炎病史、结节病或查加斯病(Chagas 病)]查找病因。而且可以评估 DCM 患者心肌组织纤维化的程度以及心脏形态、功能、心肌灌注的改变。

（7）心导管检查和心血管造影:左室扩大,弥漫性室壁运动减弱,射血分数低下,冠状动脉造影多无异常(可排除冠状动脉疾病)。

（8）心脏核素检查:灶性、散在放射性减低。

（9）实验室检查:肌酸激酶(CK)、乳酸脱氢酶(LDH)、肾功能、尿蛋白分析、肝功能检测、血红蛋白以及白细胞计数、血清铁、铁蛋白、钙、磷、心房钠尿肽,以及促甲状腺激素。

CK 水平的检测用于识别亚临床骨骼肌异常,并为遗传性肌病的存在提供依据。脑钠肽主要由心室分泌,其血浆含量与左心室功能障碍的程度呈正相关,是唯一可以通过取血检验来诊断心力衰竭的指标,其测定方法简便、快速、方便,现在已经用于心力衰竭的早期诊断。对于已经确诊的心力衰竭患者判断预后有重要的价值。但是要注意影响脑钠肽浓度的因素,如老年、肾功能、败血症等。

（10）心内膜心肌活检:是检测心肌炎的"金标准"。心肌的炎症(心肌炎)和功能障碍统称为炎症性心肌病。心肌炎疑似病例或存在无法证实的累积症或代谢疾病时,建议明确感染源,行心内膜心肌活检(包括组织学、免疫组织学和聚合酶链反应)。患者心内膜心肌活检结果显示:心肌细胞肥大、变性、间质纤维化。先证者活检证实为炎症性扩张型心肌病,家系成员均应检测心脏特异性自身抗体的基线值。

（11）基因检测：家族性 DCM 患者或有遗传性疾病临床表现的非家族性 DCM 患者（如房室传导阻滞或者 CK 升高）应行基因检测。临床线索提示为独特的或罕见的遗传病性家族性 DCM 患者或散发性 DCM 者（如房室传导阻滞或 CK 升高）推荐使用基因检测。基因检测应根据现有的临床诊断依据,在已知的 DCM 的致病基因范围内进行检查。

3. 鉴别诊断

（1）冠心病：对拟诊为 DCM 的中年以上患者,需考虑与冠心病鉴别。冠心病患者多有高血压、高脂血症等危险因素,阶段性室壁运动异常有利于冠心病的诊断。此外,部分冠心病患者无心绞痛或心肌梗死,且部分 DCM 患者亦可出现病理性 Q 波或心绞痛,此时需行冠脉造影进行鉴别。

（2）风湿性瓣膜病：DCM 患者伴有二尖瓣、三尖瓣瓣环扩大者与风湿性二尖瓣和三尖瓣关闭不全杂音类似。两者的区别：①DCM 的杂音在心衰时减轻,而后者在心衰后杂音增强,并可伴有震颤。②胸部 X 线检查示风湿性二尖瓣关闭不全时左心室增大,左心房显著增大,可见二尖瓣钙化;DCM 右心房增大往往比左房明显。③心电图检查显示,DCM 有广泛的 ST 段或 T 波改变、左束支传导阻滞、左室肥厚,而风湿性瓣膜病则较少见。④超声心动图显示,DCM 伴心衰时二尖瓣瓣叶本身并无增厚或粘连,而风湿性二尖瓣瓣膜病则有瓣叶增厚、粘连甚至钙化。⑤心衰被控制后心界显著缩小者,提示 DCM 可能性更大。

（3）高血压心脏病：高血压长期控制不佳可引起心脏结构和功能的改变,包括左室舒张功能减退、左室肥厚、心肌收缩功能减退甚至心力衰竭,部分患者超声心动图可见左房、左室扩大,与 DCM 征象类似。但 DCM 患者多无长期高血压病史,急性心衰时可有暂时性高血压,心衰好转后血压下降,且患者无眼底、尿常规、肾功能等异常。

（4）先天性心脏病：多数患者具有明显的体征,超声心动图检查可明确诊断。

（5）心包积液：心包积液时心脏浊音界增大,胸部 X 线检查显示心影增大,与 DCM 相似,但超声心动图检查可发现心包内的液平段。此外,DCM 常可闻及二、三尖瓣关闭不全所致的收缩期杂音,且心电图为广泛 ST 和 T 波变化、左室肥大、房室或束支传导阻滞等;而心包积液无心脏杂音,可有心包摩擦音,心电图示广泛低电压,可有 ST 段弓背向下抬高或 T 波倒置。

（6）病毒性心肌炎：临床表现与 DCM 相似,尤其是急性病毒性心肌炎的后续或复发过程,可表现为心脏增大、心衰、心律失常等。此类患者常有低热病史,红细胞沉降率增加、病毒抗体滴度增高,心内膜活检显示心肌有炎症细胞浸润。

（7）肺源性心脏病：DCM 患者左室可有附壁血栓,如脱落后进入肺动脉可引起肺动脉高压,当出现右室增大或右心衰竭时,其临床表现和影像学特征与慢性肺源性心脏病类似。慢性肺源性心脏病患者的长期呼吸道疾病病史可有助于鉴别诊断。

（8）致心律失常性右室心肌病（ARVC）：ARVC 和 DCM 具有共同的遗传学基础,即桥粒基因变异,这也是 76% 的 ARVC 患者表现出不同程度的左室心肌瘢痕、左室严重扩张和收缩功能受损的原因。

（9）继发性因素：在对 DCM 进行诊断时,均应考虑继发性因素所导致的心肌扩张。全身性疾病如结节病、血色病、系统性红斑狼疮、硬皮病、淀粉样变性等均可引起心肌广泛扩张，即获得性 DCM。除心肌扩张外，它们还具有各自原发病的特征，可以此作为鉴别依据。

四、晕厥与猝死风险的评估

DCM 猝死的最主要的原因是室性快速性心律失常，肺或动脉系统栓塞、缓慢性心律失常和电机械分离也是重要的原因。LVEF、频发性的多源性室性期前收缩及 QT 离散度与扩张型心肌病患者的猝死密切相关，而且心功能越差、频发的多源性室性期前收缩越多、QT 离散度越大，猝死的风险越高。此外，评估心肌纤维化用于预测心源性猝死的风险和左心室功能恢复的可能性，并且可以指导患者选择心脏转复除颤器植入。由 *LMNA* 基因突变导致的扩张型心肌病的风险评估中应包括性别因素。

五、治疗与进展

治疗目标：阻止心肌损害，控制心力衰竭和心律失常，预防猝死和栓塞，提高患者的生活质量和生存率。

1. **一般治疗**　所有存在疾病风险的家庭成员都应改变生活方式。

（1）注意休息：休息能减轻心脏负担，促进心肌恢复。根据患者的心功能状况，限制或避免体力和脑力劳动。有心力衰竭及心脏明显扩大者，须卧床，予以较长时间的休息。

（2）饮食管理：充分了解患者的症状，分析其病理生理改变以及心功能状况。营养缺乏致病者补充营养。出现充血性心力衰竭时，限制活动和钠盐摄入，一般情况食盐量<5g/d，严重者<1g/d，而克山病流行区域患者可给予硒盐医治。

（3）戒酒：DCM 的发展与饮酒量有关，疾病早期戒酒 6 个月以后心脏功能明显改善。治疗恢复后如再饮酒，易复发且治疗效果差。

（4）指导避孕及生育：指导围生期心肌病患者避孕或绝育，以免复发。家族性 DCM 患者女性亲属若考虑怀孕，在怀孕期间应进行初步的心脏检查和定期随访。

2. **去除病因、诱因和原发病**　识别扩张型心肌病的特定病因对临床处理有很大影响。对于不明原因的 DCM 要积极寻找病因。

上呼吸道感染是 DCM 诱发心功能不全的常见原因，须及时应用抗生素，酌情使用转移因子、丙种球蛋白，以提高机体免疫力，预防呼吸道感染。非感染性炎性 DCM 患者应用免疫调节和免疫抑制治疗。活动性心肌炎的 DCM 患者应限制体力活动。若 DCM 的致病因素是由于心脏内铁过量，使用铁螯合剂，在某些操作时，重复进行消毒。曲妥珠单抗、蒽环类抗生素和环磷酰胺常引起左心室功能受损，通常建议使用连续超声心动图定期监测心脏毒性，如果发生心脏毒性迹象，化疗药物可能需要停止或改变。

3. **药物治疗**　当 DCM 患者出现乏力、心悸临床症状时，应接受标准的药物治疗，具体情况视心力衰竭症状和体征的严重程度而定。心衰治疗中采用 ACEI/ARB、β 受体阻滞剂和醛固酮拮抗剂可能对改善患者远期预后有益。新型药物（如脑啡肽酶抑制剂）及为钠 - 葡萄糖协同转运蛋白 2（sodium-dependent glucose transporters 2，SGLT-2）抑制剂近来也在临床得到应用。

4. 电复律或电除颤　当患者出现室速/室颤恶性心律失常时,易引起血流动力学障碍,猝死率升高,需通过电复律或电除颤转复心律进行救治。

5. 免疫学治疗　若抗心肌抗体阳性者建议使用免疫学治疗。

6. 器械治疗及外科治疗

(1)ICD植入:晕厥发作和/或明显的家族猝死史的患者应考虑电生理检查和/或ICD植入。当明确 *LMNA* 基因突变时,应考虑植入ICD,进行一级预防。无论有无晕厥病史,DCM患者如果已经接受了心衰药物最优化治疗至少3个月后,左室射血分数仍然<35%,应该考虑ICD植入。

(2)起搏器:在DCM和传导系统疾病的家庭中,传导系统紊乱(窦性心动过缓、房室传导阻滞、心房颤动)的年轻家庭成员应按心律失常进行治疗,如有必要可以植入起搏器以防DCM的发生。

(3)瓣膜成形术:主要针对二尖瓣或三尖瓣反流严重者。

(4)心脏移植:年轻成年人出现DCM心力衰竭者是心脏移植的最常见指征。对于药物等内科治疗无效者,可考虑心脏移植。

7. 治疗进展

(1)基因治疗:它是治疗基因缺陷所致扩张型心肌病最有效的方法。细胞生长因子是一种有效的血管生成剂,在抗细胞凋亡和纤维化方面有独特的效果。

(2)心肌细胞移植治疗:心肌干细胞移植仍处于试验阶段。移植方法包括经静脉细胞因子动员、冠状动脉内注射、直接心肌内局部注射等。心肌细胞移植就是终末期心力衰竭的DCM患者可能的非药物治疗方法之一。

(王程瑜　吴林)

参考文献

1. PINTO YM, ELLIOTT PM, ARBUSTINI E, et al. Proposal for a revised definition of dilated cardiomyopathy, hypokinetic non-dilated cardiomyopathy, and its implications for clinical practice: a position statement of the ESC working group on myocardial and pericardial diseases[J]. Eur Heart J, 2016, 37(23): 1850-1858.

2. FATKIN D, MEMBERS OF THE CSANZ CARDIAC GENETIC DISEASES COUNCIL WRITING GROUP. Guidelines for the diagnosis and management of familial dilated cardiomyopathy[J]. Heart Lung Circ, 2011, 20(11): 691-693.

3. TRACHTENBERG BH, HARE JM. Inflammatory Cardiomyopathic Syndromes[J]. Circ Res, 2017, 121(7): 803-818.

4. MATHEW T, WILLIAM SL, NAVARATNAM G, et al. Diagnosis and assessment of dilated cardiomyopathy: a guideline protocol from the British Society of Echocardiography[J]. Echo Res Pract, 2017, 4(2): G1-G13.

5. MURTAZA G, VIRK HUH, KHALID M, et al. Role of Speckle Tracking Echocardiography in Dilated Cardiomyopathy: A Review[J]. Cureus, 2017, 9(6): e1372.

6. 杨智, 李春平, 李睿, 等. 扩张性心肌病的磁共振成像研究进展[J]. 国际医学放射学杂志, 2012, 35(4): 338-340.

7. MCNALLY EM, MESTRONI L. Dilated Cardiomyopathy: Genetic Determinants and Mechanisms[J]. Circ

Res, 2017, 121(7): 731-748.

8. 中华医学会心血管病学分会, 中华心血管病杂志编辑委员会, 中国心肌病诊断与治疗建议工作组. 心肌病诊断与治疗建议[J]. 中华心血管杂志, 2007, 35(1): 5-16.

第四节　致心律失常性右室心肌病

【关键点】

1. 致心律失常性右室心肌病是一种以右室纤维脂肪化、右室功能障碍为特点的异质性遗传性心肌病, 其临床表现多样, 基因外显率不一, 疾病基因型 - 表型存在异质性。

2. 可因室性心律失常出现晕厥, 并具有恶性心律失常、心源性猝死风险。对于其风险的评估需根据病史、心律失常特点及基因突变等情况综合分析。

3. 诊断主要基于 2010 年改良版诊断标准, 并需与右室特发性室性心动过速及其他累及右室的疾病鉴别。

4. ICD 植入是预防患者恶性心律失常、心搏骤停及心源性猝死有效的方法。药物治疗包括抗心律失常和抗心衰治疗。

一、病因、发病机制与遗传学特征

致心律失常性右室心肌病(ARVC)是一种主要累及右室, 以进行性心肌细胞被纤维脂肪组织替代为病理特点, 临床表现为室性心律失常、右室或双心室功能障碍为特征的遗传性心肌病。ARVC 是青年人心律失常性心源性猝死的第二位重要原因。

ARVC 的特征性改变为右室心肌细胞丧失, 代之以由心外膜向心内膜进展纤维脂肪组织; 心室壁明显变薄, 部分形成室壁瘤。上述病理过程好发于右室流入道(膈面)、流出道(漏斗部)及心尖部构成的"发育不良三角", 形成经典型 ARVC。

心肌细胞间的连接结构闰盘由三部分构成: 桥粒、黏着斑和缝隙连接, 其中桥粒在维持心肌结构及功能完整方面至关重要。桥粒是一种蛋白复合体, 其由钙黏着蛋白家族成员——桥粒芯蛋白(desmoglein-2, DSG2)、桥粒胶蛋白 -2(desmocollin-2, DSC2)、桥粒斑蛋白(desmoplakin, DSP)和犰狳蛋白家族成员——桥粒斑菲素蛋白 2(plakophilin-2, PKP2)和连接斑珠蛋白(junctional plakoglobin, JUP)构成。DSC2 与 DSG2 紧密嵌合构成跨膜部分并连接于 PKP2 和 JUP, 后者与 DSP 蛋白 N- 端相连; 而 DSP 通过 C- 端将蛋白中间丝锚定。任一蛋白组分功能异常均可造成心肌细胞抵抗机械应力功能下降, 在运动等室壁张力升高的情况下出现解偶联、损伤、凋亡, 以及诱导成脂分化和纤维增生的信号通路激活而形成纤维脂肪瘢痕区成为心律失常的基质。与此同时, 结构破坏的桥粒蛋白通过诱导缝隙连接重构、下调钠通道电流强度等导致心肌细胞电活动紊乱。

作为一种遗传性心肌病, ARVC 多呈常染色体显性遗传。目前已发现包括 PKP2、DSG2、DSC2 等桥粒蛋白及 TGFB3、TMEM43 等 9 个蛋白组共 12 个 ARVC 发病相关基因位点, 具体亚型及相关突变蛋白总结见表 10-4-1。

表 10-4-1 ARVC 分型与相关突变基因、蛋白通路及遗传方式总结

亚型	基因	染色体定位	编码蛋白	相关结构或通路	遗传方式
ARVC1	TGFB3	14q23-q24	转化生长因子β3	调节桥粒蛋白相关基因表达	常显
ARVC2	RyR2	1q42-q43	兰尼碱受体2	细胞内钙	常显
ARVC3	未明	14q12-q22			常显
ARVC4	TTN	2q32.1-q32.3	肌联蛋白	未确定	常显
ARVC5	TMEM43	3p23	跨膜蛋白43	脂生成通路	常显
ARVC6	未明	10p14-p12	未确定	未确定	常显
ARVC7	DES	2q35	肌间线蛋白	肌间线蛋白棒状结构域	常显
ARVC8（Carvajal综合征）	DSP	6p24.3	桥粒斑蛋白	桥粒蛋白	常显/常隐
ARVC9	PKP2	12p11.21	桥粒斑菲素蛋白	桥粒蛋白	常显/常隐
ARVC10	DSG2	18q12.1	桥粒芯蛋白	桥粒蛋白	常显
ARVC11	DSC2	18q12.2	桥粒胶蛋白	桥粒蛋白	常显
ARVC12（Naxos病）	JUP	17q21.2	连接斑珠蛋白	桥粒蛋白	常显/常隐

常显：常染色体显性遗传病；常隐：常染色体隐性遗传病。

根据 2014 年 ARVC 基因数据库更新，在已报道的 1 426 个突变位点中有 411 个被证实为致病位点，其中 88% 为桥粒蛋白相关突变。

二、临床表现

1. **患病率** ARVC 的平均患病率为 1/5 000，在欧洲可达 1/2 000。ARVC 可在发生明显心脏结构及功能改变前（隐匿期）以室性心律失常及猝死为首发表现，在 65 岁以下不明原因心源性猝死中占 10.4%，更是青年人群及运动员运动中猝死的第二位原因。有报道，ARVC 在欧洲 10～20 岁 SCD 人群中占 31%；在我国具体发病率还不清楚，有可能被严重低估。

2. **临床分期及临床表现** 经典右室受累型 ARVC 的自然病程可分为 4 期：隐匿期、显性心电紊乱期、右心室衰竭期和双心室衰竭期。ARVC 的心电图表现：早期表现为右胸导联 T 波倒置等复极异常、Epsilon 波及信号平均心电图上晚电位等传导异常。典型心律失常为右室来源的室性心律失常，如室性期前收缩、表现为左束支传导阻滞图形的持续或非持续性室性心动过速，甚至可蜕变为室颤。患者多于 20～40 岁出现心律失常相关心悸、晕厥等表现，并常因运动、交感兴奋等诱因发作或加重。

随着右心心肌进行性丧失，右室室壁变薄、收缩功能下降，随后发生泵衰竭，患者可出现体循环淤血等右心功能不全表现；部分患者尚出现室壁瘤、附壁血栓等情况。此期患者超声心动出现右室扩张、流出道增宽，室壁收缩功能减低、无运动甚至反常运动。心脏增强磁共振成像除评估运动异常外，尚可出现肌纤维中断、脂肪浸润、延迟强化等心肌异常信号。终末期，病变累及室间隔或者左室，患者则表现为全心衰竭。

除典型 ARVC 以右室受累为主要表现外,尚有发病即表现为双心室受累及左室受累为主的亚型,有研究两者比例可达 56% 和 5%。例如 *DSP* 突变相关 Carvajal 综合征和 *JUP* 突变相关 Naxos 病。两者均有自幼出现的掌跖角化病(palmoplantar keratoderma)和毛发异常[如羊毛状发(woolly hair)],青少年时期便多出现明显心脏病变。*DSP* 突变者左室受累比例高达 80%,另有约 5% 为左室受累为主型,酷似扩张型心肌病表型。*JUP* 突变纯合子隐性遗传方式使其 100% 外显,心脏损伤亦更典型——Naxos 病患儿多有右室扩张及运动不良、典型室性心律失常,约 30% 出现左室受累。上述这些表型上的异质性使 ARVC 突破局限于右室的概念而被部分学者扩展为致心律失常性心肌病(arrhythmogenic cardiomyopathy,ACM)。

三、诊断与鉴别诊断

1. **诊断** 目前对 ARVC 的诊断主要依据 2010 年改良版 Task Force 诊断标准(revised Task Force Criteria,rTFC);其在 1994 年最初诊断标准(original Task Force Criteria,oTFC)的基础上在右室结构与功能、组织学、心电学、家族史与基因等方面将标准定量化,提高了诊断的灵敏度,并有利于对患病早期或高风险个体的评估,具体见表 10-4-2。

表 10-4-2 2010 年 ARVC 改良版 Task Force 诊断标准

2010-rTFC	检查项目	主要标准	次要标准
RV 结构和收缩功能同时存在下列证据:①运动评估②可定量的证据	超声心动图(2D)	• RV 节段性运动减低、反常运动或室壁瘤 • 同时存在舒张末期: ①胸骨旁长轴 RVOT≥32mm(体表面积矫正后 PLAX/BSA≥19mm/m²) ②胸骨旁短轴 RVOT≥36mm(PSAX/BSA≥21mm/m²) ③或面积变化分数≤33%	• RV 节段性运动减低或反常运动 • 同时存在舒张末期: ①胸骨旁长轴 29mm≤RVOT<32mm(16mm/m²≤PLAX/BSA<19mm/m²) ②胸骨旁短轴 32mm≤RVOT<36mm(18mm/m²≤PSAX/BSA<21mm/m²) ③或面积变化分数>33% 且≤40%
	心脏磁共振成像	• RV 节段性运动减低、反常运动、室壁瘤或 RV 收缩不同步 • 同时存在以下改变: ①舒张末期 RV 容积/BSA≥110mL/m²(男)、100mL/m²(女) ②或 RVEF≤40%	• RV 节段性运动减低、反常运动、室壁瘤或 RV 收缩不同步 • 同时存在以下改变: ①舒张末期 RV 容积/100mL/m²≤BSA<110mL/m²(男)、90mL/m²≤BSA<100mL/m²(女) ②或 40%<RVEF≤45%
	右室造影	• RV 节段性运动减低、反常运动或室壁瘤	-
组织学特点	心内膜活检	• 形态学分析显示剩余心肌<60%(或估测<50%),且伴≥1 个样本中 RV 游离壁纤维组织替代,伴或不伴脂肪组织替代	• 形态学分析显示剩余心肌 60%~75%(或估计 50%~65%),且伴≥1 个样本中 RV 游离壁纤维组织替代,伴或不伴脂肪组织替代

续表

2010-rTFC	检查项目	主要标准	次要标准
复极异常	心电图	• 患者年龄 14 岁以上，出现 $V_1 \sim V_3$ 或更多导联 TWI（无 C-RBBB QRS 时限 $\geqslant$120ms）	• 患者年龄 14 岁以上，出现 V_1、V_2 导联 TWI（且无 C-RBBB）或在 $V_4 \sim V_6$ • 或在 14 岁以上患者出现 $V_1 \sim V_4$ 导联 TWI 合并 C-RBBB
除极 / 传导异常	心电图 / 信号平均心电图	• 常规心电图：右胸前 $V_1 \sim V_3$ 导联记录到 Epsilon 波（在 QRS 波终末至 T 波起始处可重复的低波幅信号）	• 在常规心电图上 QRS 时限 $\geqslant$110ms，在信号平均心电图提示晚电位： ①滤波后 QRS 时限（fQRS）$\geqslant$114ms ②<40μV 的 QRS 终末波（低波幅信号时程）$\geqslant$38ms ③终末 40ms 的均方根电压 $\leqslant$20μV • $V_1 \sim V_3$ 导联 QRS 终末激活时限 $\geqslant$55ms（测量从 S 波底至 QRS 波结束，包括 R'，无 C-RBBB）
心律失常	心电图	• 呈 LBBB 型伴电轴向上为特征的持续或非持续性室速（QRS 波在 II、III 和 aVF 导联向下或双相，以及在 aVL 导联向上）	• RVOT 来源、LBBB、电轴向下或不确定的持续或非持续性室速（QRS 波在 II、III 及 aVF 导联向上且 aVL 导联向下） • 24h 动态心电图室性期前收缩>500 次
家族史		• 一级亲属符合 TFC 而确诊 ARVC • 一级亲属为手术病理或尸检确诊的 ARVC • 患者存在与 ARVC 相关或可能相关的突变位点	• 一级亲属可疑 ARVC 病史但无法评估是否符合 TFC • 一级亲属可疑 ARVC 发生早年猝死（<35 岁） • 二级亲属为经病理或 TFC 确认的 ARVC
评分结果	确定诊断：同时满足不同条目下 2 条主要标准，或 1 条主要标准及 2 条次要标准，或 4 条次要标准 临界诊断：同时满足不同条目下 1 条主要标准及 1 条次要标准，或 3 条次要标准 可能诊断：同时满足不同条目下 1 条主要标准或 2 条次要标准		

ARVC：致心律失常性右室心肌病；RV：右心室；RVOT：右室流出道；PLAX：胸骨旁长轴；PSAX：胸骨旁短轴；BSA：体表面积；RVEF：右室射血分数；TWI：T 波倒置；C-RBBB：完全性右束支传导阻滞；LBBB：左束支传导阻滞；rTFC：改良版 Task Force 的诊断标准。

2. 鉴别诊断

（1）ARVC 应与右室流出道特发性室性心动过速相鉴别，两者均可表现为以左束支传导阻滞、电轴向下为特点的室性心动过速。但后者无遗传因素参与，右室影像学、信号平均心电图及电生理检测诱发室速阳性率低，多预后良好，合并心律失常心肌病患者经介入治愈心律失常后心脏结构可恢复。Hoffmayer 等根据心电图特点为两者的鉴别建立评分系统，包括窦性心律及室速情况下 $V_1 \sim V_3$ 导联 T 波倒置（3 分）、I 导联 QRS 时限 $\geqslant$120ms 及 QRS 波顿挫（2 分）以及移行导联在 V_5 或以后（1 分）。该系统 5 分及以上可诊断 93% 的 ARVC，特发性室性心动过速评分低于 5 分，诊断的灵敏度及特异度分别为 84% 和 100%，阳性预测率及阴性预测率分别为 100% 和 91%。

（2）ARVC 应与结节病累及心脏导致炎症、肉芽肿样改变浸润右室相鉴别。心内膜心肌活检对鉴别两者有重要意义，但为有创性检查。心脏结节病早期多表现为传导阻滞等心律失常，并有纵隔肺门淋巴结肿大等心脏外结节病受累表现，可与 ARVC 鉴别。

（3）ARVC 应与扩张型心肌病鉴别，部分 ARVC 发展至左室或双心室受累时可出现 $V_4 \sim V_6$ 导联 T 波倒置、右束支传导阻滞样室性心动过速及左室射血分数下降等表现，此时应与扩张型心肌病鉴别。其他需与 ARVC 进行鉴别的疾病包括肺动脉高压、Brugada 综合征、Uhl's 畸形（又称羊皮纸样右心）等。

虽然家族性 ARVC 占全部病例 50% 以上，由于 ARVC 疾病表型多样性和基因外显率异质性，超声心动图对右室异常发现率也较低，许多家族性 ARVC 被误认为散发性从而导致诊断率降低，临床符合 ARVC 诊断标准的患者基因诊断的整体检出率约为 50%。2011 年 HRS/EHRA 离子通道病和心肌病基因检测的专家共识推荐对临床符合或疑诊 ARVC 诊断标准的患者进行全面 ARVC 基因检测、对相关亲属进行基因验证、有条件还应进行家系传递分析。其目的在于应用分子诊断对临床先证者进一步确认，同时识别家族中携带相关突变的成员，并进行危险分层。

四、晕厥与猝死风险的评估

以医院为中心统计的 ARVC 年平均病死率在 0.08%～3.6% 之间；而以社区为中心随访 ARVC 先证者及家系的平均年病死率小于 1%。ARVC 患者主要死于恶性心律失常事件和终末期心力衰竭。ARVC 患者发生心源性猝死（SCD）的机制主要是持续性室性心动过速、室颤导致的心搏骤停；室速可导致晕厥的机制包括快速心室率（多＞200 次/min）、心房心室间激动顺序丧失、心室间激动顺序异常和无效射血以及自主神经系统功能紊乱等。心律失常发作时，患者因心排血量骤减发生一过性全脑灌注减低、意识改变，表现为晕厥或先兆晕厥。ARVC 患者的晕厥、室性心律失常和 SCD 好发于青年人及运动员，对年轻患者须谨慎评估心律失常的风险。

目前存在较多争议的是依据电生理检查结果评估 ARVC 患者晕厥和猝死风险的意义。来自 Saguner 等和约翰斯·霍普金斯大学（Johns Hopkins University）的研究明确指出。电生理检查可诱发的室速，是预测心源性猝死、不稳定室速/室颤、晕厥和 ICD 指征的独立危险因素。而 Bhonsale 和 Corrado 等随访发现，ARVC 患者 ICD 放电转复成功率与术前电生理诱发与否无明确相关性，或存在多因素共同作用。目前推荐电生理检查可作为 ARVC 诊断及评估的方法之一（Ⅱa 类推荐）；心室程序刺激、心内膜电压标测可用于预测 ARVC 患者心律失常及预后风险（Ⅱb 类推荐）。

《2015 年欧洲致心律失常性右室心肌病/发育不良的治疗：国际专家组共识》对 17 个规模不一、随访时间不等的临床研究进行荟萃分析，总结出与 ARVC 患者发生 SCD 直接相关的高危因素（年风险＞10%）为心源性猝死生还、室颤或持续性室速导致心搏骤停、持续性室速及需要除颤干预的心律失常事件；中危（年风险 1%～10%）因素包括原因不明的晕厥、非持续性室速及严重心室功能受损等主要危险因素，男性、先证者、频发室性期前收缩、电生理可诱发室速、室颤、广泛 T 波倒置、右室纤维脂肪瘢痕区及复杂桥粒突变等次要因素；健康突变携带者为低危（年风险＜1%）人群。其中既往心搏骤停、持续性室速是再发致命性心律失常事件最重要的独立危险因素。

五、治疗与进展

对于 ARVC 尚无治愈手段,治疗的主要目标在于预防心源性猝死、降低心律失常发生率以及缓解心衰相关症状。

1. **生活方式改变及药物治疗**　通过限制高强度运动等生活方式的改变可能避免诱发恶性心律失常、延缓疾病的进展,因此是 ARVC 患者治疗的基石,推荐用于所有患者及基因突变携带者;对突变基因携带者因外显性与年龄相关而需要定期进行随访评估。β受体阻滞剂因可抑制交感神经异常活动、减少运动诱发的室性心律失常及延缓心衰进展而被推荐用于所有有临床症状的 ARVC 患者。索他洛尔和胺碘酮对 ARVC 合并的室性心律失常有效率高。抗心律失常药主要用于缓解室性心律失常相关的症状,多数情况下仅作为辅助治疗。当患者进展为心力衰竭时,则需要强化抗心衰药物治疗甚至进行心脏移植。

2. **射频消融治疗**　射频消融是治疗 ARVC 合并的心律失常的选择之一。根据三维电解剖标测技术识别病变心肌、模拟重建低电压瘢痕区,并进行导管消融以达到破坏折返环、消除室性心律失常的目的。近年有研究提出将心内膜、心外膜联合消融可提高成功率。但需要认识到的是,基于 ARVC 纤维瘢痕多灶性、进展性替代的特点,射频消融治疗室速的复发率较高,且不能预防心源性猝死和合并的心力衰竭。

3. **植入型心律转复除颤器(ICD)**　可预防 ARVC 患者室速、室颤造成的晕厥,是预防心搏骤停及心源性猝死的唯一充分有效的方法。关于 ICD 的有效性及安全性已有多项临床研究证明,如 Carrado 等进行的大型多中心临床研究随访发现,在植入 ICD 的 132 例患者中,有 32 例治疗了室速、室颤;在平均 36 个月的随访中,患者的生存率增加了 24%(无室速、室颤事件生存率为 72%,实际生存率为 96%,$P<0.001$)。ICD 植入作为二级预防用于 ARVC 患者已被明确列入指南。ICD 植入的适应证包括:既往发作室颤,既往发作血流动力学稳定或不稳定的室速,右心室、左心室或双心室收缩功能明显受损,以及具有晕厥等中危风险中主要危险因素的患者。与此同时,也应意识到 ICD 植入相关风险,如手术相关并发症、ICD 不适当放电及因误诊而植入 ICD 等,适应证应充分把握。

(何培欣　吴林)

参考文献

1. MARCUS FI, FONTAINE GH, GUIRAUDON G, et al. Right ventricular dysplasia: a report of 24 adult cases [J]. Circulation, 1982, 65(2): 384-398.

2. CORRADO D, LINK MS, CALKINS H. Arrhythmogenic Right Ventricular Cardiomyopathy[J]. N Engl J Med, 2017, 376(15): 1489-1490.

3. PINAMONTI B, BRUN F, MESTRONI L, et al. Arrhythmogenic right ventricular cardiomyopathy: From genetics to diagnostic and therapeutic challenges[J]. World J Cardiol, 2014, 6(12): 1234-1244.

4. DESHPANDE SR, HERMAN HK, QUIGLEY PC, et al. Arrhythmogenic Right Ventricular Cardiomyopathy/ Dysplasia(ARVC/D): Review of 16 Pediatric Cases and a Proposal of Modified Pediatric Criteria[J]. Pediatr Cardiol, 2016, 37(4): 646-655.

5. LAZZARINI E, JONGBLOED JD, PILICHOU K, et al. The ARVD/C genetic variants database: 2014 update [J]. Hum Mutat, 2015, 36(4): 403-410.

6. THIENE G, NAVA A, CORRADO D, et al. Right ventricular cardiomyopathy and sudden death in young people[J]. N Engl J Med, 1988, 318(3): 129-133.

7. GROENEWEG JA, BHONSALE A, JAMES CA, et al. Clinical Presentation, Long-Term Follow-Up, and Outcomes of 1001 Arrhythmogenic Right Ventricular Dysplasia/Cardiomyopathy Patients and Family Members[J]. Circ Cardiovasc Genet, 2015, 8(3): 437-446.

8. PROTONOTARIOS A, ANASTASAKIS A, PANAGIOTAKOS DB, et al. Arrhythmic risk assessment in genotyped families with arrhythmogenic right ventricular cardiomyopathy[J]. Europace, 2016, 18(4): 610-616.

9. PROTONOTARIOS N, TSATSOPOULOU A. Naxos disease and Carvajal syndrome: cardiocutaneous disorders that highlight the pathogenesis and broaden the spectrum of arrhythmogenic right ventricular cardiomyopathy[J]. Cardiovasc Pathol, 2004, 13(4): 185-194.

10. MARCUS FI, MCKENNA WJ, SHERRILL D, et al. Diagnosis of arrhythmogenic right ventricular cardiomyopathy/dysplasia: proposed modification of the task force criteria[J]. Circulation, 2010, 121(13): 1533-1541.

11. CORRADO D, WICHTER T, LINK MS, et al. Treatment of Arrhythmogenic Right Ventricular Cardiomyopathy/Dysplasia: An International Task Force Consensus Statement[J]. Circulation, 2015, 132 (5): 441-453.

12. SHEN WK, SHELDON RS, BENDITT DG, et al. 2017 ACC/AHA/HRS guideline for the evaluation and management of patients with syncope: A report of the American College of Cardiology/American Heart Association Task Force on Clinical Practice Guidelines and the Heart Rhythm Society[J]. Heart Rhythm, 2017, 14(8): e155-e217.

13. LINK MS, LAIDLAW D, POLONSKY B, et al. Ventricular arrhythmias in the North American multidisciplinary study of ARVC: predictors, characteristics, and treatment[J]. J Am Coll Cardiol, 2014, 64 (2): 119-125.

14. MARON BJ, UDELSON JE, BONOW RO, et al. Eligibility and Disqualification Recommendations for Competitive Athletes With Cardiovascular Abnormalities: Task Force 3: Hypertrophic Cardiomyopathy, Arrhythmogenic Right Ventricular Cardiomyopathy and Other Cardiomyopathies, and Myocarditis: A Scientific Statement From the American Heart Association and American College of Cardiology[J]. Circulation, 2015, 132(22): e273-e280.

第五节　左室致密化不全

【关键点】

1. 左室致密化不全多由基因变异所致，表现为特征性的非致密层和致密层双层心肌结构。

2. 患者症状表现多样，心力衰竭、心律失常和系统性血栓栓塞是三大主要症状。

3. 晕厥及猝死风险高，目前推荐参照扩张型心肌病风险预防指南进行预防。

4. 临床诊断为影像学技术所呈现的形态学诊断，诊断标准尚未达成共识。

5. 无特异性治疗方法，治疗措施的选择取决于患者临床表现。

一、病因、发病机制与遗传学特征

左室致密化不全（LVNC），也称为海绵状心肌或心肌窦状隙持续状态，是一种遗传相关的心肌病变，主要累及左室心尖部、侧壁及后壁。其典型特征是两层心肌结构：内层为异常增多的肌小梁构成的网状结构，称为非致密层心肌（noncompacted，NC），其间还存在与左室腔交错相通的小梁间隐窝；外层为变薄的致密层心肌（compacted，C）。这一异常结构影响了心肌的正常功能，从而导致一系列相关的临床表现。

确切的病因目前还不清楚,目前较为公认的观点认为 LVNC 与胚胎期心肌致密化过程停滞相关。正常胚胎发育早期(4 周末),心腔内的小梁层出现融合、相通并形成心壁内层疏松交织的海绵状肌性纤维网,即肌小梁,并通过小梁窦状间隙将心腔内的血液直接供给心肌。该阶段心肌收缩逐渐加强。5~8 周时,小梁窦状间隙被发育的心肌压缩并退变为毛细血管,称为肌小梁致密化,并与新生的冠脉血管构成冠脉循环系统。这一致密化过程自基底段向心尖部,心外膜向心内膜,间隔到侧壁逐渐完成。随着致密心肌细胞的快速增殖,该阶段的心肌收缩和舒张功能进一步加强。基因变异或其他原因导致致密化过程提前终止,使发育异常粗大的肌小梁和心腔内深陷的小梁间隐窝持续存在,而相应区域的致密心肌形成减少,最终导致 LVNC。这一假说也得到了转基因动物模型研究的支持。但也有研究提示,LVNC 并非独立的心肌病变,而是某些基因变异使得心室肌功能异常,心脏负荷增加,导致胚胎血窦的回归复原和左室肌小梁的形成。此外,有学者也提出了“非遗传缺陷”假说,Finster 等的病例报道显示,LVNC 患者既往超声心动图检查无异常,但数年后出现了致密化不全的征象。还有学者推测 LVNC 与扩张型心肌病(DCM)和肥厚型心肌病(HCM)等原发性心肌病有着共同的分子致病基础,因个体的遗传背景或环境因素等影响而表现出不同的临床疾病特征。

LVNC 在人群中的发生率为 0.05%～0.3%,是第三位最常见的心肌病。LVNC 可孤立存在,称为孤立性心室肌致密化不全(isolated noncompaction of ventricular myocardium,INVC),也可与其他先天性心脏畸形并存,如室间隔缺损、房间隔缺损、三尖瓣下移畸形又称埃布斯坦综合征(又称 Ebstein 畸形)、主动脉闭锁、法洛四联症等。此外,LVNC 的发病具有散发性和家族性两大特征。其中家族发病者占 18%～25%,而 LVNC 患者的无症状亲属中,至少 25% 存在多种超声心动图异常。且现有研究已证实,LVNC 存在常染色体显性遗传(成人)、X 连锁遗传、线粒体遗传(儿童)等多种遗传方式。目前发现多个基因变异可能和 LVNC 相关,包括编码肌小节(MYH7、ACTC、TNNT2)、细胞骨架蛋白(ZASP)及线粒体蛋白(TAZ)等的基因异常(表 10-5-1)。值得注意的是,这些基因变异还与多种心肌病、骨骼肌疾病、线粒体疾病相关,也解释了 LVNC 合并多种遗传性疾病的原因。但其确切的遗传学机制仍待进一步研究。目前尚未确定散发病例的致病基因见表 10-4-1。

2023 年 ESC 心肌病管理指南指出,LVNC 是否为一种独立的疾病存在争议,故未将其纳入心肌病分类中。

表 10-5-1　已报道的 LVNC 相关基因变异

基因	疾病	位置	人群
α- 肌萎缩蛋白(Dystrophin-α,DTNA)	LVNC 合并 CHD、肌营养不良	18q12	儿童
磷脂溶血磷脂转酰酶 Tafazzin(别名 G4.5,TAZ)	LVNC、DCM、Barth 综合征	Xq28	儿童
LIM 结构域结合蛋白(LDB3,Cypher/ZASP)	LVNC、DCM	10q22-q23.2	儿童、成人
核纤层蛋白(Lamin)A/C	LVNC、DCM、肌营养不良	1q22	儿童、成人
肌节蛋白突变包括下面三种:			
β- 肌球蛋白重链(MYH7)	HCM、DCM、LVNC	14q11.2-q13	成人
α- 心肌肌动蛋白(ACTC)	HCM、DCM、LVNC	15q11-q14	成人
心肌肌钙蛋白 T(TNNT2)	HCM、DCM、LVNC	1q32	成人

LVNC:左室致密化不全;CHD:先天性心脏病;DCM:扩张型心肌病;HCM:肥厚型心肌病。

二、临床表现

LVNC 患者的发病年龄差异大,幼年、成年,甚至老年时期均可发病,且临床表现多样。疾病初期多数患者无明显不适症状,病程进展阶段主要表现为渐进性的心力衰竭(HF)、心律失常和系统性血栓栓塞三大主要临床特征,恶性心律失常可导致晕厥甚至心源性猝死(SCD),常伴有胸痛、晕厥、阵发性呼吸困难、发绀等。严重患者生存期短,预后差。

1. **心力衰竭**　是 LVNC 最常见的就诊原因,约 50% 的患者可出现收缩和 / 或舒张功能不全。分别由心内膜下心肌缺血和微循环障碍,以及突出的肌小梁引起心肌舒张异常和心室充盈受限所引起。其中,收缩功能降低最为常见。此外,非致密层心肌(NC)和致密心肌(C)的机械失同步可能导致整体左室功能障碍。研究提示,LVNC 累及范围及NC/C 与心功能异常无明显相关性,故舒缩功能异常的机制可能比较复杂,尚需进一步研究。

2. **心律失常**　是 LVNC 患者常见的临床表现,可表现为多种类型的心律失常,或与肌小梁及左束支分支的连接不规则导致的心肌电生理不稳定性有关。不同年龄心律失常发作的频率和类型差异较大:典型的预激综合征和室性心动过速在儿童常见,而心房颤动和室性心律失常在成人患者的发生率分别为 25% 和 47%。此外,还可记录到阵发性室上性心动过速、左束或右束支传导阻滞、分支传导阻滞、房室传导阻滞和完全性心脏传导阻滞等。

3. **血栓栓塞**　由于患者心室内肌小梁间隐窝的存在,血液在此区域流速减慢淤滞,极易形成血栓。此外,血栓也可继发于心功能减低和房颤。最终导致脑栓塞、肺栓塞、肠系膜栓塞等严重的血栓栓塞事件。

4. **儿童患者**　LVNC 的儿童患者的病程中可呈现典型的波浪状表型,即出现长短不一的心室功能恢复期。幼儿和较小儿童还可表现为胸痛、发绀、晕厥、面部畸形(前额突出、双耳低置、斜视、高拱形腭及小颌畸形)、癫痫发作,以及生长发育停滞等。心脏检查可出现心音异常、杂音、心电图(ECG)和 / 或超声心动图异常等。

三、诊断与鉴别诊断

1. **诊断**　主要依靠影像技术,其中超声心动图最为常用,心脏磁共振成像(CMRI)、CT及左心室造影亦可作为 LVNC 的诊断工具。目前尚无统一的 LVNC 诊断标准。

(1)超声心动图:是首选的影像检查方法。目前,国际较公认的诊断标准有 4 种,分别由 Chin、Jenni、Stollberger 和 Paterick 等研究者提出的 California、Zurich、Vienna 和Milwaukee 诊断标准,其中应用最广泛的是 California 和 Zurich 诊断标准(表 10-5-2)。因两者的侧重点不同,如诊断过程中患者仅能满足其一,如何进行统一诊断目前还没有定论。除二维超声外,实时三维超声心动图和超声斑点追踪也可应用于 LVNC 的诊断,进一步识别非致密心肌和心肌组织的运动模式。但由于超声视野小、分辨率低,对心尖部病变清晰度差的局限性以及操作者的培训水平依赖性等,在部分患者难以作出全面而又准确的诊断,尤其是在老年人中,存在较高的误诊或漏诊率。

表 10-5-2 LVNC 超声心动图诊断标准

诊断标准	
California 标准	舒张末期 X/Y≤0.5（左室心尖部，胸骨旁短轴和心尖部切面）
Zurich 标准	左室存在显著肌小梁，主要分布于心尖部和下壁、侧壁的中间区域 两个层面的心肌：C（外膜）和 NC（内膜） 舒张末期 NC/C＞2 彩色多普勒超声可见心室与小梁间隐窝之间有血流交通 不合并其他心脏异常
Vienna 标准	舒张末期 NC/C＞2（心尖部，四腔心切面）
Milwaukee 标准	舒张末期短轴切面 NC/C＞2 即可诊断 LVNC 伴有上述特征的心室功能异常或心肌机械异常可诊断 LVNC 心肌病
补充诊断标准	NC 收缩期厚度＜8mm（可促使左室由正常心脏或存在心肌肥厚的心脏分化为 NC）

X：心外膜表面至小梁隐窝最深的距离；Y：心外膜表面至小梁峰顶的距离；C：致密层心肌；NC：非致密层心肌；Milwaukee 标准需在整个心动周期内多窗口、多切面对 C 和 NC 进行评估（胸骨正中或心尖短轴切面及心尖部两腔或四腔心长轴切面）。

（2）心脏可磁共振成像（CMRI）：因高清的心肌组织和空间分辨率及"一站式"的检查功能（不仅可直观检测非致密心肌，还可评估心肌缺血及纤维化程度及范围），CMRI 弥补了超声心动图的不足，成为目前 LVNC 诊断的"金标准"。迄今尚无公认的 CMRI 诊断标准，临床上广泛应用的是 Petersen 等于 2005 年提出的诊断标准（表 10-5-3）。

表 10-5-3 LVNC 的 CMRI 诊断标准

研究者	诊断标准
Petersen 等	两个心肌层，即 N 和 CN CN 中存在显著的肌小梁和较深的小梁隐窝 舒张末期 NC/C＞2.3
Jacquier 等	舒张末期 NC 质量＞左室总量的 20%
Grothoff 等	心室肌小梁的质量＞左室总量的 25% NC 质量＞15g/m²
赵世华等	舒张末期 NC/C＞2.5（国人中灵敏度和特异度分别为 94.4% 和 97.4%）

C：致密层心肌；NC：非致密层心肌。

因孤立性 LVNC 患者中心肌纤维化与左室收缩功能和临床严重程度独立相关，故评估心肌纤维化情况的 CMRI 钆心肌延迟强化（late gadolinium enhancement，LGE）可对患者的预后进行评估。但现有数据来自于小样本的短期研究，且结果也未统一。

（3）计算机断层成像（CT）：增强 CT 能够显示非致密化心肌的异常结构，并进行定量和定性评价左室功能。且 CT 在评价冠脉血管方面更有优势，可排除冠脉异常或疾病（图 10-4-1D）。目前尚无公认的 CT 诊断标准。但研究显示舒张末期 NC/C＞2.2，鉴别病理性非致密化不全的灵敏度和特异度分别为 100% 和 95%。

（4）左心室造影：不常规进行，但可用于非阻塞性冠脉疾病、左室功能减退及射血分数减低患者的诊断。对接受了无创检查的患者来说，左心室造影可提供更多的诊断信息。

（5）心内膜活检：无特异性组织学异常，尸检可发现多种严重形式的致密化不全（广泛存在的网状粗糙的肌小梁及海绵状交错的小肌肉束），其中缺乏发育良好的乳头肌或为最好的诊断依据。研究发现，患者可表现为心肌间质纤维化和心内膜纤维弹性组织增生。

（6）儿童患者的诊断：较为困难，因患儿配合差和较快心率导致的运动伪影，使得CMRI 成像的分辨率较差，肌小梁难以识别，故目前尚无 CMRI 诊断标准。Pignatelli 等提出，儿童超声心动图检查中 NC/C＞1.4 即可诊断，位于边缘值时，应对患儿进行管理，预防左室扩张及肌小梁间血栓和脑血管事件的出现。

（7）其他：除影像学检查外，心电图检查（ECG）也可为诊断提供辅助信息，心电图异常发生率可高达 94%，包括异常 Q 波、R 波递增不良、T 波导致及多种类型的心律失常。随着分子生物学、分子遗传学理论和技术在心血管疾病研究领域的应用，基因诊断和基因筛查已成为心肌病研究的方向。尽管已明确部分相关的致病基因变异，但这些基因变异同时也是其他类型心肌病（如 DCM 或 HCM 等）的致病候选基因。因此，仍需要结合影像学才可明确诊断。

2. 鉴别诊断　随着影像学技术的进步和临床医师的重视，漏诊率有所下降，但误诊率却明显提高。临床诊断中，需与多种疾病进行鉴别。

（1）DCM：两者间的鉴别诊断较为困难。患者均可出现心腔扩大、心脏质量增加、冠状动脉通畅和收缩功能低下；不同之处在于尽管部分 DCM 患者出现深陷隐窝的血管灌注，但两层心肌结构少见，且室壁无增厚，甚至变薄，心内膜多平滑。

（2）HCM（尤其是心尖肥厚型）：室壁肥厚，但无粗大的小梁及深陷的小梁隐窝。对比增强超声和稳态自由运动 MRI 成像可显示与心肌增厚区域相对应的肌小梁，对两者的正确鉴别诊断至关重要。

（3）高血压心脏病：可出现室壁增厚和左室粗大肌小梁，但影像学检查结果多不满足NC/C≥2。

（4）心内膜弹力纤维增生：成人少见，小儿多见，多因心功能不全而早亡；而 LVNC 多在成年人发病，有特征性的肌小梁粗大。

（5）假腱索和异常肌束：为不同长度和厚度的纤维肌性组织结构，连接左室侧壁或乳头肌至室间隔，多位于心尖部，超声心动图检查中常被误认为肌小梁。

（6）心肌炎：心肌炎可导致肌小梁形成的心肌重塑。其鉴别依据为：根据 Zurich 诊断标准，LVNC 不合并心肌炎等疾病；且 CMRI 可明确显示心肌炎的影像学改变（心肌水肿和典型的早期或晚期延迟增强改变）。

（7）其他：还应与嗜酸性粒细胞心肌病或心内膜纤维化导致的左室腔狭小，心尖部血栓或肿块等也可表现为与 LVNC 类似的影像学特征，临床中也需进行鉴别。

四、晕厥与猝死风险的评估

LVNC 患者具有较高的晕厥及猝死风险，大样本病例研究显示，由恶性室性心律失常事件导致的 SCD 约占 LVNC 总病死率的 50%。早期诊断及对高危患者的适当管理可有效预防恶性事件的发生。

目前关于 LVNC 患者发生晕厥和猝死的高危因素还没有完全明确，下列因素可增加总体死亡风险：发病年龄小、症状性心衰、永久 / 持续性房颤、左心室舒张末期内径、合并束支传导阻滞及神经肌肉疾病等。猝死的预防应参照 DCM 患者推荐 ICD 植入的指南要求，存在左室收缩功能减低、左室内径异常、室性心律失常,以及 SCD 家族史、既往晕厥或心搏骤停生还的患者 SCD 发生风险高,可考虑 ICD 植入治疗。

儿童患者中,与死亡风险明显相关的因素包括:发病年龄＞1 岁、心电图改变(ST 改变或 T 波倒置)以及合并面部畸形(前额突出、双耳低置、斜视、高拱形腭及小颌畸形)等。

五、治疗与进展

因尚未明确 LVNC 的致病原因和发病机制,因而也缺乏特异性的治疗方法。治疗措施的选择很大程度上依据患者的临床表现。

1. 一般治疗 心脏收缩功能障碍或舒张期内径增加的患者应避免职业性体育活动;无症状患者也应避免进行对抗性运动。怀孕并非禁忌,确诊 LVNC 的胎儿不是终止妊娠的指征。

2. 药物治疗 药物选择也与患者的临床表现相一致。合并 HF 的患者管理参考其他原因所致的 HF 管理措施。研究指出,β 受体阻滞剂减少 LVNC 患者的左室质量;卡维地洛或对左室功能恢复有益,可最终改善患者预后。合并非持续性室速的患者可进行抗心律失常药物治疗,包括 β 受体阻滞剂、胺碘酮或索他洛尔等。合并房颤、严重心肌收缩功能障碍(LVEF＜40%)、血栓栓塞病史或心房、心室中血栓形成的患者均应进行口服抗凝药治疗。目前多推荐华法林,尚无研究显示新型口服抗凝药的疗效更好。儿童则推荐阿司匹林(81mg)抗凝治疗。但需明确,药物治疗和干预仅能暂时缓解症状,不能遏止病情进展。

3. 有创治疗

(1)射频消融:合并室上性心动过速(如预激综合征、房室折返或房室结折返性心动过速,以及局灶性房性心动过速)和单形性室速的患者可推荐行射频消融治疗。合并房颤的成年患者,除口服抗凝治疗外,可考虑行肺静脉隔离治疗。但对 LVNC 患者是否接受 ICD 植入前的电生理检查,目前仍存在争议。

(2)ICD:《2008 年 ACC/AHA/HRS 心脏节律异常器械治疗指南》指出,ICD 植入对减少 LVNC 患者的 SCD 风险的应用是合理的。故推荐合并下列情况的患者行 ICD 植入的二级预防治疗,包括:有症状的室性心律失常、晕厥或心搏骤停史及左室收缩功能严重受损(LVEF＜35%)等。

(3)心脏再同步化治疗:合并中重度心衰和束支传导阻滞(尤其是左束支传导阻滞)的患者,可从心脏再同步化治疗中明显获益,包括左室功能的改善和左室重构的逆转作用。但以上数据均来自于小样本的短期研究,其长期有效性还需进一步评估。

(4)其他:小样本研究提示,左心交感神经节切除术或可作为室性心律失常控制不佳的辅助治疗;合并心动过缓(窦性心动过缓或房室传导阻滞)的患者可行起搏器植入治疗;合并巨大左室内径和 LVEF 降低的患者可行左室重塑术进行症状改善;终末期患者则可考虑行心室辅助装置或心脏移植治疗。

(刘霄燕 吴林)

参考文献

1. TOWBIN JA, LORTS A, JEFFERIES JL. Left ventricular non-compaction cardiomyopathy[J]. Lancet, 2015, 386(9995): 813-825.

2. FINSTERER J, STOLLBERGER C, TOWBIN JA. Left ventricular noncompaction cardiomyopathy: cardiac, neuromuscular, and genetic factors[J]. Nat Rev Cardiol, 2017, 14(4): 224-237.

3. HUSSEIN A, KARIMIANPOUR A, COLLIER P, et al. Isolated Noncompaction of the Left Ventricle in Adults[J]. J Am Coll Cardiol, 2015, 66(5): 578-585.

4. KLAASSEN S, PROBST S, OECHSLIN E, et al. Mutations in sarcomere protein genes in left ventricular noncompaction[J]. Circulation, 2008, 117(22): 2893-2901.

5. 赵世华, 于进超, 蒋世良, 等. 左心室心肌致密化不全的 MRI 诊断及与过度小梁化的鉴别诊断[J]. 中华放射学杂志, 2010, 44(7): 711-715.

6. PATERICK TE, UMLAND MM, JAN MF, et al. Left ventricular noncompaction: a 25-year odyssey[J]. J Am Soc Echocardiogr, 2012, 25(4): 363-375.

7. OECHSLIN EN, ATTENHOFER JOST CH, ROJAS JR, et al. Long-term follow-up of 34 adults with isolated left ventricular noncompaction: a distinct cardiomyopathy with poor prognosis[J]. J Am Coll Cardiol, 2000. 36(2): 493-500.

8. ZUCCARINO F, VOLLMER Ⅰ, SANCHEZ G, et al. Left ventricular noncompaction: imaging findings and diagnostic criteria[J]. AJR Am J Roentgenol, 2015, 204(5): W519-530.

9. EPSTEIN AE, DIMARCO JP, ELLENBOGEN KA, et al. ACC/AHA/HRS 2008 Guidelines for Device-Based Therapy of Cardiac Rhythm Abnormalities: a report of the American College of Cardiology/American Heart Association Task Force on Practice Guidelines (Writing Committee to Revise the ACC/AHA/NASPE 2002 Guideline Update for Implantation of Cardiac Pacemakers and Antiarrhythmia Devices): developed in collaboration with the American Association for Thoracic Surgery and Society of Thoracic Surgeons[J]. Circulation, 2008, 117(21): e350-e408.

10. ARBELO E, PROTONOTARIOS A, GIMENO JR, et al. ESC Scientific Document Group. 2023 ESC Guidelines for the management of cardiomyopathies[J]. Eur Heart J., 2023, 44(37): 3503-3626.

第十一章 特殊人群晕厥

第一节 儿童晕厥

【关键点】

1. 自主神经介导性晕厥是儿童晕厥最常见的基础疾病。

2. 充分认识自主神经介导性晕厥,重视心源性晕厥的识别,是儿童晕厥诊断的关键。

3. 遵守儿童晕厥诊断流程。

4. 自主神经介导性晕厥的治疗以非药物治疗为基础,强调基于患儿自身特点的个体化治疗。

一、概述

国内资料显示,20%～30% 的 5～18 岁儿童至少经历过 1 次晕厥。自主神经介导性晕厥是儿童晕厥最常见的基础疾病,占 70%～80%,其中 95% 为血管迷走性晕厥(VVS)及体位性心动过速综合征(POTS);心源性晕厥占 2%～3%,部分猝死风险较高;另约 20% 为不明原因晕厥。充分认识自主神经介导性晕厥,重视心源性晕厥的识别,是儿童晕厥诊断的关键。表 11-1-1 列出了目前儿童晕厥的病因分类。

表 11-1-1　儿童晕厥病因分类

自主神经介导性晕厥	情境性晕厥
血管迷走性晕厥(血管抑制型、心脏抑制型、混合型)	颈动脉窦综合征
体位性心动过速综合征	心源性晕厥
直立性低血压	心律失常(快速性心律失常、缓慢性心律失常)
直立性高血压	结构性心脏病
	不明原因晕厥

二、评估与诊断

1. **诊断流程**　目前根据我国儿童的特点以及多中心研究结果,将适合我国儿童晕厥的诊断流程总结如下(图 11-1-1)。

通过详细询问病史(表 11-1-2)、体格检查、卧立位血压及卧立位心电图检查可将患儿分为以下几种情况:①"明确诊断"。对于体位性心动过速综合征、直立性低血压以及直立性高血压可以通过直立不耐受的病史获得提示,在此基础上,如心电图正常、直立倾斜试验达到体位性心动过速综合征或直立性低血压或直立性高血压的阳性标准、药源性晕厥(用药史)等可以通过典型的病史进行诊断。②"提示性诊断"。病史、体格检查及心电图检查对于心肌病、肺动脉高压、发绀型先天性心脏病及某些心律失常等疾病可以"提示诊断",婴幼儿期起病、运动诱发晕厥、有器质性心脏病或猝死家族史以及心电图异常均提示患儿可能为心源性晕厥，其中由运动诱发的晕厥及心电图异常对心源性晕厥提示意义较强，对这些患者需根据具体情况，进一步选择下列某项或某些项检查：超声心动图、动态心电图、心脏电生理、心导管检查、心血管造影以及基因检测等，以期进一步明确诊断。③"不明原因晕厥"。通过详细询问病史、体格检查、卧立位血压及卧立位心电图检查不能明确诊断时，如果患者晕厥反复发作，且发作特点提示可能为自主神经介导性晕厥，则应进行直立倾斜试验（HUT）检查，有助于血管迷走性晕厥及其不同血流动力学类型（血管抑制型、心脏抑制型以及混合型）、体位性心动过速综合征、直立性低血压和直立性高血压等的诊断。④对于经过上述检查步骤仍然不能明确诊断者，应重新从病史、体检及辅助检查对患儿进行再次评价，必要时进行神经科或精神科医师评估。

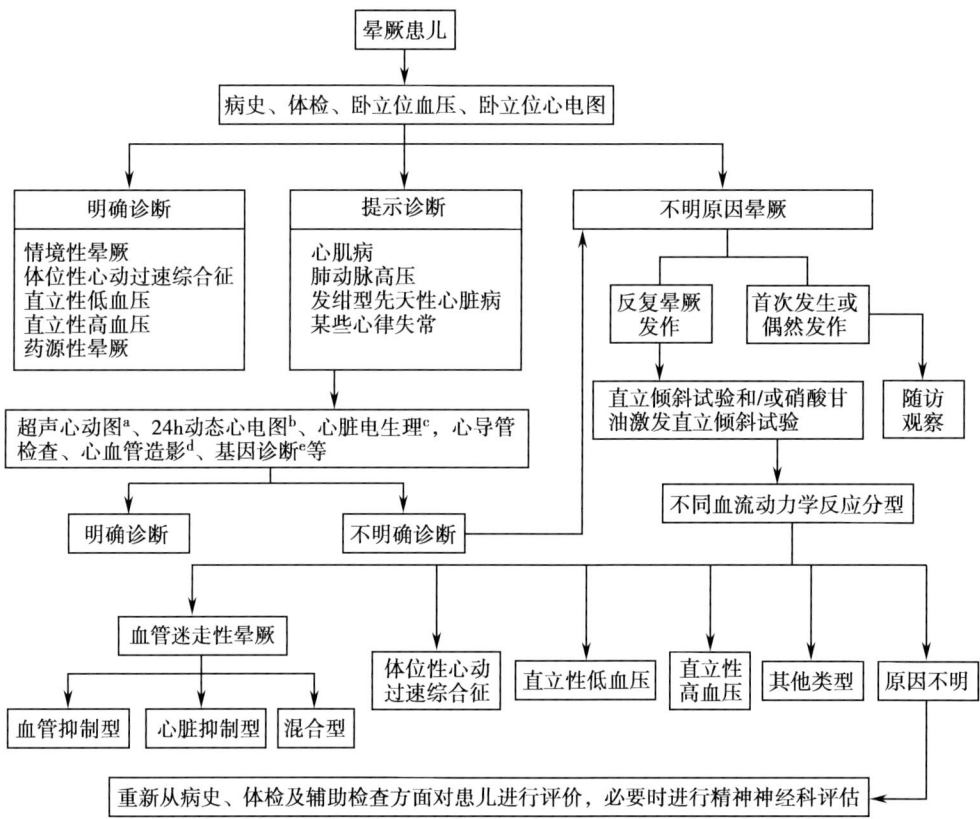

图 11-1-1 儿童晕厥的诊断程序

[a] 超声心动图：对于病史、体格检查或常规心电图提示器质性心脏病者，超声心动图常作为在晕厥患者中发现心脏结构及功能异常的筛选手段。[b]24h 动态心电图记录是寻找晕厥原因的常用方法。但由于晕厥发作的偶然性和难以预测性，常规 24h 监测，通常难以肯定或否定心律失常与晕厥的关系，需结合病史及其他检查综合判断。在监测中若发现无症状的窦性心动过缓、房室传导阻滞、非持续性室上性或室性心动过速，提示可能为潜在原因，对晕厥发作频繁儿童，动态心电图对诊断和鉴别诊断具有重要价值，有条件者可用事件监测仪或植入式循环记录仪。对于运动及情绪激动诱发晕厥的患儿应在动态心电图检查期间进行运动负荷试验以诱发潜在的心律失常，运动期间做好急救准备。[c]对怀疑病态窦房结综合征、房室传导异常和／或各种室性和室上性快速性心律失常的患者可进行心脏电生理检查明确诊断。[d]对于怀疑肺动脉高压或先天性心脏病，经超声心动图不能明确诊断的患儿可以考虑行心导管及心血管造影检查。[e]对于怀疑遗传性疾病的患儿，如离子通道病、部分心肌病及遗传代谢病，或有遗传性心脏病或猝死家族史的患儿可以行相应的基因检测协助明确诊断。

表 11-1-2　晕厥患儿病史鉴别要点

病史要点	自主神经介导性晕厥	心源性晕厥
发作前情况		
体位	立位多见	无规律
诱因	体位改变、持久站立、排尿、排便、精神紧张、闷热环境、饱餐等	常为剧烈运动、情绪激动也可在安静状态下
发作先兆	头晕、视物模糊、大汗、恶心、呕吐	无明显先兆，或自觉心悸
发作时情况		
跌倒方式	慢慢滑倒	突然猝倒
肤色	苍白	苍白或青紫
意识丧失持续时间	多在 5min 以内	多在数秒钟至 1min
肢体状况	肢体软，偶有肢体抖动	持续时间长者可伴有抽搐
发作后情况		
定向力障碍	无	无
外伤	少有	常见
二便失禁	少有	可有
发作频率	无规律	无规律
既往史		
器质性心脏病史	无	可有
猝死家族史	无	可有

2. 儿童自主神经介导性晕厥的诊断　此类疾病的共同诊断要点为：年长儿多见，多有持久站立或体位变化、精神紧张或恐惧、闷热环境等诱发因素，此外，不同疾病有其特殊诊断要点，具体如下。

（1）VVS 的临床诊断：①有晕厥表现。②当患儿在直立倾斜试验（HUT）中出现晕厥或晕厥先兆为阳性：a. 血压下降；b. 心率下降；c. 出现窦性停搏代之交界性逸搏心律；d. 一过性二度或二度以上房室传导阻滞及长达 3s 的心脏停搏。其中"血压下降"标准为收缩压≤80mmHg 或舒张压≤50mmHg 或平均血压下降≥25%；"心率下降"是指心动过缓：心率 4~6 岁＜75 次 /min，7~8 岁＜65 次 /min，8 岁以上＜60 次 /min。

（2）POTS 的临床诊断：直立后常出现直立不耐受症状，严重时可出现晕厥。平卧位时心率在正常范围，在直立试验或 HUT 的 10min 内心率较平卧位增加≥40 次 /min 和 / 或心率最大值达到标准（6~12 岁儿童≥130 次 /min，13~18 岁儿童≥125 次 /min）；同时收缩压下降幅度小于 20mmHg，舒张压下降幅度小于 10mmHg。

（3）直立性低血压的临床诊断：具有直立不耐受症状，严重时可出现晕厥。在直立试验或 HUT 的 3min 内血压较平卧位持续下降，收缩压下降幅度≥20mmHg，和 / 或舒张压持续下降幅度≥10mmHg。

（4）直立性高血压的临床诊断：具有直立不耐受症状，严重时可出现晕厥。在直立试验或 HUT 的 3min 内血压升高，收缩压增加≥20mmHg 和 / 或舒张压较平卧位增加幅度达到标准（6～12 岁儿童增幅≥25mmHg；13～18 岁儿童增幅≥20mmHg）；或者血压最大值达到标准（6～12 岁儿童≥130/90mmHg，13～18 岁儿童≥140/90mmHg）。

3. 儿童心源性晕厥的诊断　儿童常见的心源性晕厥的病因包括致流出道梗阻的结构性心脏病（如肥厚型心肌病、肺动脉高压等）及心律失常（如长 QT 间期综合征、儿茶酚胺敏感性多形性室性心动过速、预激综合征等）。超声心动图、动态心电图、运动负荷试验可作为心源性晕厥的初筛，必要时可考虑植入式循环记录仪、心内电生理检查、心血管造影及基因检测协助明确诊断。

三、防治策略

儿童晕厥的治疗建立在明确晕厥病因的基础上，对于心源性晕厥的患儿，明确病因后应针对原发疾病予以相应的治疗。自主神经介导性晕厥的治疗以非药物治疗为基础，强调基于患儿自身特点的个体化治疗，本书就儿童自主神经介导性晕厥的治疗详述如下。

1. VVS 治疗

（1）基础治疗

1）健康教育：普及晕厥相关知识并予以健康宣教，使患儿获得自我保护的基本知识和技能。包括：①避免诱因。让家长及患儿知晓 VVS 的常见发作诱因，如长时间站立、突然变换体位（如较长时间卧位、坐位或蹲位状态下突然起立）、闷热环境、持续运动后突然停止（如长跑后）、精神紧张（如疼痛刺激或医疗操作造成的紧张恐惧）等。另外，呕吐、腹泻、感染、青春期女童月经期间及应用某些可能降低血容量或血压的药物（如利尿剂）时更易发作。尽量让患儿避免暴露于常见的诱因；在不能完全避免诱因时注意保护患儿。②识别晕厥先兆并进行肢体增压动作。晕厥先兆是在晕厥发生前患儿出现的不适，常有头晕、胸闷、心悸、视物不清、听力下降、恶心、腹痛、呕吐、面色苍白或大汗淋漓等。先兆发生时应及时调整体位，如尽快调整为蹲位或坐位，有条件时可平卧休息，多数患儿能在短时间内缓解。另外，肢体增压动作可能在晕厥发生前通过增加外周静脉回流而避免晕厥或延迟晕厥发生。如长时间站立后可稍做屈膝动作、收缩腹肌或四肢肌肉等长收缩（双手紧握、屈肘、双腿交叉及足趾背屈）等。③保持心理健康。家长及医务人员应关注患儿的心理健康，多与患儿沟通，减轻心理负担，告知家长避免在患儿面前过分焦虑或恐慌，而应予以安慰和鼓励，必要时到儿童精神心理专科进行心理咨询或治疗。④适当体质锻炼。目前没有证据表明 VVS 患儿需要避免体育活动，适当活动有利于锻炼患儿四肢的肌肉泵功能，以不出现不适症状的运动为宜。

2）自主神经功能锻炼：①倾斜训练。双脚足跟离开墙壁 15cm，头枕部及后背上部靠在墙壁站立，家长看护下训练。站立时间以患儿耐受时间为佳，如从 5min 起，逐步增加至 20min，坚持 2 次 /d。②干毛巾擦拭。以质地柔软的干毛巾反复擦拭患儿双前臂内侧及双小腿内侧面，一个部位 5min，2 次 /d，以刺激外周神经，起到锻炼血管收缩及舒张功能的作用。

3）增加水和盐的摄入：建议保证每日充足的饮水量，达到保持尿色清亮的效果。适当增加食盐摄入量，或酌情应用口服补液盐治疗，大约 3 个月后进行评估。伴有高血压、肾脏疾病或者心功能不全的患儿不宜推荐应用。

（2）药物治疗：反复发作、有外伤的风险、非药物治疗疗效欠佳者可以考虑药物治疗。血流依赖的血管舒张反应＞8.85% 的患儿可首选盐酸米多君，HUT 中阳性反应前期心率增幅超过 30 次 /min 的患儿可考虑美托洛尔。

（3）起搏器治疗：反复晕厥发作伴有心脏停搏（>4s）者及心肺复苏幸存者,应在儿童心血管专业医师的建议下酌情考虑安装起搏器。

2. POTS 治疗

（1）基础治疗

1）健康教育：①避免诱因。避免使患儿持久站立以及由卧位或坐位快速变为直立位,避免应用可加重症状的药物（如去甲肾上腺素再摄取抑制剂）,避免感染和劳累。穿弹力袜可以减少外周静脉血容量而增加回心血量。②适当体质锻炼。建议为患儿制订规律的训练计划,保证每日在家长陪护下进行有氧运动,增加腿部肌肉的力量,以加强肌肉泵的功能。但应避免需要持久立位进行的运动。

2）自主神经功能锻炼：推荐用于 POTS 患儿,对心电图 QT 间期离散度大于 43ms 的患儿可能有效率更高,具体方法同 VVS 相应部分。

3）增加盐和水的摄入：建议对于 POTS 患儿,尤其是 24h 尿钠低于 124mmol 以及体重指数（body mass index,BMI）偏低的患儿增加盐和水的摄入。建议适当增加饮水及食盐摄入量或加用口服补液盐治疗。对于症状显著的患儿可以考虑静脉输注生理盐水以缓解症状。

（2）药物治疗：症状影响生活质量,非药物治疗效果欠佳,或有外伤风险时考虑。常用盐酸米多君及美托洛尔,标志物等预测指标有助于药物选择（表 11-1-3）。

表 11-1-3 儿童体位性心动过速综合征个体化治疗建议

治疗药物	疗效预测指标	预测有效界值	灵敏度 /%	特异度 /%
口服补液盐	24h 尿钠	<124mmol/L	93	77
口服补液盐	BMI	<18kg/m²	92	82.8
口服补液盐	MCHC	>347.5g/L	68.8	63.2
功能锻炼	QT 间期离散度	>43ms	90	60
美托洛尔	立位血浆 NE	>3.59pg/mL	77	92
美托洛尔	血浆 CNP	>32.55pg/mL	96	70
盐酸米多君	血浆 MR-proADM	>61.5pg/mL	100	72
盐酸米多君	红细胞 H_2S 产率	>27.1nmol/（min·10⁸ RBC）	79	78
盐酸米多君	FMD	>9.85%	74	80
盐酸米多君	血浆和肽素	>10.5pmol/L	86	76
盐酸米多君	直立倾斜试验血压变化	ΔSBP≤0mmHg 或 ΔDBP≤6.5mmHg	72	88

BMI: 体重指数; MCHC: 平均红细胞血红蛋白浓度; NE: 去甲肾上腺素; CNP: C 型利尿钠肽; MR-proADM: 肾上腺髓质素前体中段肽; H_2S: 硫化氢; RBC: 红细胞; FMD: 血流介导的血管舒张反应; ΔSBP: 直立倾斜试验中立位收缩压较卧位收缩压的增加值; ΔDBP: 直立倾斜试验中立位舒张压较卧位舒张压的增加值。

3. 治疗随访

儿童 VVS 及 POTS 多数预后良好,但需要规律随访。建议初次确诊、治疗后 1~3 个月内随访,之后根据患儿发作情况决定随访频率。随访内容包括症状发作频率和程度、治疗的依从性及药物耐受情况。研究表明,反复发作的症状是影响患儿生活质量的主要因素,疗效判断应以症状控制为主。不推荐以直立倾斜试验转阴作为治疗有效的判断指标。对于药物治疗的患儿,复诊时应测量血压及心率,行心电图检查,必要时复查动态心电图,以利于发现药物不良反应,指导调整用药方案。

（廖莹　杜军保）

参考文献

1. CHEN L, ZHANG Q, INGRID S, et al. Aetiologic and clinical characteristics of syncope in Chinese children ［J］. Acta Paediatrica, 2007, 96(10): 1505-1510.

2. CHEN L, LI X, TODD O, et al. A clinical manifestation-based prediction of haemodynamic patterns of orthostatic intolerance in children: a multi-centre study［J］. Cardiol Young, 2014, 24(4): 649-653.

3. ZHANG Q, ZHU L, WANG C, et al. Value of history taking in children and adolescents with cardiac syncope ［J］. Cardiol Young, 2013, 23(1): 54-60.

4. SHEN WK, SHELDON RS, BENDITT DG, et al. 2017 ACC/AHA/HRS guideline for the evaluation and management of patients with syncope: A report of the American College of Cardiology/American Heart Association Task Force on Clinical Practice Guidelines and the Heart Rhythm Society［J］. Heart Rhythm, 2017, 14(8): e155-e217.

5. 中华医学会儿科学分会心血管学组,《中华儿科杂志》编辑委员会,北京医学会儿科学分会心血管学组,等.儿童晕厥诊断指南(2016 年修订版)［J］.中华儿科杂志, 2016, 54(4): 246-250.

6. ZHAO J, HAN Z, ZHANG X, et al. A cross-sectional study on upright heart rate and BP changing characteristics: basic data for establishing diagnosis of postural orthostatic tachycardia syndrome and orthostatic hypertension［J］. BMJ Open, 2015, 5(6): e007356.

7. SHELDON RS, GRUBB BP, OLSHANSKY B, et al. 2015 Heart Rhythm Society expert consensus statement on the diagnosis and treatment of postural tachycardia syndrome, inappropriate sinus tachycardia, and vasovagal syncope［J］. Heart Rhythm, 2015 12(6): e41-63.

8. 刘文玲,胡大一,郭继鸿,等.晕厥诊断与治疗中国专家共识(2014 年更新版)［J］.中华内科杂志, 2014, 53(11): 916-925.

9. ANDERSON JB, CZOSEK RJ, KNILANS TK, et al. The effect of paediatric syncope on health-related quality of life［J］. Cardiol Young, 2012, 22(5): 583-588.

10. 丁异熠,王成,吴礼嘉,等.血管迷走性晕厥儿童的心理因素［J］.实用儿科临床杂志, 2010, 25(6): 437-439.

11. 杜军保,蔺婧.儿童血管迷走性晕厥的诊断与治疗［J］.中华实用儿科临床杂志, 2014, 29(1): 1-2.

12. CHU W, WANG C, WU L, et al. Oral rehydration salts: an effective choice for the treatment of children with vasovagal syncope［J］. Pediatr Cardiol, 2015, 36(4): 867-872.

13. QINGYOU Z, JUNBAO D, CHAOSHU T. The efficacy of midodrine hydrochloride in the treatment of children with vasovagal syncope［J］. J Pediatr, 2006, 149(6): 777-780.

14. 刘晓燕,王成,吴礼嘉,等.盐酸米多君对儿童血管迷走性晕厥的干预效果［J］.中华医学杂志, 2009, 89(28): 1951-1954.

15. 张清友,杜军保,甄京兰,等.血管迷走性晕厥儿童在直立倾斜试验中血流动力学变化及其对美托洛尔疗效的预测［J］.中华医学杂志, 2007, 87(18): 1260-1262.

16. SANATANI S, CHAU V, FOURNIER A, et al. Canadian Cardiovascular Society and Canadian Pediatric Cardiology Association Position Statement on the Approach to Syncope in the Pediatric Patient［J］. Can J Cardiol, 2017, 33(2): 189-198.

17. VAROSY PD, CHEN LY, MILLER AL, et al. Pacing as a treatment for reflex-mediated (vasovagal, situational, or carotid sinus hypersensitivity) syncope: A systematic review for the 2017 ACC/AHA/HRS guideline for the evaluation and management of patients with syncope: A report of the American College of Cardiology/American Heart Association Task Force on Clinical Practice Guidelines and the Heart Rhythm Society［J］. Heart Rhythm, 2017, 14(8): e255-e269.

18. LU W, YAN H, WU S, et al. Electrocardiography-derived predictors for therapeutic response to treatment in children with postural tachycardia syndrome[J]. J Pediatr, 2016, 176: 128-133.

19. ZHANG Q, LIAO Y, TANG C, et al. Twenty-four-hour urinary sodium excretion and postural orthostatic tachycardia syndrome[J]. J Pediatr, 2012, 161(2): 281-284.

20. Li H, Wang Y, Liu P, et al. Body mass index(BMI) is associated with the therapeutic response to oral rehydration solution in children with postural tachycardia syndrome[J]. Pediatr Cardiol, 2016, 37(7): 1313-1318.

21. LIN J, JIN H, DU J. Assessment of therapeutic biomarkers in the treatment of children with postural tachycardia syndrome and vasovagal syncope[J]. Cardiol Young, 2014, 24(5): 792-796.

22. 中华医学会儿科学分会心血管学组,《中华儿科杂志》编辑委员会, 北京医学会儿科学分会心血管学组, 等. 儿童血管迷走性晕厥及体位性心动过速综合征治疗专家共识[J]. 中华儿科杂志, 2018, 56(1): 6-9.

23. LU W, YAN H, WU S, et al. Hemocytometric measures predict the efficacy of oral rehydration for children with postural tachycardia syndrome[J]. J Pediatr, 2017, 187: 220-224.

24. ZHANG Q, CHEN X, LI J, et al. Orthostatic plasma norepinephrine level as a predictor for therapeutic response to metoprolol in children with postural tachycardia syndrome[J]. J Transl Med, 2014, 12(1): 249.

25. LIN J, HAN Z, LI H, et al. Plasma C-type natriuretic peptide as a predictor for therapeutic response to metoprolol in children with postural tachycardia syndrome[J]. PLos One, 2015, 10(3): e0121913.

26. ZHANG FW, LI XY, OCHS T, et al. Midregional pro-adrenomedullin as a predictor for therapeutic response to midodrine hydrochloride in children with postural orthostatic tachycardia syndrome. J Am Coll Cardiol, 2012, 60(4): 315-320.

27. YANG J, LI H, OCHS T, et al. Erythrocytic hydrogen sulfide production is increased in children with vasovagal syncope.J Pediatr. 2015, 166(4): 965-969.

28. LIAO Y, YANG J, ZHANG F, et al. Flow-mediated vasodilation as a predictor of therapeutic response to midodrine hydrochloride in children with postural orthostatic tachycardia syndrome[J]. Am J Cardiol, 2013, 112(6): 816-820.

29. ZHAO J, TANG C, JIN H, et al. Plasma copeptin and therapeutic effectiveness of midodrine hydrochloride on postural tachycardia syndrome in children[J]. J Pediatr, 2014, 165(2): 290-294.

30. DENG WJ, LIU YL, LIU AD, et al. Difference between supine and upright blood pressure associates to the efficacy of midodrine on postural orthostatic tachycardia syndrome(POTS) in children[J]. Pediatr Cardiol, 2014, 35: 719-725.

第二节 老 年 晕 厥

【关键点】

1. 由于年龄相关的心血管和自主神经功能的变化、液体储存的减少和多种疾病并存(以及与其相关的药物治疗)导致内环境稳态失衡, 使老年人容易发生晕厥。

2. 老年晕厥特点为: ①多种慢性疾病并存; ②多种药物合用; ③多种机制参与; ④致残率高。

一、概述

研究显示, 老年人晕厥的年发病率为 7%, 总患病率为 23%, 2 年复发率为 30%; 70 岁以上老年人晕厥发病率急剧上升, 70～79 岁和 80～89 岁占发病人数的 25% 和 22%。老年晕厥根据其病因学特点分为反射性晕厥、直立性低血压性晕厥和心源性晕厥。随着年龄的增加, 心源性晕厥的比例增高。

1. 反射性晕厥　包括血管迷走性晕厥、情境性晕厥、颈动脉窦性晕厥和其他晕厥。血管迷走性晕厥：是老年人最常见的原因，约占 66.6%，常伴有自主神经激活的前驱症状，如头晕、恶心、呕吐、脸色苍白、冷汗、听力减退、腹痛或有便意。诱发因素包括疲劳、睡眠不足、精神紧张、长时间站立、静脉穿刺等。情境性晕厥：主要与一些特殊情境相关，包括排尿、排便、咳嗽、大笑、进餐、运动等。颈动脉窦性晕厥：老年人常见，尤其是心脏抑制型，是由于颈总动脉压力感受器受刺激之故，如衣领过紧、刮胡子、突然转头、按压颈部等。其他晕厥：一些精神疾病如焦虑症、惊恐症和抑郁症也是通过血管迷走反射而引起晕厥。

2. 直立性低血压性晕厥　在老年人中的发生率为 6%～33%。最常见于老年体弱、脱水或容量不足的患者，亦见于应用利尿剂、β 受体阻滞剂、血管扩张药等药物的患者。有少数病例，其直立性低血压性晕厥与系统性疾病如淀粉样变性、神经系统疾病和糖尿病等导致的自主神经系统的损害有关。

3. 心源性晕厥　老年人心源性晕厥的发病率亦远高于年轻人，约占全部晕厥的 14.7%。

（1）急性心肌梗死：5%～12% 老年急性心肌梗死患者可表现为晕厥。亦有患者因急性冠状动脉痉挛引起心肌缺血导致晕厥发作。

（2）心律失常：病态窦房结综合征和室性心动过速是导致老年晕厥最常见的心律失常，发生率约为 22%。亦见于窦性心动过缓、窦性停搏、窦房传导阻滞、慢快综合征、心房颤动、二度Ⅱ型或三度房室传导阻滞等。

（3）流出道狭窄性心脏病：如肥厚型心肌病伴左室流出道狭窄及主动脉瓣狭窄疾病。

（4）肺动脉栓塞：尤其是大面积肺栓塞。

另外，脑源性短暂性意识丧失常被误诊为晕厥，占短暂性意识丧失原因的 3.6%。老年人短暂性脑缺血发作（TIA）远比年轻人要多，大约 6% 的 TIA 伴有短暂性意识丧失，伴有疲劳、共济失调和感觉异常等神经症状。

二、病理生理

人脑质量约占人体质量的 2%，但其耗氧量却占全身耗氧量 20% 左右。脑组织几乎无氧和葡萄糖储备，机体为维持正常的生理功能、保持意识清醒，必须依赖于大脑充分、连续的供血系统。老年人因衰老的过程中通过不同的生理机制导致大脑的氧供减少，机体对于血压的调节也有不同程度的减弱，导致晕厥在这一类人群中较易出现。当脑血流量降低至正常血流量的一半时，由于大脑反映意识部分的区域突然出现暂时性低灌注而导致晕厥的发生。老年晕厥的病理生理特点如下。

（1）年龄相关性的大动脉弹性降低、主动脉容积增大导致血管舒缩调节血压能力减弱。

（2）主动脉弓和颈动脉窦压力感受器敏感性随增龄而降低，表现为对低血压刺激的血管反应降低。

（3）随着年龄增长，肾素 - 血管紧张素 - 醛固酮系统活性降低、β 受体敏感性降低使老年人神经体液机制调节有效血容量的能力较差。当限制钠摄入时，肾脏保钠的能力受损，血浆基础肾素和醛固酮水平也降低，这些改变可能增加老年人易患直立性低血压和晕厥。

（4）肾血流量和肾小球滤过率降低，即使在心钠素增高时，其通过肾脏排钠、排水而发挥调节血容量作用仍然有限，而且老年人肾小管对加压素的反应性也降低，故加压素的升高对血压的调节作用被抵消。

（5）老年人由于肌肉萎缩，肌肉泵功能减弱，站立后大量血液滞留于下肢血管，影响回心血量和心排血量。

（6）由于老年人运动量减少或长期卧床，可引起血管张力下降，导致体位改变后血管无法正常收缩。

（7）摄入不足、高血糖引起的渗透性利尿等老年人常见的情况，也可造成血容量不足。

（8）疾病影响：多种疾病的共存状态增加了晕厥在老年人群中的发生概率。①神经源性疾病。自主神经病变（如糖尿病、淀粉样变性或自身免疫性神经病变）或中枢神经系统疾病（如帕金森病或多系统萎缩）；②非神经源性疾病。主要包括心脏损伤（如心肌梗死或主动脉瓣狭窄）、血容量减少（如脱水、失血）、心律失常（快速性和缓慢性心律失常）等导致心脏射血能力下降，脑灌注压降低，从而引发晕厥。

（9）药物影响：老年患者往往服用多种药物，有些药物可通过减少血容量、扩张血管或干扰正常神经反射诱发直立性低血压或晕厥。常见的药物有：α受体阻滞剂、β受体阻滞剂、钙通道阻滞剂、利尿剂、胰岛素、左旋多巴、单胺氧化酶抑制剂、三环类抗抑郁药、血管舒张剂及硝酸酯类。

三、评估与诊断

1. **初始评估** 引起老年晕厥的原因既可能是良性的，也可能是威胁生命的，主要原因包括直立性低血压、颈动脉窦性晕厥和心律失常等，而且相当多的老年晕厥可能是多病因所致。并存疾病之间导致晕厥可以是协同作用（如糖尿病肾病等），也可以是独立作用。因此，这时病史对于明确病因可以提供非常重要的信息。初始评估时认真询问病史、体格检查（包括卧位以及立位血压）和心电图检查等。详尽的问诊至关重要，应包括：①晕厥发作前的体位或活动等；②晕厥发作时有无恶心、呕吐、大汗等伴随症状；③发作结束时有无大小便失禁；④患者的既往史、家族史、服药史等，还包括目击者的描述。但是部分老年人因独居、记忆力减退、认知受损等客观原因，导致获取准确、详细的病史比较困难，难以做出准确的评估。因此，诊断时一方面要求严密监测，不放过任何可能导致晕厥的"蛛丝马迹"；另一方面要求多学科合作，及时沟通会诊结果，避免误诊、漏诊。

2. **进一步评估和诊断** 老年晕厥初始评估结束后，根据患者的临床表现和危险分层，在深入理解各种进一步检查措施的诊断和预后价值的基础上，选择进一步的诊断性检查，包括：①心脏结构、心肌供血、心脏电生理等一系列检查，如心肌标志物、超声心动图、冠状动脉CT检查、心电监测（动态心电图，必要时远程心电图监测或者植入式循环记录仪）以及电生理检查；②神经介导方面的检查，如直立倾斜试验等；③部分老年患者存在认知障碍，需要行精神疾病的量表评估；④神经系统的进一步检查，如脑电图、颅脑磁共振检查等。

对于缺乏器质性心脏疾病证据的老年晕厥患者来说，常见病因是直立性低血压性晕厥和反射性晕厥，但也有两者同时出现的情况。可进一步行直立倾斜试验、颈动脉窦按摩试验等检查。另外有一部分患者属于自主神经功能紊乱所导致的晕厥，如多系统萎缩症、单纯性自主神经衰竭、帕金森病等退行性疾病引起的自主神经功能严重紊乱，可进一步行自主神经评估。

对于已知有器质性心脏病存在的老年患者，包括心肌缺血、传导系统疾病、心脏瓣膜病、某些遗传性离子通道病（如长QT间期综合征、Brugada综合征）和心肌病等，可依据心脏疾病的严重程度选择下一步所需的检查，如选择超声心动图、动态心电图监测、冠状动脉造影和电生理检查等。此外，远程心电监测以及植入式心电监测有助于晕厥患者早期诊断。

四、防治策略

老年晕厥不仅常见，而且预后多属不良，因其心脏性原因多、原有基础疾病多、合并症多、服药多，而且心血管调节功能减退，外周自主神经功能减弱甚至丧失，所用药物的影响以及与药物间的相互作用，这些因素叠加可导致晕厥。因此，老年晕厥的防治策略必须针对病因，治疗的主要目标是预防晕厥的复发和降低晕厥的病死率，具体的防治措施依据晕厥的种类而定。

1. **反射性晕厥**　治疗措施包括：①健康教育；②尽量避免患者长时间的站立、闷热的环境、应对牙科等医疗操作等可能的诱因；③如有晕厥前驱症状要采取卧位，并且做肢体用力动作（如交叉腿、上肢和/或腹部收缩、下蹲）；④倾斜训练；⑤无高血压、心衰或尿潴留的晕厥患者可用盐酸米多君；⑥增加盐的摄入以扩充容量，穿及腰部的弹力袜增加静脉回流；⑦对盐和液体摄入疗效不佳的反复发作的晕厥患者可应用氟氢可的松；⑧可选用β受体阻滞剂、5-羟色胺选择性重摄取抑制剂；⑨对于药物无效并有心动过缓且反复发作晕厥的患者可考虑植入双腔起搏器。

2. **直立性低血压性晕厥**　治疗措施包括：①神经源性直立性低血压推荐急性补水作为急救治疗；②停用任何引起低血压的药物，然后增加盐的摄入以扩充容量；③睡眠时适当抬高头部，从床上或椅子上起立时应注意"慢动作"，避免长时间站立，穿弹力袜以增加静脉回流；④做肢体用力动作（如交叉腿、上肢和/或腹部收缩、下蹲）；⑤药物治疗：可用盐酸米多君、屈昔多巴、氟氢可的松、溴吡斯的明、奥曲肽；⑥加强预防晕厥的指导和教育。

3. **心源性晕厥**　治疗措施主要为治疗基础疾病。

（1）急性心肌梗死：根据病情选择冠状动脉介入治疗或者溶栓治疗；冠状动脉痉挛时，可选用非二氢吡啶类钙通道阻滞剂。

（2）心律失常：①缓慢性心律失常。排除药物引起的心动过缓，出现窦房结功能障碍、二度Ⅱ型房室传导阻滞、高度房室传导阻滞等缓慢性心律失常所导致的晕厥，需植入永久性心脏起搏器治疗。②快速性心律失常。阵发性室上性心动过速首选导管射频消融术治疗；室性心动过速可选择胺碘酮或者电复律，病情稳定亦可考虑射频消融术。

（3）心脏血流排出受阻：纠正解剖上的异常是首选方案。可以采用双腔起搏或室间隔心肌切除术，必要时可以应用植入型心律转复除颤器（ICD）。

总之，老年性晕厥治疗时，要综合考虑到老年人的以上特点，制订个体化的方案。

（贾国栋）

参考文献

1. CHEN LY, SHEN WK, MAHONEY DW, et al. Prevalence of syncope in a population aged more than 45 years[J]. Am J Med, 2006, 119(12): 1088.e1-e7.

2. SOTERIADES ES, EVANS JC, LARSON MG, et al. Incidence and prognosis of syncope[J]. N Engl J Med, 2002, 347(12): 878-885.

3. GRUBB BP, KARABIN B. Syncope: evaluation and management in the geriatric patient[J]. Clin Geriatr Med, 2012, 28: 717-728.

4. MATTHEWS IG, TRESHAMIA, PARRY SW. Syncope in the older person[J]. Cardiol Clin, 2015, 33(3): 411-421.

5. ANPALAHAN M, GIBSON S. The prevalence of Neurally Mediated Syncope in older patients presenting with unexplained falls[J]. Eur J Intern Med, 2012, 23: e48-e52.

6. MUSSI C, UNGAR A, SALVIOLI G, et al. Orthostatic hypotension as cause of syncope in patients older than 65 years admitted to emergency departments for transient loss of consciousness[J]. J Gerontol A Biol Sci Med Sci, 2009, 64: 801-806.

7. SHELDON R, ROSE S, CONNOLLY S, et al. Diagnostic criteria for vasovagal syncope based on quantitative history[J]. Eur Heart J, 2006, 27: 344-350.

8. DANTAS FG, CAVALCANTI AP, RODRIGUES MACIEL BD, et al. The role of EEG in patients with syncope[J]. J Clin Neurophysiol, 2012, 29: 55-57.

9. SAAL DP, THIJS RD, VAN DIJK JG. Tilt table testing in neurology and clinical neurophysiology[J]. Clin Neurophysiol, 2016, 127(2): 1022-1030.

10. SHANMUGAM N, LIEW R. The implantable loop recorder-an important addition to the armentarium in the management of unexplained syncope[J]. Ann Acad Med Singapore, 2012, 41: 115-124.

11. KOMATSU K, SUMIYOSHI M, ABE H, et al. Clinical characteristics of defecation syncope compared with micturition syncope[J]. Circ J, 2010, 74(2): 307-311.

12. SHELDON RS, MORILLO CA, KLINGENHEBEN T, et al. Age-dependent effect of β-blockers in preventing vasovagal syncope[J]. Circ Arrhythm Electrophysiol, 2012, 5: 920-926.

13. SCHLEIFER JW, SHEN WK. Vasovagal syncope: an update on the latest pharmacological therapies[J]. Expert Opin Pharmacother, 2015, 16(4): 501-513.

14. SHEN WK, SHELDON RS, BENDITT DG, et al. 2017 ACC/AHA/HRS guideline for the evaluation and management of patients with syncope: A report of the American College of Cardiology/American Heart Association Task Force on Clinical Practice Guidelines and the Heart Rhythm Society[J]. Heart Rhythm, 2017, 14(8): e155-e217.

第三节　成人先天性心脏病相关性晕厥

【关键点】

1. 随着外科手术及导管技术的发展，存活至成人的先天性心脏病患者越来越多；对于成人先天性心脏病，随着年龄的增长，在原有的畸形基础上，某些疾病可发展变化，使病情加重。

2. 成人先天性心脏病临床表现一般较重，可出现心衰、心律失常、发绀、晕厥等。

3. 成人先天性心脏病可合并其他心血管疾病，冠心病、高血压和心脏瓣膜病较为常见。合并存在的疾病使原有先天性心脏病的病理生理和临床表现发生变化。

4. 成人先天性心脏病患者可出现以晕厥为首发的临床表现。成人先天性心脏病患者发生晕厥的主要机制有心排血量不足、机械梗阻致血流减少、反射机制异常、心律失常导致血流动力学变化等。

5. 成人先天性心脏病主要有房间隔缺损、室间隔缺损、动脉导管未闭（patent ductus arteriosus，PDA）、肺动脉口狭窄、主动脉口狭窄、法洛四联症、三尖瓣下移畸形、冠状动脉瘘等。

6. 晕厥可作为成人先天性心脏病预后的重要因素之一，一旦发生晕厥，要及时治疗，其中包括已行手术或导管介入的患者。

7. 只要未发生严重肺动脉高压，均应考虑外科手术或经导管封堵术治疗，治疗的时机越早越好，手术时间越晚，病死率越高。

一、概述

晕厥是由于短暂的全脑组织缺血导致的短暂性意识丧失,特点为发生迅速的、短暂的、自限性的,并且能够完全恢复意识。《2017 ACC/AHA/HRS 指南:晕厥患者的评估和管理》强调了从两个方面评价晕厥的患者:一是找出确切的原因以便进行有效的、针对病理机制的治疗;二是识别患者的风险,这种风险常取决于潜在的疾病,而不是晕厥本身的机制。晕厥发生原因种类较多,机制不尽相同。在晕厥的分类和病理生理方面,心源性晕厥是导致晕厥的第二大原因。成人先天性心脏病(CHD)所导致的晕厥,往往提示心脏病的严重阶段,伴随着复杂畸形、病情严重、心律失常并发症等特点,成为患者发生晕厥不可忽视的一类疾病原因。本章节将阐述成人先天性心脏病相关性晕厥的临床特点和处理原则。

先天性心脏病是先天性畸形中最常见的一类,约占各种先天畸形的 28%,是指出生时就存在的心血管结构或者功能的异常,是胎儿时期由于心脏及大血管发育异常或者形成障碍以及出生后应当退化的组织未退化所引起的解剖结构异常。先天性心脏病发病率不容小觑,占出生活婴的 0.4%～1.0%,这意味着我国每年新增先天性心脏病患者 15 万～20 万。在儿童期接受了成功的姑息性或者根治性外科手术治疗者,大多可进入成人期。未接受手术治疗的患者,部分可进入成人期,即为成人先天性心脏病。

成人先天性心脏病患者随着年龄的增长,在原有的畸形基础上,某些病变可发展、变化,病情加重或者出现一些新的临床并发症。在儿童时期进行的外科手术,可导致部分患者心脏遗留瘢痕的形成直至成年,这些可形成心律失常发生的基础。先天性心脏病谱系很广,包括上百种具体分型,有些患者可以同时合并多种畸形,症状千差万别,最轻者可以终身无症状,重者可出现严重症状如缺氧、晕厥甚至休克。成人先天性心脏病可分为 3 类:①无分流型。常见的有主动脉缩窄,主动脉口狭窄,肺动脉狭窄等。②左向右分流型。常见的有房间隔缺损、室间隔缺损、动脉导管未闭。③右向左分流型。常见的有法洛四联症、三尖瓣下移畸形伴异常房间交通、艾森门格综合征(Eisenmenger syndrome)。随着年龄进展,成人先天性心脏病患者可合并其他心血管疾病,如高血压、冠心病和心脏瓣膜病等,使原有的先天性心脏病的病理生理和临床表现更为复杂和多样。

二、病理生理

成人先天性心脏病的种类很多,其临床表现主要取决于畸形的大小和复杂程度。先天性心脏病特别是法洛四联症、主动脉瓣狭窄等,会显著引起心排血量减少,从而造成全脑供血不足而发生晕厥。此类晕厥的特点是在用力时容易发生晕厥,经时短暂,前驱期及恢复期症状不明显。晕厥作为先天性心脏病的一种症状,通常为复杂而严重的畸形在出生不久后即可出现严重症状,甚至危及生命。需要注意的是,一些简单的畸形如室间隔缺损、动脉导管未闭等,早期可以没有明显症状,但疾病仍然会潜在地发展加重,可能在成年后出现以晕厥为首发的临床表现。

晕厥的发病基础是体循环血压下降,同时伴脑血流量减少,脑血流中断 6～8s 时就足以引起意识丧失。成人先天性心脏病引起晕厥的发生机制可能有很多因素参与。当血液循环的需求超过心脏代偿能力,心排血量不能相应增加时,患者就会出现脑血流量的较少,引起晕厥。另外,晕厥与左室流出道梗阻具有相关性,其发病机制可能为机械性梗阻导致血流减少。但有时晕厥并不只是心排血量减少所致,部分可能是因为反射机制异常,例如主动脉瓣狭窄时,晕厥的原因不仅是心排血量减少,可能部分是因为血管扩张和反射异常。此外,先天性心脏病继发的心律失常导致的心排血量较少也是引起晕厥的机制之一。

三、临床类型

1. 房间隔缺损 房间隔缺损(ASD)是成人中最常见的先天性心脏病,在成人先天性心脏病中约占30%,多见于女性患者,男女比为1∶(2~4)。房间隔缺损有不同的解剖类型,包括原发孔未闭(第一孔)、继发孔未闭(第二孔)、卵圆孔未闭(patent foramen ovale,PFO)等。最常见的房间隔缺损为继发孔未闭型缺损,约占80%,继发孔位于心房间隔的中部卵圆窝处,直径较大,常在1~3cm之间。未经手术治疗的房间隔缺损患者,一般可存活至成人期,20岁前很少死亡,40岁以后病死率增至约每年6%。

近年卵圆孔未闭的存在与不明原因晕厥的关系越来越受到重视。卵圆孔是胎儿时期自右心房流入左心房血液的孔道,出生后逐渐闭塞。若年龄大于3岁的幼儿卵圆孔仍未闭合者为卵圆孔未闭。在20%~25%的成人中,尚留下极小的裂隙,在正常情况下左心房的压力高于右心房,该活瓣关闭,不发生分流,因此无病理生理改变。根据国外统计,有10%~40%的PFO可发生缺血性脑卒中。PFO的检查方法较多,经食管超声较好,但为侵入性,患者不宜接受,目前主要通过经胸心脏彩色多普勒超声来实现。已有病例对照研究显示,在不明原因的脑缺血事件的人群中,PFO的发生率较普通人群高出3倍,伴有PFO的患者在经历一次症状性脑缺血事件后,再次脑卒中和短暂性脑缺血发作(TIA)的复合概率每年为3%。至于卵圆孔未闭引起晕厥的原因尚有争议。大多数认为与"反常栓塞(paradoxical embolism)"有关。遗憾的是,目前尚未发现栓子的证据。但从封堵治疗的效果来看,还是支持TIA与PFO有关。临床上"反常栓塞"又称"逆向栓塞"。一项研究显示,55岁以下的不明原因的脑卒中患者中,伴有PFO的达56%,明显高于对照组。因而认为PFO,特别是年轻的不明原因的TIA为其独立危险因素。一般情况下是左向右分流,但少数情况下如Valsalva动作或咳嗽等可致短暂性右心内压增高,引起一过性右向左的分流,这为"反常栓塞"提供了病理学基础。因此,只要未发生严重肺动脉高压,均主张考虑外科手术或者经导管封堵治疗,手术或者介入治疗的时间选择在20岁之前比较好。PFO引起脑卒中的可能机制还有:PFO相关房性心律失常致心房内血栓形成、PFO合并房间隔瘤(atrial septal aneurysm,ASA)、PFO相关的高凝状态等。

2. 室间隔缺损 室间隔缺损(VSD)在成人先天性心脏病中约占10%。根据缺损部位可分为室上嵴上型、室上嵴下型(膜部缺损,最常见)、隔瓣后型和肌部缺损。缺损较小者,预后较好。缺损较大者,如未经手术治疗,多在30岁前死亡。一般死于心衰、严重心律失常、反常性栓塞或感染性心内膜炎。由于左心室血液经缺损流入右心室,肺血管和肺动脉压力呈进行性增高,可发生艾森门格综合征,发生晕厥,甚至猝死。

VSD是成人先天性心脏病患者发生晕厥的主要病因之一,而晕厥多认为是猝死的先兆表现。其原因主要是由于发生左向右分流,导致心排血量降低,引起阿-斯综合征,脑血管和/或冠脉灌注不足、心肌缺血造成严重心律失常并血流动力学异常所致。在VSD患者的晕厥机制方面,除心排血量因素外,还有神经反射因素参与。其机制可能是:左向右分流或者右向左分流,引起心脏正常泵血和供血的异常,引起灌注下降,造成心肌缺血,因此便会诱发迷走神经反射而导致血流动力学异常,继而发生晕厥;同时也因右向左分流,导致左室内压力收缩及舒张双期持续增高而易诱发"牵张反射",导致不同程度、不同临床类型的"迷走反射"。VSD表现为晕厥的患者,也可为术后患者。研究显示,VSD患者术后心律失常的发生率为4.58%,其中主要为束支传导阻滞和交界性心律,少数为二度Ⅱ型甚至三度房室传导阻滞,这些均可引起心室无效收缩增加,使心排血量降低导致的出院后发生晕厥。

3. 动脉导管未闭　动脉导管未闭(PDA)是由于胎儿期连接肺动脉主干与降主动脉的动脉导管于出生后未闭塞所导致。在成人中的发生率比房间隔缺损和室间隔缺损少见。在我国,由于医疗条件和经济条件的限制,许多PDA患者直到成年症状严重时才就诊,此时往往已经合并严重的肺动脉高压,给治疗带来困难。PDA最常见的并发症为心力衰竭和感染性心内膜炎。发生肺动脉高压和艾森门格综合征以后,有发绀症状,很少引起晕厥。发生晕厥的患者,有可能是由于合并感染性心内膜炎引起的血栓栓塞,从而导致脑血流量急剧减少造成的。

国内相关报道显示,PDA合并重度肺动脉高压可导致反复黑矇、晕厥。此类患者超声显示PDA伴有重度肺动脉高压,这类患者长期的左向右分流增加了肺血流量,肺血管内皮功能受损并重构,使得肺血管阻力进行性增加,最终分流方向转变为右向左分流,形成艾森门格综合征,临床上出现发绀、黑矇等症状。晕厥是艾森门格综合征预后不良的标志之一。这类患者如强行关闭缺损,会进入类似特发性肺动脉高压的病理生理机制,加速右心衰竭的进展,预后更差,因此,手术不作为常规推荐。使用肺血管扩张药如5型磷酸二酯酶抑制剂及前列环素衍生物等,可能对有艾森门格综合征患者有益。此类患者长期耐受较好,但是生活质量欠佳。

4. 主动脉瓣狭窄　主动脉瓣狭窄(aorta stenosis, AS)是先天性结构异常(单叶式、二叶式、三叶式和四叶式等畸形)而引起的主动脉瓣口面积减少。最常见的是二瓣畸形,50%～60%的先天性主动脉瓣狭窄为二叶式。主动脉瓣狭窄畸形,可能出生时就有狭窄,或无狭窄。即使出生时无狭窄,由于瓣叶结构的异常,长期受到血流的不断冲击易引起瓣膜增厚、钙化、僵硬、纤维化,最终导致瓣膜狭窄。一般多在50岁后发病。主动脉瓣狭窄的病理生理改变主要是由于左室流出道梗阻导致左心室和主动脉之间收缩期明显的压力阶差。主动脉瓣狭窄后使收缩期左室阻力增大以及左室收缩功能增强,来提高跨瓣压力差,维持正常的排血量。轻度主动脉瓣狭窄不仅使心肌收缩力增强,又使心室壁应力维持正常,维持正常心排血量,是主动脉瓣狭窄的代偿期。严重主动脉瓣狭窄,左心室扩大,左心收缩功能受损,心排血量减少,低心排量可影响心脏冠脉血液灌注,如合并冠状动脉狭窄,更容易发生心肌缺血,从而导致心排血量进一步下降,从而影响全身血液灌注,最明显的是发生脑供血不足,而出现头晕甚至晕厥等表现。

在成人先天性心脏病中,引起晕厥的最常见原因为AS。合并晕厥的主动脉瓣狭窄瓣口面积多小于$1cm^2$,当机体需氧量增加,因心排血量受限不能满足脑供血要求而导致晕厥。AS导致晕厥的机制:一方面,左心室排血受阻,左心室收缩压增高,呈代偿性肥大,后期出现左心衰竭;另一方面,左心排血受阻使左心室跨瓣压差显著,冠状动脉灌注压降低,左心室肥大,心室收缩压升高和射血时间延长使心肌耗氧量增加,两者共同作用,导致心肌缺血和组织尤其是脑血管低灌注。当体力活动和情绪激动时,加重心脏负荷,表现为心绞痛、晕厥甚至猝死。

成人先天性主动脉瓣狭窄患者主要是解决有效瓣口面积、跨瓣压差和左心室肥厚问题。目前,手术换瓣是解决瓣膜狭窄最有效的方法。由于先天性主动脉瓣狭窄病史长,病理生理改变重,容易发生晕厥,猝死率较高,严重影响患者的生活质量。及时诊断和治疗,进行主动脉置换对患者非常重要。一旦发生晕厥,提示患者预后较差,应及时进行治疗。

5. 肺动脉口狭窄 肺动脉口狭窄是较为常见的一种先天性心脏病,占 8%～10%。主要有 3 种类型:瓣膜狭窄型,约占 75%;漏斗部型,右室流出道肥厚或者有隔膜造成流出道狭窄;肺动脉型,肺动脉主干狭窄,可合并分支狭窄。单纯肺动脉瓣狭窄在成人先天性心脏病中较为常见。一般肺动脉狭窄患者可活到成人期。右心室负荷增加是其主要的病理生理机制。成人肺动脉狭窄尤其是重度狭窄由于病史较长,右心室射血阻力增大,临床上会出现右心室肥厚,甚至会出现心肌的广泛纤维化。由于肺动脉狭窄主要发生右心衰竭,因此出现急性脑灌注不足、发生晕厥的情况临床上少见,文献中鲜有报道。

6. 法洛四联症 法洛四联症是成人最常见的发绀型先天性心脏病,占先天性心脏病的 10%～14%。包括肺动脉口狭窄、室间隔缺损、主动脉骑跨、右心室肥大 4 种畸形。严重狭窄的患者很难成活至成人期,大约 11% 的患者可活到 20 岁。发绀是本病的突出特点,运动时可有缺氧发作,表现为突发呼吸困难、发绀加重,严重时可出现晕厥。其发病机制为:右心室流出道狭窄程度的不同,心室水平可出现左向右、双向甚至右向左分流。肺动脉狭窄严重时,出现明显的右向左分流,临床出现明显的发绀。主动脉骑跨于两心室之上,主动脉除接受左心室的血液外,还直接接受一部分来自右心室的静脉血,输送到全身各部,因而出现发绀;同时因肺动脉狭窄,肺循环进行气体交换的血流减少,更加重了发绀的程度。由于缺氧,刺激骨髓代偿性产生过多的红细胞,血液黏稠度高,血流缓慢,可引起脑血栓。如果活动量增加时,心排血量可相对不足,引起脑血流量的急剧减少。这些都可导致脑供血不足,引起晕厥。

根据相关报道对晕厥的原因进行临床分析发现,发生晕厥的儿童中法洛四联症患儿约占 10%。而随着此病的确诊,患儿常进行手术治疗,或存活患者减少,因此成人在晕厥中所占比例显著下降。但是法洛四联症患儿一旦存活至成年,其发生晕厥的比例显著增高。因此,不管有无合并晕厥,年龄如何,都建议及时手术。成人法洛四联症因其病程长、右心室肥厚、心肌纤维化严重、心功能较差,病死率较高,其手术治疗和围手术期处理较婴幼儿困难。国内外文献报道,成人法洛四联症手术病死率为 4%～12%。

7. 三尖瓣下移畸形 三尖瓣下移畸形又称埃布斯坦综合征(Ebstein 畸形),是指三尖瓣隔瓣和 / 或后瓣偶尔连同前瓣下移附着于近心尖的右室壁上,占先天性心脏病的 0.5%～1.0%。合并房间隔缺损或者卵圆孔未闭时,右房血液分流至左心室,可出现发绀。若未合并其他畸形,大多数可活至成人期。在青春期一般无症状。部分患者可合并有预激综合征,可反复发作室上性心动过速,严重时可影响血流动力学稳定,引起晕厥,甚至猝死。

三尖瓣下移畸形是一种预后很差的先天性心脏病。有学者认为,本畸形的平均死亡年龄为 23～26 岁。一般来说,发绀、充血性心力衰竭、晕厥等症状出现愈早,预后愈差;有严重并发症者、三尖瓣畸形愈严重者,预后愈差。本病的主要死因为充血性心力衰竭,少数患者可因心律失常而猝死。出现晕厥症状,可能提示三尖瓣畸形的严重程度及可能合并有心律失常。外科手术一般宜尽早施行。对合并有房室旁路伴有反复发作室上性心动过速者,采用外科手术或导管消融阻断旁路的传导功能。

8. 冠状动脉瘘 冠状动脉瘘是左、右冠状动脉的主支或分支直接通入心腔、冠状静脉窦、肺动脉、肺静脉、上腔静脉或支气管血管。最常见的是右冠状动脉 - 右心室瘘,约占 25%。随着冠状动脉造影术的广泛开展,文献报道的冠状动脉瘘病例数日益增多,少数病例冠状动脉瘘可累及数支冠状动脉。冠状动脉瘘大多单独存在,但 25% 左右病例可与心脏间隔缺损、瓣膜疾病等先天性或后天性心脏病合并存在。

冠状动脉瘘最主要的病理生理学问题为冠状动脉"窃血现象"。当血流经过瘘口进入右心系统时，即血流由相对高压力的动脉系统注入低阻的静脉系统，导致心排血量相对减少，可诱发心肌缺血的产生。冠状动脉瘘的临床表现与瘘的部位、大小、多少、是否并存其他先天性心脏病、是否合并冠心病等因素有关，可表现为呼吸困难、胸痛、心绞痛、心律失常、感染性心内膜炎、晕厥等。冠状动脉瘘引起的晕厥机制主要是心排血量减少，进而影响脑组织血流灌注。冠状动脉瘘的临床表现多样，但少数可表现为晕厥，临床上要引起重视。

四、诊断和治疗策略

成人先天性心脏病患者发生晕厥时，可行超声心动图检查明确诊断。某些患者（冠状动脉先天畸形）可进行经食管超声心动图、CT 和 MRI 检查。因此，当患者发生晕厥时，可追问是否有心脏病史，结合超声心动图来基本排查先天性心脏病。另外，对心脏进行听诊也是快速有效的检查办法。特定的先天性心脏病往往有其特定的杂音，如室间隔缺损，可于胸骨第 3、4 肋间闻及响亮而粗糙的全收缩期反流性杂音；房间隔缺损可于胸骨左缘第 2 肋间闻及第二心音增强并伴有固定分裂，可伴有 II～III 级收缩期杂音等。胸部 X 线检查多可发现肺血流增多、多伴有心脏结构的改变。成人先天性心脏病不难诊断，如果发生晕厥症状，往往提示病情严重，治疗及预后也较差。

对出现晕厥症状的患者，只要情况允许，未发生如严重肺动脉高压等情况，应考虑外科手术或者导管介入治疗。虽然手术或者介入的时间选择越早越好，最好在成年之前，但是有相当一部分患者可能症状不明显或者非医学的原因直到出现晕厥才引起重视。20 岁以后手术者，存活率明显低于 20 岁之前。并且术后发生心衰、脑卒中、严重心律失常等的概率随着年龄明显上升。另有部分出现晕厥的患者因心脏病变较重，失去手术机会的，预后更差。

（赵韶盼　骆雷鸣）

参考文献

1. THE AMERICAN COLLEGE OF CARDIOLOGY FOUNDATION, AMERICAN HEART ASSOCIATION, HEART RHYTHM SOCIETY. 2017 ACC/AHA/HRS Guideline for the Evaluation and Management of Patients with Syncope[J]. J Am Coll Cardiol, 2017, 70(5): 620-663.
2. 波洛夫, 察尔德, 阿伯豪森(美). 成人先天性心脏病临床实践指南[M]. 北京: 人民军医出版社, 2010.
3. 董承琅, 陶寿淇, 陈灏珠. 实用心脏病学[M]. 4 版. 上海: 上海科学技术出版社, 2007.
4. MANN DL, ZIPES DP, LIBBY P, et al. Braunwald's heart disease: a textbook of cardiovascular medicine, tenth edition[M]. Elsevier, 2015.
5. 刘文玲, 胡大一, 郭继鸿, 等. 晕厥诊断与治疗中国专家共识(2014 年更新版)[J]. 中华内科杂志, 2014, 53(11): 916-925.
6. KAREN K, CRAIG S, WENDY M, et al. Chronic Heart Failure in Congenital Heart Disease. A Scientific Statement From the American Heart Association[J]. Circulation, 2016, 133: 770-801.
7. KAWASAKI T, SUGIHARA H. Vagal enhancement linking abnormal blood pressure response and subendocardial ischemia in hypertrophic cardiomyopathy[J]. Ann Noninvasive Electrocardiol, 2014, 19(11): 98-101.
8. MARVIN S, MEDOW PHD, JULIAN M, et al. Pathophysiology, diagnosis, and treatment of orthostatic

hypotension and vasovagal Syncope［J］. Cardiol Rev, 2008, 16（1）: 4-20.

9. 张云, 曾智. 卵圆孔未闭封堵治疗预防脑卒中的再认识［J］. 心血管病学进展, 2014, 35（3）: 275.

10. PASS RH, HIJAZI Z, HSU DT, et al. Multicenter USA Amplatzer patent ductus arteriosus occlusion device trial: initial and one year results［J］. J Am Coll Cardiol, 2004, 449（3）: 513-519.

11. 中国医师协会心血管内科分会先心病工作委员会. 常见先天性心脏病介入治疗中国专家共识［J］. 介入放射学杂志, 2011, 20（3）: 172-176.

12. AIRAN B, CHOUDHARY SK, KUMAR HV, et al. Total transatrial correction of tetralogy of Fallot: no outflow patch technique［J］. Ann Thorac Surg, 2006, 82（4）: 1316-1321.

13. CHIU CZ, SHYU KG, CHENG JJ, et al. Angiographic and clinical manifestations of coronary fistulas in Chinese people: 15-year experience［J］.Circulation J, 2008, 72（8）: 1242-1248.

14. SAID SA. Current characteristics of congenital coronary artery fistulas in adults: A decade of global experience［J］. World J Cardiol, 2011, 3（8）: 267-277.

15. FRATZ S, CHUNG T, GREIL GF, et al. Guidelines and protocols for cardiovascular magnetic resonance in children and adults with congenital heart disease: SCMR expert consensus group on congenital heart disease ［J］. J Cardiovasc Magn Reson, 2013, 15（1）: 51.

16. QURESHI SA, HILDICK-SMITH D, DE GIOVANNI J, et al. Adult congenital heart disease interventions: recommendations from a Joint Working Group of the British Congenital Cardiac Association, British Cardiovascular Intervention Society, and the British Cardiovascular Society［J］. Cardiol Young, 2013, 23（1）: 68-74.

17. WARNES CA, WILLIAMS RG, BASHORE TM, et al. ACC/AHA 2008 Guidelines for the Management of Adults With Congenital Heart Disease: Executive Summary［J］. Circulation, 2012, 118（23）: 2397-2447.

第四节　运动员晕厥

【关键点】

1. 运动员晕厥主要与迷走神经激活有关, 基础心脏疾病增加运动员不良事件发生风险。

2. 运动员晕厥需要明确晕厥发生的时间, 运动后晕厥常常为良性, 运动过程中晕厥多为心源性。

3. 运动员晕厥需要评估直立性低血压和潜在心血管疾病的证据。

4. 非心源性晕厥运动员经治疗后可以考虑恢复体育活动, 而心源性晕厥运动员存在心源性猝死风险, 不应继续参加体育活动。

一、概述

晕厥主要表现为突发、短暂、完全性意识丧失, 导致不能维持姿势性张力, 并且能迅速自行恢复, 其机制可能是大脑低灌注。运动员可以定义为从事规律的剧烈训练的人群（如运动时间＞150min/周）, 技能锻炼、体育运动或参加需要体能、柔韧性和耐力比赛的人群。运动员发生的晕厥主要与迷走神经激活有关, 但基础心脏疾病可使运动员发生不良事件风险增加。研究显示, 在9～18岁的500名优秀运动员中, 晕厥的发生率为6.8%。在年轻运动员中, 心源性晕厥在运动相关死亡中占75%。发生在运动后的晕厥常常为良性, 可能与腹部静脉充血有关。然而, 运动过程中的晕厥多为心源性晕厥, 可导致心源性猝死。美国35岁以下运动员主要的死亡原因是肥厚型心肌病, 其次是冠状动脉异常、致密化不全、心肌炎以及致心律失常性右室心肌病; 在35岁以上运动员猝死中, 冠状动脉粥样硬化是最常见的原因。

运动员晕厥可能是心源性猝死的先兆,发生晕厥后需要对该运动员进行详细的评估。首先,需要记录详细的病史,包括晕厥事件的具体细节及旁观者描述;其次,进行仔细的体格检查以及诊断性检查。同时需要鉴别运动后晕厥及运动期间晕厥,明确晕厥的原因是心源性还是非心源性,并进行适当的针对性治疗。非心源性晕厥运动员经充分治疗后可以考虑恢复体育活动,而心源性晕厥运动员因其有心源性猝死风险,不应继续参加体育活动。

二、常见病因及发病机制

运动员晕厥大致分为心源性晕厥和非心源性晕厥。运动过程中发生的晕厥通常与心血管疾病有关,例如:肥厚型心肌病(HCM)、长 QT 间期综合征、预激综合征、致心律失常性右室心肌病(ARVC)、心室肌致密化不全、症状性二尖瓣脱垂、马方综合征、先天性冠状动脉异常等。运动过程中发生反射性晕厥比较罕见,但仍然可能发生。运动期间骨骼肌血管强烈舒张以及功能性的交感活动抑制可以通过降低交感缩血管神经的活动,引起低血压,从而进一步导致晕厥。

非心源性晕厥分为反射性晕厥以及直立性低血压性晕厥,其中反射性晕厥更为常见。血管减压反射性晕厥是运动员晕厥的一个常见原因,主要发生在运动后,但也可能发生在运动期间。在运动过程中,持续性心排血量增加需要前负荷增加来维持,因此,外周肌肉活动推动静脉血液回流到心脏,因此称为肌肉泵。当运动突然停止,即肌肉泵停止活动,静脉回心血量与左心室舒张末期容积下降,每搏输出量和心排血量也随之下降,而且心脏充盈减少时,儿茶酚胺浓度升高,引起的心肌收缩力增加可能导致心室壁内的化学和机械感受器激活,通过减压反射引起低血压和心动过缓,从而导致运动后晕厥。Christou 等研究发现,运动员直立位时发生非心源性晕厥的主要机制可能与外周血管阻力下降有关。也有学者认为,血管内皮细胞过度激活可能是运动员血管迷走性晕厥的一个重要触发因素。

三、评估与诊断

《2017 ACC/AHA/HRS 晕厥诊断与处理指南》建议由经验丰富的评估者完成完整的病例和详细的体格检查,包括评估直立性低血压和潜在心血管疾病的证据。对于晕厥发作,首先应通过个人史和家族史来评估诱发因素和是否为良性病因,特别是容量耗竭和迷走张力增高。应该了解患者的伴随疾病,尤其是病毒感染史,同时记录心电图。竞技体育运动员发生的晕厥需要评估其潜在致命病因,特别评价是否存在 HCM、LQTS、预激综合征、ARVC、左室致密化不全等高危因素的证据。需要进一步评估任何一项可疑的心血管疾病,对于存在家族史的患者建议进行家庭咨询或基因检测。对于那些怀疑心源性晕厥的运动员,评估心电图、直立倾斜试验,根据临床情况安排影像学检查,影像学检查包括心脏超声或 MRI。除非有禁忌证,建议患者进行运动负荷试验。对于无法解释的反复发作性晕厥,如果可能,可以进行长程心电监测。

1. **病史** 询问病史的关键是明确晕厥发生的时间,鉴别晕厥发生在运动后、运动期间还是其他时间。除了询问患者外,还需要询问晕厥时在场的所有旁观者及家属,有无典型的脱水或血管迷走性晕厥的临床特点。晕厥发生时的具体细节也有助于明确病因,例如胸部受到钝器的损伤可导致心室颤动和心源性猝死(心脏震荡综合征),在美国运动员心源性猝死中占3%;外界刺激因素,包括大声喧哗或冷水刺激,与长 QT 间期综合征所致晕厥有关。了解晕厥前驱症状也十分必要,心悸(提示心律失常)、胸痛(提示缺血、主动脉夹层)、恶心(提示缺血、高水平的迷走神经活动或低钠血症)。除了对晕厥事件的细节外,应该对患者病史进行仔细评估,糖尿病、高血压和高血脂均是冠心病的危险因素,也需要询问患者的饮酒史、吸烟史及用药史,大环内酯类抗生素、抗组胺药以及一些提高运动成绩的药物(例如促生长激素、安非他命类物质)均与晕厥有关,对于发生晕厥的运动员需要仔细询问有无相关用药史。家族史也有助于明确病因,详细询问其有无心源性猝死或不明原因死亡的家属,从而获得完整而详细的家族史。

2. **体格检查**　体格检查包括安静 3～5min 后心率及血压的测量。触诊包括脉搏检查和胸部触诊,应分别在蹲位/站立位和行 Valsalva 动作时进行心脏听诊,肥厚型心肌病伴流出道梗阻时可在胸骨左缘下段闻及收缩中期或晚期喷射性杂音,站立位、做 Valsalva 动作、体力活动后可使该杂音增强。ARVC、左室致密化不全患者体格检查会发现心界扩大的体征。此外,对疑似神经源性晕厥,应进行完整的神经系统检查,例如患者认知和语言、视野、运动强度、感觉、震颤和步态的异常均提示神经系统疾病。

对于那些有疑似心血管病因的晕厥,需要对其进行进一步的评估。评估方式包括心电图以及影像学检查。

3. **心电图**　12 导联心电图是运动员晕厥评估的一个重要工具,可以发现窦性心动过缓、心脏传导阻滞、左心室肥厚、T 波异常和早期复极等异常表现。然而,运动员经常出现不同于普通人群的心电图特征。Pelliccia 等通过对 1 005 名运动员行心电图检查发现,40%运动员可以表现为心电图异常,包括左心室肥厚相关的高电压、T 波倒置、心电轴左偏或右偏、一度房室传导阻滞和 QRS 时限延长等。V_1～V_3 导联 T 波倒置是大多数无症状运动员进行强化训练后的常见心电图表现。然而,在长期随访过程中,T 波倒置的运动员中 6% 可以发展为心肌病。肥厚型心肌病的心电图主要表现为左室肥厚相关的高电压,但是正常运动员心电图也会出现类似表现,故诊断较为困难。超过 85% 致心律失常性右室心肌病患者可出现 V_1～V_3 导联 T 波倒置,且 30% 左右患者心电图会发现 Epsilon 波。尽管运动员心脏也可出现 V_1～V_3 导联 T 波倒置,但其在运动期间可以恢复正常,而致心律失常性右室心肌病患者在运动期间 T 波仍然倒置。

4. **直立倾斜试验**　直立倾斜试验常用于诊断反射性晕厥,本书前面章节已有详细论述。但是在运动员中这些检查灵敏度较低。Christou 等发现,基于血流动力学标准的一种新的分层方法(如加入心脏指数、总外周阻力指数)可以提高直立倾斜试验对诊断运动员反射性晕厥的灵敏度。对于不明原因晕厥患者,直立倾斜试验的阳性率为 50%～75%,而在不明原因晕厥的运动员中,直立倾斜试验的阳性率接近 100%。鉴于直立倾斜试验灵敏度较高,而特异度较低,故对直立倾斜试验阳性结果应慎重考虑和解读,不应作为运动员患者诊断的主要依据。

5. **超声心动图**　超声心动图可以发现心脏结构异常,可以用来明确左右心室大小、功能以及壁厚度、瓣膜功能、主动脉根部扩张、冠状动脉起源异常、肺动脉压力等,可用来诊断各种器质性心脏病,如各种类型原发型心肌病、缺血导致的左室节段性运动或缺血性心肌病,主动脉瓣狭窄、先天性心脏病等。高强度的体育锻炼也可导致心脏结构改变,包括左心室容积、室壁厚度和质量增加,因此,心脏超声检查要用于鉴别肥厚型心肌病和运动员心脏。一项荟萃分析研究发现,力量训练运动员的平均左室间隔厚度大于耐力运动员,两者均大于对照组(11.8mm *vs.* 10.5mm *vs.* 8.8mm);运动员活动停止后,左心室壁厚度减少 2～

5mm 提示运动员心脏,而不是肥厚型心肌病,同时心室舒张功能的测定也有助于对其进行鉴别。如果超声心电图仍不能鉴别,可以考虑进行静息或运动状态下磁共振成像。

四、防治策略

到目前为止,在竞技运动员合并各种心血管疾病的治疗中,还没有关于何时重返运动场的具体推荐。反射性晕厥患者的治疗方式取决于症状的发作频率和严重程度、有无前驱症状、患者参加运动的期望,反射性晕厥总体预后较好,阿替洛尔、丙吡胺对其治疗有效,经过充分治疗后如果无再次发作,可以考虑重返运动场。但是肥厚型心肌病、儿茶酚胺敏感性多形性室性心动过速、长 QT 间期综合征和致心律失常性右室心肌病患者一旦确诊不应该继续参加竞技体育运动。不明原因晕厥的运动员(没有明确的心脏结构异常或分子诊断证据)不应参加高危险性体育运动。对于预激综合征运动员,首选导管消融旁道。导管消融治疗后,只要患者无症状且心电图正常,大多数运动员是可以在 1 周内恢复比赛。存在心源性猝死家族史、晕厥、非持续性室性心动过速、严重左心室肥厚的肥厚型心肌病患者,需要使用植入型心律转复除颤器(ICD)。对长 QT 间期综合征来说,β 受体阻滞剂是首选治疗,如果 β 受体阻滞剂治疗后仍有发作,应进行 ICD 植入或左心交感神经切除术。

(刘彤 雷鸣)

参考文献

1. MARONBJ, UDELSON JE, BONOW RO, et al. Eligibility and Disqualification Recommendations for Competitive Athletes With Cardiovascular Abnormalities: Task Force 3: Hypertrophic Cardiomyopathy, Arrhythmogenic Right Ventricular Cardiomyopathy and Other Cardiomyopathies, and Myocarditis: A Scientific Statement From the American Heart Association and American College of Cardiology[J].J Am Coll Cardiol, 2015, 66(21): 2362-2371.

2. KOMOLYATOVAVN, MAKAROV LM, FEDINA NN, et al. Syncope in Young Elite Athletes[J]. Kardiologiia, 2016, 56(2): 47-51.

3. MARONBJ, DOERER JJ, HAAS TS, et al. Sudden deaths in young competitive athletes: analysis of 1866 deaths in the United States, 1980-2006[J]. Circulation, 2009, 119(8): 1085-1092.

4. BURKEAP, FARK A, VIRMANI R, et al. Sports-related and non-sports-related sudden cardiac death in young adults[J]. Am Heart J, 1991, 121(2 Pt 1): 568-575.

5. O'CONNOR FG, ORISCELLO RG, LEVINE BD. Exercise-related syncope in the young athlete: reassurance, restriction or referral? [J]. Am Fam Physician, 1999, 60(7): 2001-2008.

6. CHRISTOU GA, CHRISTOU KA, CHRISTOU EA, et al. Can Noncardiac Syncope Occur during Exercise? [J]. Cardiology, 2017, 138(3): 159-163.

7. MOYA A, SUTTON R, AMMIRATI F, et al. Guidelines for the diagnosis and management of syncope (version 2009)[J]. Eur Heart J, 2009, 30(21): 2631-2671.

8. CALKINS H, SEIFERT M, MORADY F. clinical presentation and long-term follow-up of athletes with exercise-induced vasodepressor syncope[J]. Am Heart J, 1995, 129(6): 1159-1164.

9. HASTINGS JL, LEVINE BD. Syncope in the athletic patient[J]. Prog Cardiovasc Dis, 2012, 54(5): 438-444.

10. CHRISTOU GA, KOUIDI EJ, ANIFANTI MA, et al. Pathophysiological mechanisms of noncardiac syncope in athletes[J]. Int J Cardiol, 2016, 224: 20-26.

11. DUYGU H. Endothelial overactivity maybe a contributing factor in athletes with vasovagal syncope[J]. Int J Cardiol, 2017, 229: 16.

12. SHEN WK, SHELDON RS, BENDITT DG, et al. 2017 ACC/AHA/HRS guideline for the evaluation and management of patients with syncope: A report of the American College of Cardiology/American Heart Association Task Force on Clinical Practice Guidelines and the Heart Rhythm Society[J]. Heart Rhythm, 2017, 14(8): e155-e217.

13. O'CONNORFG, LEVINE B. Syncope in athletes of cardiac origin: 2B. From personal history and physical examination sections[J]. Curr Sports Med Rep, 2015, 14(3): 254-256.

14. ALBERT RK, SCHULLER JL. Macrolide antibiotics and the risk of cardiac arrhythmias[J]. Am J Respir Crit Care Med, 2014, 189(10): 1173-1180.

15. ASPLUND CA, KUTCHER JS. Syncope in athletes of neurological origin: 2B. From personal history and physical examination sections[J]. Curr Sports Med Rep, 2015, 14(3): 256-257.

16. GRUBB BP, KARABIN B. Syncope in the athlete[J]. Herzschrittmacherther Elektrophysiol, 2012, 23(2): 72-75.

17. PELLICCIA A, MARON BJ, CULASSO F, et al. Clinical significance of abnormal electrocardiographic patterns in trained athletes[J]. Circulation, 2000, 102(3): 278-284.

18. ZAIDI A, SHEIKH N, JONGMAN JK, et al. Clinical Differentiation Between Physiological Rmodeling and Arrhythmogenic Right Ventricular Cardiomyopathy in Athletes With Marked Electrocardiographic Repolarization Anomalies[J]. J Am Coll Cardiol, 2015, 65(25): 2702-2711.

19. PELLICCIAA, DI PAOLO FM, QUATTRINI FM, et al. Outcomes in athletes with marked ECG repolarization abnormalities[J]. N Engl J Med, 2008, 358(2): 152-161.

20. BOMMA C, TANDRI H, et al. Electrocardiographic features of arrhythmogenic right ventricular dysplasia/cardiomyopathy according to disease severity: a need to broaden diagnostic criteria[J]. Circulation, 2004, 110(12): 1527-1534.

21. CHRISTOUGA, KOUIDI EJ, ANIFANTI MA, et al. A novel strategy for evaluating tilt test in athletes with syncope[J]. Eur J Prev Cardiol, 2016, 23(9): 1003-1010.

22. MORILLOCA, DILLENBURG R, GUZMAN JC. To tilt or not to tilt: what is the question? [J]. Clin Auton Res, 2004, 14(6): 360-362.

23. SARTOP, MERLO L, NOVENTA D, et al. Electrocardiographic changes associated with training and discontinuation of training in an athlete with hypertrophic cardiomyopathy[J]. Am J Cardiol, 2004, 93(4): 518-519.

24. PANHUYZEN-GOEDKOOP NM, SMEETS JL. Legal responsibilities of physicians when making participation decisions in athletes with cardiac disorders: Do guidelines provide a solid legal footing? [J]. Br J Sports Med, 2014, 48(15): 1193-1195.

25. CORRADO D, LINK MS, CALKINS H. Arrhythmogenic Right Ventricular Cardiomyopathy[J]. N Engl J Med, 2017, 376(1): 61-72.

26. ZIPES DP, LINK MS, ACKERMAN MJ, et al. Eligibility and Disqualification Recommendations for Competitive Athletes With Cardiovascular Abnormalities: Task Force 9: Arrhythmias and Conduction Defects: A Scientific Statement From the American Heart Association and American College of Cardiology [J]. J Am Coll Cardiol, 2015, 66(21): 2412-2423.

27. SILKA MJ. Return to play in the athlete with cardiac disease: who decides and what is the protocol? [J]. Cardiol Young, 2017, 27(S1): S110-S114.

28. PELLICCIAA, ZIPES DP, MARON BJ. Bethesda Conference #36 and the European Society of Cardiology Consensus Recommendations revisited a comparison of U.S. and European criteria for eligibility and disqualification of competitive athletes with cardiovascular abnormalities[J]. J Am Coll Cardiol, 2008, 52(24): 1990-1996.

29. GOMEZ AT, PRUTKIN JM, RAO AL. Evaluation and Management of Athletes With Long QT Syndrome [J]. Sports Health, 2016, 8(6): 527-535.

缩略词

ACC	美国心脏病学会	HR	心率
AHA	美国心脏协会	HRS	美国心律学会
ANF	自主神经功能衰竭	ICD	植入型心律转复除颤器
ANS	自主神经系统	ILR	植入式循环记录仪
APHRS	亚太心律学会	ISSUE	不明病因晕厥的国际研究
ARVC	致心律失常性右室心肌病	LBBB	左束支传导阻滞
ATP	三磷酸腺苷	LOC	意识丧失
BP	血压	LVEF	左室射血分数
CO	心排血量	MRI	磁共振成像
CSH	颈动脉窦高敏	NYHA	纽约心脏病协会
CSM	颈动脉窦按摩	OH	直立性低血压
CSNRT	校正窦房结恢复时间	PCM	肢体反压动作
CSS	颈动脉窦综合征	POTS	体位性心动过速综合征
CT	计算机断层成像	RBBB	右束支传导阻滞
DCM	扩张型心肌病	SCD	心源性猝死
ECG	心电图	SCD-HeFT	心力衰竭心源性猝死试验
ED	急诊室	SNRT	窦房结恢复时间
EEG	脑电图	SVR	体循环血管阻力
EHRA	欧洲心律协会	SVT	室上性心动过速
EPS	电生理检查	TIA	短暂性脑缺血发作
ESC	欧洲心脏病学会	T-LOC	短暂性意识丧失
HF	心力衰竭	VT	室性心动过速
HOCM	肥厚型梗阻性心肌病	VVS	血管迷走性晕厥